普通高等教育"十一五"国家级规划教材

新世纪（第二版）全国高等中医药院校规划教材

新世纪全国高等中医药优秀教材

中医急诊学

（供中医类专业用）

主　编　姜良铎（北京中医药大学）

副主编　刘清泉（北京中医药大学）

　　　　盖国忠（长春中医药大学）

　　　　陈绍宏（成都中医药大学）

主　审　王永炎（中国中医科学院）

U0307697

中国中医药出版社

·北　京·

图书在版编目（CIP）数据

中医急诊学/姜良铎主编. —北京：中国中医药出版社，2017.3

全国中医药行业高等教育经典老课本

ISBN 978 - 7 - 5132 - 4049 - 9

Ⅰ. ①中…　Ⅱ. ①姜…　Ⅲ. ①中医急症学 - 中医学院 - 教材　Ⅳ. ①R278

中国版本图书馆 CIP 数据核字（2017）第 037738 号

——————————————————————————

中国中医药出版社出版

北京市朝阳区北三环东路 28 号易亨大厦 16 层

邮政编码　100013

传真　010 64405750

北京市松源印刷有限公司印刷

各地新华书店经销

开本 850 ×1168　1/16　印张 20. 75　字数 478 千字

2017 年 3 月第 1 版　2017 年 3 月第 1 次印刷

书　号　ISBN 978 - 7 - 5132 - 4049 - 9

定价　39. 00 元

网址　www. cptcm. com

社长热线　010 64405720

购书热线　010 64065415　010 64065413

微信服务号　zgzyycbs

书店网址　csln. net/qksd/

官方微博　http：//e. weibo. com/cptcm

淘宝天猫网址　http：//zgzyycbs. tmall. com

全国高等中医药教材建设

专家指导委员会

李佃贵（河北医科大学副校长　教授）

吴咸中（天津中西医结合医院主任医师　中国工程院院士）

吴勉华（南京中医药大学校长　教授）

张伯礼（天津中医药大学校长　教授　中国工程院院士）

肖培根（中国医学科学院研究员　中国工程院院士）

肖鲁伟（浙江中医药大学校长　教授）

陈可冀（中国中医科学院研究员　中国科学院院士）

周仲瑛（南京中医药大学　教授）

周　然（山西中医学院院长　教授）

周铭心（新疆医科大学副校长　教授）

洪　净（国家中医药管理局科技教育司副司长）

郑守曾（北京中医药大学校长　教授）

范昕建（成都中医药大学校长　教授）

胡之璧（上海中医药大学教授　中国工程院院士）

贺兴东（世界中医药学会联合会　副秘书长）

徐志伟（广州中医药大学校长　教授）

唐俊琦（陕西中医学院院长　教授）

曹洪欣（中国中医科学院院长　教授）

梁光义（贵阳中医学院院长　教授）

焦树德（中日友好医院　主任医师）

彭　勃（河南中医学院院长　教授）

程莘农（中国中医科学院研究员　中国工程院院士）

谢建群（上海中医药大学常务副校长　教授）

路志正（中国中医科学院　研究员）

颜德馨（上海铁路医院　主任医师）

秘 书 长　王　健（安徽中医学院院长　教授）

　　　　　　洪　净（国家中医药管理局科教司副司长）

办 公 室 主 任　王国辰（中国中医药出版社社长）

办公室副主任　范吉平（中国中医药出版社副社长）

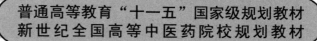

出版说明

"新世纪全国高等中医药院校规划教材"是全国中医药行业规划教材，由"政府指导，学会主办，院校联办，出版社协办"，即教育部、国家中医药管理局宏观指导，全国中医药高等教育学会和全国高等中医药教材建设研究会主办，全国26所高等中医药院校各学科专家联合编写，中国中医药出版社协助管理和出版。本套教材包含中医学、针灸推拿学和中药学三个专业共46门教材。2002年相继出版后，在全国各高等中医药院校广泛使用，得到广大师生的好评。

"新世纪全国高等中医药院校规划教材"出版后，国家中医药管理局、全国中医药高等教育学会、全国高等中医药教材建设研究会高度重视，多次组织有关专家对教材进行评议。2005年，在广泛征求、收集全国各高等中医药院校有关领导、专家，尤其是一线任课教师的意见和建议基础上，对"新世纪全国高等中医药院校规划教材"进行了全面的修订。"新世纪（第二版）全国高等中医药院校规划教材"（以下简称"新二版"教材）语言更加精炼、规范，内容准确，结构合理，教学适应性更强，成为本学科的精品教材，多数教材至今已重印数十次，有16门教材被评为"'十二五'普通高等教育本科国家级规划教材"。

当今教材市场"百花齐放""百家争鸣"，新版教材每年层出不穷，但仍有许多师生选用"新二版"教材。其中有出于对老主编、老专家的敬仰和信任，当时的编者，尤其是主编，如今已经是中医学术界的泰斗；也有些读者认为"新二版"教材的理论更为经典；还有部分读者对"绿皮书"有怀旧情结，等等。为更好地服务广大读者，经国家中医药管理局教材建设工作委员会、中国中医药出版社研究决定，选取"新二版"中重印率较高的25门教材，组成"全国中医药行业高等教育经典老课本"丛书，在不改动教材内容及版式的情况下，采用更优质的纸张和印刷工艺，以飨读者，并向曾经为本套教材建设贡献力量的专家、编者们致敬，向忠诚的读者们致敬。

热忱希望广大师生对这套丛书提出宝贵意见，以使之更臻完善。

国家中医药管理局教材建设工作委员会

中国中医药出版社

2017 年 2 月

再版前言

"新世纪全国高等中医药院校规划教材"是全国唯一的行业规划教材。由"政府指导，学会主办，院校联办，出版社协办"。即：教育部、国家中医药管理局宏观指导；全国中医药高等教育学会及全国高等中医药教材建设研究会主办，具体制定编写原则、编写要求、主编遴选和组织编写等工作；全国26所高等中医药院校学科专家联合编写；中国中医药出版社协助编写管理工作和出版。目前新世纪第一版中医学、针灸推拿学和中药学三个专业46门教材，已相继出版3~4年，并在全国各高等中医药院校广泛使用，得到广大师生的好评。其中34门教材遴选为教育部"普通高等教育'十五'国家级规划教材"，41门教材遴选为教育部"普通高等教育'十一五'国家级规划教材"（有32门教材连续遴选为"十五"、"十一五"国家级规划教材）。2004年本套教材还被国家中医药管理局中医师资格认证中心指定为执业中医师、执业中医助理医师和中医药行业专业技术资格考试的指导用书；2006年国家中医、中西医结合执业医师、执业助理医师资格考试和中医药行业专业技术资格考试大纲，均依据"新世纪全国高等中医药院校规划教材"予以修改。

新世纪规划教材第一版出版后，国家中医药管理局高度重视，先后两次组织国内有关专家对本套教材进行了全面、认真的评议。专家们的总体评价是："本次规划教材，体现了继承与发扬、传统与现代、理论与实践的结合，学科定位准确，理论阐述系统，概念表述规范，结构设计合理，印刷装帧格调健康，风格鲜明，教材的科学性、继承性、先进性、启发性及教学适应性较之以往教材都有不同程度的提高。"同时也指出了存在的问题和不足。全国中医药高等教育学会、全国高等中医药教材建设研究会也投入了大量的时间和精力，深入教学第一线，分别召开以学校为单位的座谈会17次，以学科为单位的研讨会15次，并采用函评等形式，广泛征求、收集全国各高等中医药院校有关领导、专家，尤其是一线任课教师的意见和建议，为本套教材的进一步修订提高做了大量工作，这在中医药教育和教材建设史上是前所未有的。这些工作为本套教材的修订打下了坚实的基础。

2005年10月，新世纪规划教材第二版的修订工作全面启动。修订原则是：①有错必纠。凡第一版中遗留的错误，包括错别字、使用不当的标点符号、不规范的计量单位和不规范的名词术语、未被公认的学术观点等，要求必须纠正。②精益求精。凡表述欠准确的观点、表达欠畅的文字和与本科教育培养目的不相适应的内容，予以修改、精练、删除。③精编瘦身。针对课时有限，教材却越编越厚的反应，要求精简内容、精练文字、缩编瘦身。尤其是超课时较多的教材必须"忍痛割爱"。④根据学科发展需要，增加相应内容。⑤吸收更多院校的学科专家参加修订，使新二版教材更具代表性，学术覆盖面更广，能够全面反应全国高等中医药教学的水平。总之，希冀通过修订，使教材语言更加精炼、规范，内容准确，结构合理，教学适应性更强，成为本学科的精品教材。

根据以上原则，各门学科的主编和编委们以极大的热情和认真负责的态度投入到紧张的修订工作中。他们挤出宝贵的时间，不辞辛劳，精益求精，确保了 46 门教材的修订按时按质完成，使整套教材内容得到进一步完善，质量有了新的提高。

教材建设是一项长期而艰巨的系统工程，此次修订只是这项宏伟工程的一部分，它同样要接受教学实践的检验，接受专家、师生的评判。为此，恳请各院校学科专家、一线教师和学生一如既往关心、关注新世纪第二版教材，及时提出宝贵意见，从中再发现问题与不足，以便进一步修改完善或第三版修订提高。

全国中医药高等教育学会

全国高等中医药教材建设研究会

2006 年 10 月

修订说明

急危重症是严重威胁人类健康的病证,中医学在数千年的发展过程中逐渐形成了自己独具特色的急诊处理特点。但是由于古代科学技术发展缓慢,严重阻碍了中医急诊的发展。建国后,尤其是近十几年来,国家中医药管理局对中医急诊学的建设非常重视,成立专门的急症协作组,加强中医院的急诊科(室)建设,并对急诊科(室)所备中成药有了规定,这大大推动了中医急诊学的发展。同时,随着现代急诊医学的迅猛发展,我们也应看到,由于中医学自身体系的特点,中医急诊学的发展还很不完善,有待于进一步从各个方面进行提高。因此,《中医急诊学》教材的编写成为规范和促进中医急诊学发展的重要环节。本教材在吸取以前诸版《中医急诊学》精华的基础上,强调了以下几个问题:①重视中医急诊病机学及辨证体系的研究。②重视古代急诊经验的继承。③吸取现代中医急诊的科学成果。④适应新时代的发展现状。⑤强调综合诊治。

总之,《中医急诊学》的编写要注重科学性和实用性,临床经验与现代科技相结合,同时探讨新病种的诊治,综合治疗,提高中医急诊的疗效。

《中医急诊学》自2003年出版以来,先后在二十几家中医院校使用,编委会于2005年12月在北京召开一次研讨会,对本教材使用过程中存在的问题进行了讨论。全国高等中医药教材建设委员会及中国中医药出版社于2006年4月召开了全国新世纪高等中医药院校规划教材修订会,根据会议精神,《中医急诊学》编委会先后召开两次教材修订会议,秉承修订原则,参考使用院校的反馈意见及部分老专家的指导,对本教材进行了较大篇幅改动,现就有关修订内容说明如下:

1. 完善了病因病机。根据有关专家的意见,本次修订过程中,对病因病机进行了完善和补充,为今后进一步探讨和研究中医急诊病因学和病机学及完善中医急诊学的学科建设奠定良好基础。

2. 突出教材的临床使用性特点,将"诊疗权变"改为"综合治疗",重点介绍该病中西医急诊医学的优势与不足。

3. 删除"古今相关理论部分",将此部分的内容融入病因病机及其他部分。常用药物及急救处理近几年进展较快,此次修订时进行补充、完善,使之更切合临床实际。

本教材总论由姜良铎、刘清泉编写;急危重症、急性中毒、内科急症由姜良铎、陈绍宏、盖国忠、刘清泉、魏江磊、郭立中、杨培君、罗翌、崔应麟、常毓颖、林亚明、孔立、罗燕编写;外科急症由石建华编写;儿科急症由张君编写;妇科急症由黎烈荣编写;耳鼻喉科急症由刘建华编写;附篇由王承德编写。

在本教材修订过程中,得到了王永炎教授、杜怀棠教授、周平安教授、王致谱教授及王佐教授等人的热心指导。另外蔡阳平、王光磊、赵红芳等在编写及修订过程中做了大量工作。

《中医急诊学》编委会
2006年12月

目　录

上篇　总论

下篇　各论

附篇 常用急救诊疗技术

上篇　总论

第一章　中医急诊学的概念及源流

第一节　中医急诊学的概念

中医急诊学是中医临床医学的一门重要学科，是一门跨学科、跨专业的新兴学科，是在中医药理论指导下研究临床各科急危重症的诊断、辨证救治、辨证救护的一门学科。

"急诊"、"急救"、"急症"三者之间在概念上既有关系又有区别。"急诊"是用最短的时间明确诊断，进行抢救治疗；"急救"是指运用各种方法抢救急危重症；"急症"是指各种急危重症出现的各种临床表现。"急诊"的概念比较广泛，涵盖了"急救"和"急症"的内容，"急诊"的对象是"急症"，"急诊"的方法是"急救"。"急诊"是纲，"急救"、"急症"是目。

"急诊医学"、"急救灾害医学"、"急症医学"、"中医急诊学"是几个不同的概念，在学科形成和内涵方面各有偏重。急诊医学研究的内容首先是急危重症的诊断与鉴别诊断学的内容，其次是急危重症的抢救治疗学。急救灾害医学研究的范围是急救方法、急救运输、急救网络等。急症医学研究的内容是以症状为中心的急危重症的诊断与鉴别诊断及抢救方法。中医急诊学所涉及的范围极其广泛，凡临床各科的疾病处于急危重阶段均属其研究的范围。另外，也包括急性中毒及各种危重病综合征等。

第二节　中医急诊学的地位

中医急诊学是重要的临床专业课程，不仅是推动中医学学术发展的核心动力，也是中医学学术发展的重要体现和标志。从临床方面来看，中医急诊学是现代急诊学的重要分支，是临床医学的重要组成部分，急诊科在医院中具有重要的地位，是医院医疗水平的重要体现。

从中医学的发展历史上来看，历代都有治疗急症的名医和名著，如汉代张仲景及其《伤寒论》，后者奠定了中医急诊学六经辨证救治的理论体系；隋唐时期的巢元方、孙思邈及其《诸病源候论》、《备急千金要方》等发展了急诊学病机理论，并丰富了临床经验；金元时期，中医学理论百家争鸣，尤其是"金元四大家"在中医急诊学理论和实践方面都有新的创见；明清温病学说的创立和兴盛，极大地丰富和完善了中医急诊学理论，从而推动中医学理论和临床的发展，可以说中医学学术的发展离不开中医急诊学的突破，中医急诊学迈入21世纪的今天，正面临着新的突破，毫无疑问，它将会把整个中医学推上新的台阶。

第三节　中医急诊学的源流

中医学有着悠久的历史，是研究人类生命过程及同疾病作斗争的一门科学，属自然科学的范畴，其标志就是具有自身完整的理论体系。中医急诊学在中医学理论体系形成的过程中具有重要的地位，它不仅形成了急诊医学自身独特的、完整的理论体系，而且积累了丰富的临床经验，它的形成是在历代医家不懈努力下逐步形成的。

一、中医急诊学基础理论体系的奠基期

先秦两汉时期，正处于中医学理论体系初步形成的历史阶段。许多文献表明，此时中医学已发展到了相当可观的水平，如长沙马王堆西汉古墓出土的十四种简帛医书等。这一时期标志性的著作是《黄帝内经》、《神农本草经》等。《黄帝内经》成书于战国时期，其问世是中医学理论形成的重要标志，同时也奠定了中医急诊学的理论基础，在该书中详细地论述了相关急症的疾病病名、临床表现、病因病机、诊治要点，同时对中医急诊学临床辨证思维有了纲领性的认识。

（一）对急危重症病名的规范整理

在《黄帝内经》一书中对急危重症的命名均冠以"暴"、"卒（猝）"、"厥"等，以区别于非急诊疾病，如"卒中"、"猝心痛"、"厥心痛"、"暴厥"、"薄厥"、"暴胀"、"猝疝"等。许多疾病病名已具有了固定的含义，至今仍在沿用。如"猝心痛"一病基本上涵盖了现代医学所谓的急性心肌梗死和不稳定性心绞痛，即现代急诊医学诊断的"急性冠脉综合征"。另外，《黄帝内经》时代就有了形体病、脏腑病、风病、寒病、暑病等疾病分类的雏形，为后世各专业学科的形成奠定了基础。

（二）对急诊的临床表现描述的客观性

客观翔实地描述疾病的发生发展过程，是《黄帝内经》的一大贡献，许多疾病至今仍具有现实的意义。如《素问·举痛论》详细地描述了五脏猝痛的临床表现。《灵枢·厥病》："真头痛，头痛甚，脑尽痛，手足寒至节，死不治。……厥心痛，与背相控，善瘛，如从其后触其心……色苍苍如死状，终日不得太息。……真心痛，心痛甚，手足青至节，旦发夕死，夕发旦死。"较详细地记载了厥心痛、真心痛、真头痛的临床表现及预后，与现代医学所讲的急性心肌梗死、心绞痛相当吻合。《灵枢·痈疽》："痈发于嗌中，名曰猛疽。猛疽不治，化为脓，脓不泻，塞咽，半日死。"在当时的情况下，较详细地记载了本病的病情和预后。除此之外，《黄帝内经》还较详细地专题论述了热病、狂病、癫病等，有些内容至今仍具有重要的临床意义。

（三）奠定了中医急诊临床辨证思维

《黄帝内经》一书奠定了中医学临床辨证思维方法，同时对中医急诊学的临床辨证思维具有重要的指导意义。

1. 在诊断方面

（1）以外知内　是一种透过现象看本质的方法，在《素问·阴阳应象大论》中谈到："以此知彼，以表知里，以观过与不及之理，见微得过，用之不殆。"以表知里是临床上常用的辨证思维方法，在急危重症方面尤为重要，依据内外整体联系的理念，发挥医者望、闻、问、切的基本技能，全面收集患者的临床表现，由表及里、由此及彼地科学思维，以防误诊误治，这种方法是任何现代诊查方法无法取代的。

（2）三才并察，四诊合参　三才指天、地、人三者，三才并察是中医学诊断疾病过程中整体观念的重要体现。患者是人，是社会中的人，是与天、地相关联的，只有三才并察才能全面地诊断疾病。如《素问·气交变大论》谈到："善言天者，必应于人；善言古者，必验于今；善言气者，必彰于物；善言应者，同天地之化；善言变言化者，通神明之理。"四诊合参，正如张景岳在《类经》中所言："彼此反观，异同互证，而必欲搜其隐微"，去粗存精，去伪存真，综合分析，以保证诊断内容的全面性、可靠性。

（3）知常达变　《素问·玉机真脏论》："天下至数，五色脉变，揆度奇恒，道在于一。"恒为常，奇为变，知常才能达其变，关键在于掌握人体生理功能、病理变化和病机特点。

（4）审证求因　《灵枢·外揣》篇中谈到的"司内揣外"、"以近知远"讲的就是这个道理。利用患者对病邪反应确定性原则，通过病证的外在表象，推知病因。如患者有头身困重、口黏呕恶、便滞不爽的临床特点，可推知其为湿邪所伤，据此可制定治法，确定方药，达到治疗的目的。

2. 在治则方面

（1）治病求本，观其所属　本者，致病之原。人之所病，或表，或里，或寒，或热，或虚，或实，皆不外阴阳，必有所本，这是《内经》中最为重要的治则，只有通过运用"四诊"的手段，翔实地掌握反映疾病本质的证据，即临床表现，观其所属，才能正确地求其本，可以说辨证的过程就是求本的过程。《素问·至真要大论》云："大要曰：审察病机，各司其属，有者求之，无者求之，盛者责之，虚者责之，必先五胜，疏其气血，令其调达，而致和平。"后世各家无不奉其为圭臬。如《类经·论治类一》中"见痰休治痰，见血休治血，无汗不发汗，有热莫攻热，喘生休耗气，遗精不涩泄，明得个中趣，方为医中杰"的歌诀，生动地体现了治病求本的要妙。

（2）补虚泻实，调整阴阳　保持机体阴阳的和谐统一，是人体正常的状态表现。导致疾病的关键是致病因素和抗病因素的相互作用导致阴阳失调而产生病理状态，因此通过扶正祛邪，协调阴阳的平衡，称之为补虚泻实，调整阴阳。

（3）因势利导，祛邪外出　《素问·阴阳应象大论》中在论及治法时云："因其轻而扬之，因其重而减之"，"其高者引而越之，其下者引而竭之"，就是所谓的因势利导的治疗原则，是将随机用巧的原则引入医学，内含丰富的辩证法思想。根据病变中邪正交争、上下浮沉、内外出入的自然趋势，顺水推舟，既能驱邪外出又能避免耗伤正气，事半功倍。

（4）异法方宜，个体治疗　《素问·异法方宜论》说："圣人杂合以治，各得其所宜，故治所以异而病皆愈者，得病之情，知治之大体也"。"得病之情"就是了解患者病情的特殊性，"知治之大体"就是掌握因地制宜的施治原则，实质上就是治疗的个体化。

（5）善治未病　《内经》提出了治未病的学术思想，其含义之一是既病防变，要求医者洞察疾病的演变趋势，抓住时机，早遏其路，化解病邪，争取疾病的良好转机，控制病情的恶化。《难经》中"见肝之病，则知肝当传之与脾，故先实其脾气"及叶桂《外感温热篇》中"务在先安未受邪之地，恐其陷入易易尔"均体现了《内经》治未病的学术思想，在掌握疾病的发生发展的规律和变化机制的基础上，采取有效的治疗方法，促其向有利的方面转化。

（四）初步形成了中医急诊病机学

《内经》时代已经初步形成了中医急诊学的病机学的特点，并一直对后世产生深远的影响。

1. 邪正盛衰　《素问·通评虚实论》中首先谈到了虚实的病机概念，即"邪气盛则实，精气夺则虚"。这一概念的提出对后世各种辨证理论体系的形成产生了重要的意义，为医宗之纲领，万事之准绳，其言若浅易明，其质若深难究。《素问·刺志论》中进一步谈到了虚实的概念："夫实者，气入也；虚者，气出也。气实者，热也，气虚者，寒也。"可见《内经》已经完全形成了重要的"虚实"病机学说，并指导后世各种学术的发展。

2. 阴阳失调　阴阳是中医学重要的基础理论概念，阴阳学说又是重要的中医病机学说，后世把它视为"八纲病机和辨证"的总纲。阴阳失调《内经》也称之为"阴阳不和"、"阴阳不调"，针对急诊医学的特点，提出了阴阳俱衰、阴阳逆乱、阴阳格拒、阴阳离决的基本病机。

除此之外，《内经》还论述了气血津液失调、六气致病、脏腑病机等，初步奠定了中医急诊的雏形。

（五）抢救治疗方法强调针刺的重要性

综观《黄帝内经》，在治疗学方面主要强调针刺、灸法等的应用，尤其体现在急救的领域。在药物方面，《内经》十三方实际多是急救的重要方剂，如生铁落饮治疗怒狂阳厥证等。《黄帝内经》更重视针灸方法的具体运用，认为针灸、砭石治病奏效快，可应急。

（六）奠定了中医急诊药物学的基础

《神农本草经》收载中药365种，将药物分为上、中、下三品，并将药物分为寒、热、温、凉四性，酸、苦、甘、辛、咸五味，奠定了中医急诊药物学的理论基础。

二、中医急诊学临床理论体系的形成期

两汉时期，中医临床医学已有了相当的水平。东汉末年，医圣张仲景看到其家族"建安纪年以来，犹未十稔，其死亡者，三分有二，伤寒十居其七"，发出了"感往昔之沦丧，伤横夭之莫救"的感叹。在"勤求古训，博采众方"的基础上著《伤寒杂病论》一书，对东汉以前的急诊急救理论和经验进行了一次科学的总结，并上升到新的理论高度。不仅创立

了中医学辨证论治的学术思想，同时又是研究中医急诊学的专著，真正地推动了整个中医学学术的发展，把中医急诊学的学术推向了一个高峰。张仲景以外感疾病（伤寒）为基础，首次提出了"六经辨证学说"，建立了中医急诊学的"辨证救治体系"，对后世各学科的辨证论治体系均产生了深远的影响。"六经辨证体系"不仅体现了六种不同疾病的危重状态之间的相互关联，而且各自相互独立存在，即所谓的"传变"、"合病"、"并病"、"直中"等，是一种高层次上的辨证论治体系。

在治疗上张仲景把汉代以前的学术理论有机地结合起来，灵活地运用了汗、吐、下、和、温、清、消、补等，创造性地提出了切合实际的辨证纲领及理法方药。如以麻黄汤为主的汗法，以小柴胡汤为主的和法，以瓜蒂散为主的吐法，以承气类为主的下法，以白虎汤为主的清法，以真武汤为主的温法等，至今在临床上仍具有重要的意义和使用价值。

张仲景论治急症不仅重视疾病的本身，更重视疾病危重期的状态及各状态之间的相互关系，以一种恒动的、辨证的、整体的观点来论述，"六经辨证"就是一种对与脏腑、经络、气血津液等相关联的六种不同的疾病危重期的状态的认识。这种研究方法为后世各家研究中医急诊学提供了典范。

《伤寒杂病论》的问世，彻底摆脱中医急诊急救理论与临床脱节的现象，使其诊治有章可循，有法可依，有方可使，有药可用，临床疗效得到了空前的提高。此外本书还记载了猝死、食物中毒等的急救方法，为中医急诊急救技术的发展奠定了基础。

三、中医急诊学理论体系的逐渐兴盛期

晋唐时期，中医学得到了长足的发展，急诊医学逐渐兴起，以葛洪、巢元方、孙思邈为代表，不仅推动了中医学临床理论的发展，同时对中医急诊学的形成起到了极大的促进作用。

晋朝著名的医家葛洪所著的《肘后备急方》又名《葛仙翁肘后备急方》，书名"肘后"表示随身携带之意，是第一部中医急诊手册。本书收集了魏晋南北朝时期治疗急症的经验，包括内、外、妇、儿、五官各科，大至肠吻合术，小至蝎虫咬伤，"众急之病，无不毕备"，在中医急诊学的发展历程中具有十分重要的地位。

首先，在病因学上，葛洪重点论述了"毒"、"疠"的概念，认为"毒"、"疠"与"六淫"不同，"不能如自然恶气治之"。提出了"疠"具有传染性，在处理方面应该采取"断温病令不相染"的隔离方案。认为"毒"具有致病的特异性，有不同的种类，如"寒毒"、"温毒"、"恶毒"、"狂犬所咬毒"、"蛊毒"、"风毒"等，极大地丰富了中医学"毒"的概念。

其次，在诊断学方面，《肘后备急方》十分重视"目验"的重要意义，重视客观体征的检查。如对黄疸的诊断采用了"急令溺白纸，纸即如柏染者"的验溺实验诊断方法。注重症状的鉴别诊断，如对"癫狂"与"癫痫"的诊断时指出："凡癫疾，发者仆地吐涎沫"，"凡狂发者欲走。"重视证候的动态观察，主张急诊首先"穷诸症状"，如对水肿的观察，"先目上肿"，继之"胫中肿，按之没指"，再者"腹内转侧有节声"，这种动态观察疾病的方法为临床提供了更加确切的信息，对临床诊治十分重要。最后对急危重病进行了科学的分类，层次分明，易于掌握。

第三，在治疗抢救方面，提出了"急救治本，因证而异，针药摩熨，综合治疗"的学术思想。创立了口对口人工呼吸抢救自缢患者的抢救手段，可惜后世学者没有真正在临床上进行更加深入的研究。首先记载了蜡疗、烧灼止血、放腹水、小夹板固定等急救技术。如在《治卒大腹病方第二十五》中谈到："若唯腹大，下之不去，便针脐下二寸，入数分，令水出空合，须腹减乃止。"是最早放腹水的方法。

第四，发现了一些药物的特效，如青蒿治疗疟疾，汞剂治疗蛲虫病，羊肝治疗雀目暴盲等。青蒿治疗疟疾是《肘后备急方》最早记载的，在《治寒热诸疟方第十六》云："青蒿一握，以水二斤，绞渍取汁，尽服之。"根据这一疗法，药学专家用青蒿提取青蒿素选用鲜品绞汁而药效显著。

《肘后备急方》不但使中医急诊学在病因学、诊断学上有所发展，更重要的是对急救技术的发展做出了巨大的贡献，为后世研究晋朝以前的急诊急救提供了重要的文献资料。

隋唐时期，巢元方等编著的《诸病源候论》是我国第一部论述病因病机的专著，共载病种67类，1739种证候，其中急诊病证占四分之一以上，急症证候占六分之一左右，可以说中医急诊学病因病机学说起源于《诸病源候论》。另外本书在疾病诊断上首次采用了疾病统领证候的方法，对后世产生了巨大的影响。

在急症的病因方面，在"三因"的基础上，首次提出了津液紊乱，如在论述消渴的病因时云："五脏六腑皆有津液。若脏腑因虚实而生热者，热生在内，则津液竭少，故渴也"。巢氏明确地将消渴病、水肿病等归属于津液紊乱的范围。

此外，《诸病源候论》一书十分注重冻伤、烧伤、溺水等物理性致病因素的研究，如《疮病诸候》云："严冬之月，触冒风雪寒毒之气，伤于肌肤，气血壅滞，因即冻伤。"在《汤火烧候》中谈到："凡被汤火烧者，初勿以冷物及井下泥、尿泥及蜜淋拓之，其热气得冷即却，深搏至骨，烂人筋也。"此外，对脑外伤也有深刻的认识，如在《被打头破脑出候》中云："夫被打骨陷伤脑，头眩不举，戴眼直视，口不能语，咽中沸声如炖……口急，手为妄取，一日不死，三日小愈"。

孙思邈是晋唐时期著名的大医家，对中医学的发展做出了不可磨灭的贡献，对急诊医学的贡献集中反映在他的《千金要方》和《千金翼方》中，书中除"备急方"27首专供急救之外，差不多每一门中均有一些急救的名方，至今仍广为应用，如犀角地黄汤、苇茎汤、温胆汤等。

此外，孙思邈在急诊医学的疾病分类上按学科分类，科学实用，至今仍有较大的临床意义。对急性出血、急性腹痛、暴吐暴泻、厥脱等的论述，颇为详尽。对急诊的治疗倡导综合疗法。一是内服与外用结合，如采用药物内服、熏、洗、敷、贴等多种方法。二是针灸、按摩与药物相结合。他认为："针灸之功，过半于汤药"，"针灸攻其外，汤药攻其内，则病无所逃矣"，"故知针知药，乃是良医"。三是药疗与食疗相结合。在急救技术上，孙思邈是世界上第一个使用导尿术的医家。

可以说晋唐时期不仅出现了中医急诊学的专著手册，同时在理论上、急救技术上也有较大的进步，对后世急诊医学的发展产生了深远的影响。

四、中医急诊学理论学术争鸣昌盛期

金元时期，名医辈出，刘完素等"金元四大家"更是在急诊学方面做出了巨大的贡献。

金·刘完素以阐发火热病机及善治火热疾病成为后世温病学派的奠基人，他针对当时外感热病的实际情况，提出了热病当以热治，不可作寒治。并大大扩充了病机十九条中有关火热证的证候条目，强调六气中的风、湿、燥、寒皆可化火。对火热证的治疗突出表里辨证方法，并在此基础上制定了防风通圣散、双解散等治疗热性外感疾病行之有效的著名方剂。他在受到《伤寒论》急下存阴的启发下，结合其临床实践，提出了胃中必须保持润泽的真知灼见。其突破墨守风气，尊重临床实际而提出的火热病机，也对后世温病学派的形成产生了巨大的影响。

金·张从正被称为"攻邪派"的代表人物，著有《儒门事亲》一书，其在急症方面颇具心得。在发病学上张氏十分重视病邪的作用，提出"夫病之一物，非人身素有之也，或自外而入，或由内而生，皆邪气也。"对后世认识急症发病理论有其提示意义。张氏在祛邪治疗中的主要方法为发汗、催吐、泻下三法，并认为此三法可结合应用。对体实和体弱病人区别对待，体弱则不可猛攻，只可缓图，而且在用药上应该注意"中病即止，不必尽剂"，其论述对急症的治疗也颇有指导意义。总之，张氏对汗、吐、下三法的灵活运用，丰富了急症治疗经验，对急诊的理论和实践的发展起到了标新立异的作用，颇值得后人研究发展。

金·李杲作为著名的"补土派"代表人物，著《脾胃论》、《兰室秘藏》等书，重点阐述了《素问·太阴阳明论》"土者生万物"的理论，创"内伤脾胃，百病由生"的论点。对内伤发热有其独特的认识，提出了"阴火"的概念，即火与元气不两立，元气不足则阴火内生。在治疗上尤其是在内伤急症的治疗方面，多以益脾胃、升阳气为主，对此类发热采用"甘温除大热"之法，对发热性疾病提出了另一种辨证和治疗思路。此外李氏还十分重视活血化瘀运用，在其创制的三百余首方剂中，具有活血化瘀作用者达八十余首，分别应用在中风、吐血、急性胃脘痛等疾病中，对后世也产生极大的影响。

元·朱丹溪著《丹溪手镜》、《丹溪心法》、《金匮钩玄》等书，倡导"阳常有余，阴常不足"，重视痰、气在急危重症发病中的重要地位而闻名于世，后世尊之为"滋阴派"的鼻祖。在火热的论治中侧重于火热由体内化生，与刘完素侧重于外来之邪不同，其原因在于人体常"阴不足而阳有余"，因此在治疗方面主张滋阴降火，对后世温病学派滋阴、救津、填精等治则的形成产生了深远的影响。

五、中医急诊学理论发展的典范——明清温病学说的兴盛

明清时期兴起的温病学派中人才辈出，对中医急诊学的发展做出了极其重要的贡献。温病学说的形成和发展可以说是中医急诊学理论发展的典范。面对新的疾病，在前无古人论述的情况下，认真地研究和思索，经过几辈人的努力，终于形成了新的学说，长足地发展了中医学术。其间最为著名的医学家有吴又可、叶天士、吴鞠通、王孟英等。

吴又可著《温疫论》，其根据临床实际，突破传统医学理论，创立了新的病因理论，即"疬气学说"来解释当时的时行天疫，并认为其皆从口鼻而入，形成了温病学派对病邪感受

途径的认识。

《温疫论》对伤寒、时疫从病因、传染途径、传变过程等方面进行了鉴别。认为伤于寒者，感天地之正气；感疫气者，乃天地之毒气。伤寒之邪自毛窍而入，时疫之邪自口鼻而入。伤寒之邪在经，以经传经；时疫之邪在内，内蕴于经，经不自传。并提出时疫之邪能传染于人。

《温疫论》赋予"伏邪"新的概念。认为"温病乃伏邪所发"，其邪伏于"膜原"；提出了辨气、辨色、辨舌、辨神、辨脉是识别温疫的大纲，在治疗上尤重下法的运用，更创达原饮以治本病。

叶天士在长期的临床实践中体会温病发展变化非伤寒六经所能概括，而提出著名的"卫气营血辨证"，将温病发展分为四个阶段，同时制定相应的治疗大法，即"在卫汗之可也，到气才可清气，入营犹可透热转气……入血就恐耗血动血，直须凉血散血"，成为温病治法之纲要。并揭示了温病传变尚有其特殊规律，即邪入心包的变化，临床医生应注意此种危重证候的发生。

在治疗上叶天士使用了众多行之有效的处方，为吴鞠通在《温病条辨》中创立温病治疗方剂打下了基础。其在治疗上对于温病重视顾护津液，即强调保护胃肾之阴液。在中风治疗上，由于重视"内虚暗风"理论，而采用滋肾平肝的治疗方法。

吴鞠通著《温病条辨》，创立了"三焦辨证"理论，丰富了温病急症的辨治理论体系，与叶天士的卫气营血辨证有相辅相成的作用，并补充了前者在虚证论述上的不足，对温病后期阴液耗竭而形成的下焦大虚之证进行了概括。在该书中又提出了湿温治疗三禁八法，为湿温病的治疗进一步提出了理论依据。吴氏另一大贡献在于其总结和创立了大量行之有效的温病急症治疗方剂，如银翘散、三仁汤、加减复脉汤等。

另外，温病学派中尚有其他一些著名医家也对温病急症学的发展作出了贡献。如薛生白对湿温病的论述，使湿温病的辨证和治疗区别于一般的温热病；杨栗山创立著名的升降散至今仍在被广泛地使用；王孟英著《温热经纬》对温病学的发展进行了总结，并在书中对"伏气"和"新感"进行了详辨。

在明清时期还有一些医家在急诊学的发展方面做出重大的贡献。如张景岳在急诊学中有诸多创见，其提出表里寒热虚实六变，并以阴阳统之，已具八纲之形。对急症的治疗以阴阳虚实为纲而定纲目，再按病机、证候分证论治，提纲挈领，便于掌握。对于药物的使用，主张用药捷效，并将人参、熟地、附子、大黄称为"药中四雄"，是治疗急危重症不可缺少的药物。另外张氏在实践中提出了"探病"一法，对急症中一时难辨之证的诊断颇有启迪意义。

王清任在《内经》气血理论和"血实宜决之，气虚宜掣引之"治则的基础上，加以充实和发挥，他强调气和血是人体的基本物质，"无论外感、内伤……所伤者无非气血"，故"治病之要诀，在明白气血"。尤重气虚和血瘀及二者的相互关系，提出补气活血和逐瘀活血两个治疗原则，创立了补阳还五汤、通窍活血汤、血府逐瘀汤等重要方剂。

第四节 中医急诊学学术近代研究现状及展望

中医急诊学的研究与发展是中医学术发展的关键。20世纪中叶至今，中医急诊的研究虽然取得了进展，但仍没有质的飞跃。现代西医药在我国的发展迅速，对临床急症的救治形成了一套较为完整的处理方法，而且在患者的心目中普遍存在"中医治慢，西医救急"的错误观念，所以说，新世纪中医急诊学的研究任重而道远。

从20世纪50年代开始，在吸收古人经验的基础上对中医急诊进行了探索性的研究，且形成了一定的规模，并取得了良好疗效。例如，1954年石家庄地区运用中医学温病理论和方法治疗流行性乙型脑炎，取得了显著疗效。此后中医急诊的研究范围不断扩大，如急腹症、冠心病心绞痛、急性心肌梗死等，在70年代均取得了不少的临床经验，但此时是无统一组织、无计划地进行的。20世纪70年代末80年代初，中医急诊学进入了一个振兴与发展的时期。政府十分重视中医急症研究的组织工作，如1983年11月，卫生部中医司在重庆召开了全国中医院急症工作座谈会，专题讨论如何开展中医急症工作，并提出了《关于加强中医急症工作的意见》。1984年，国家中医药管理局医政司在全国组织了外感高热（分南、北方组）、胸痹心痛、胃痛、厥脱、中风、血证和剂改攻关协作组，后又成立了多脏衰、呼吸、痛证协作组，各地也建立了相应组织，在全国范围内有领导、有计划地开展了中医急症工作。

1984年以来，以这些急症协作组为龙头在中医急症诊疗规范化、临床研究、剂型改革、基础与实验研究等方面，对一些急症进行了较全面的研究，并出版了一些急症学专著，从一个侧面反映了中医急诊学的成就与发展趋势。

一、研究现状及成果

（一）诊断、疗效标准规范化

中医急诊学作为一门临床学科就要求与国内外医学接轨，首先就要依据中医理论、中医特色在临床中进行诊疗标准规范化的制定。其内容组成应包含病名、诊断、疗效三个标准。中医病名是特色的组成，不可废除。但其广泛的内涵却严重影响着研究水平、学术水平的纵深性提高，不可墨守，必须规范。以王永炎院士领导的脑病急症协作组对中风病的病名诊断做了深入研究，提出三层诊断法，包括病名、病类、证名的全病名诊断。统一命名为中风病，又称卒中（内中风），相当于西医的急性脑血管病颈内动脉系统病变。病类按有无神识昏蒙分为中经络和中脏腑。证名9条。中经络5条：肝阳暴亢，风火上扰证；风痰瘀血，痹阻脉络证；痰热腑实，风痰上扰证；气虚血瘀证和阴虚风动证。中脏腑4条：风火上扰清窍证，痰湿蒙塞心神证，痰热内闭心窍证和元气败脱、心神散乱证。其病名诊断的描述举例为"中风病，中脏腑，痰热内闭心窍证"。中风病名诊断经全国30余个医疗科研单位2200多例患者的反复临床验证而具科学性和可行性，极大地推动了中医急诊的学术发展。胸痹急症协作组对胸痹病的诊断作了探讨，提出了"病证相配，组合式分类诊断法"。首先将中医病名内涵赋以西医病名，实现规范化，把胸痹病相当于冠心病，把5个临床类型全部归入中医病名内涵，即胸痹心痛相当于冠心病心绞痛，胸痹心悸相当于冠心病心律失常，胸痹心水相当于冠心病心力衰竭，胸痹心厥相当于冠心病心肌梗死，胸痹心脱相当于冠心病心脏骤停。再分6个证名，即心气虚损证，心阴不足证，心阳不振证，痰浊闭塞证，心血瘀阻证和寒凝气滞证。其病名诊断的描述举例为"胸痹心痛，心气虚损兼痰浊闭塞证"。胸痹病名诊断经全国近20个医疗科研单位1800多例患者的反复临床验证而具科学性和可行性。此外血证协作组对吐血黑便诊断标准的含义定为血由胃来，从窍而出。厥脱协作组明确厥脱证是指邪毒内陷或内伤脏气或亡津失血所致气机逆乱、正气耗脱的一类病证，以脉微欲绝、神志淡漠或烦躁不安、四肢厥冷为主症，并提出西医的各种原因引起的休克可参照本病辨证。在病名方面无法运用传统中医学概括者，就及时地推出现代医学的病名，如王今达教授领导的多脏衰协作组不仅在国际上首先提出了"多脏器功能失调综合征"的病名，而且较早地在国内制定了多脏器功能失调综合征危重程度的判定标准，同时归纳总结了本病"三证三法"的辨证体系，提出了"菌毒并治"的创新理论，在世界危重病医学范围内都具有十分重要的意义。

诊断标准突出诊断要点，从主症与兼症加以描述并指出诱发因素，还合理地吸收现代医学如生化、细菌、免疫、X线、CT、B超等诊断标准，补充有意义的体征和理化检查内容。

疗效标准采用计量评分法，采用四级制。特别是对中医证候学的判断由以往的定性法改为目前的定量法，增强了评定的客观性和可信度。

国家中医药管理局医政司早在1984年就组织制定中风、外感高热、胸痹心痛、血证、厥脱证和胃痛6个内科急症的诊疗规范，于1989年试行，1990年7月1日在全国试行，后又补充了头风、痛证、风温肺热病、温热、多脏衰5个诊疗规范，印成《中医内科急症诊疗规范》一书在全国推行使用，使中医急症诊疗标准规范化迈出了可喜而扎实的一步。

（二）辨证方药序列化

中医诊治急症的理法，既是对急症临床诊断和治法用药的学术归纳，也是对急症病因、病理、病性、病位和病势的综合分析，具有具体体现中医的整体观和辨证观，融理法方药于一体的理论特色，是探索和开拓中医治疗急症的临床基础，所以成为近年各地开展中医治疗急症都十分重视的又一思路特点。

保持急症辨证论治的理法特色，从方法学的角度而论，主要是通过有效治法方药的药效学研究来体现，这种研究方法对阐明和印证中医"证"的病机理论及其证治规律，具有现代科技进步的内容。这样"以药探理"的研究方法，为深入探讨急症理法方药的内在联系，揭示急症的治法特点，开拓了新的途径，扩大了一批传统方药的急救应用范围，明显地提高了急救的疗效。

目前，中医急症方药的研究已从单一的治法方药向辨证序列方药方面发展，在中医药理论特别是辨证论治原则的指导下，急症方药强调按病种、病机、病情序列配套。如治疗胸痹心痛，速效止痛分辨寒证、热证，既"急则治标"止痛为先，又"缓则治本"治病为根，研制出组方新、工艺新、标准新的序列方药，在临床配套使用中，明显提高了中医诊治胸痹心痛的疗效水平。对暴喘的治疗，中医认为肺肾之虚为本，痰瘀交阻为标，但在论治时，攻实则伤正，而补虚则助邪，此时应当标本兼治，而不能一味攻邪或扶正。经临床观察，采用一日两方标本兼治法，疗效不仅较一日一方治标法好，而且还较一日一方标本兼治为佳，投药方法的辨证序列配套也明显提高了临床疗效。另外，中风病、外感高热、急性血证以及急性胃痛等病证也分别实施了辨证方法的序列配套，使中医诊治急症的临床疗效明显地迈上了新台阶。

（三）抢救手段多样化

急症的中医急救，由于历史条件的局限，急救手段和投药途径受到多方限制，致使其理法特色和专长，未能充分发挥。因此，能否发挥急救方药的药效，是影响中医急救疗效的重要环节，也是近年来各地集中协作攻关的重要难题。更新中医的应急手段，从临床的角度而论，与急救有效方药的剂型和投药途径的改革密切相关，这些改革包括以下技术进步的内容：①保持中医的理法特色，具有中医理论和经验提供的处方依据；②采取现代临床验证观察分析方法，参考现代诊断检查数据；③经临床验证为可靠的有效急救方药；④按照现代制剂的先进工艺技术程序进行试制并进行相应的药理实验，取得安全有效的实验结果；⑤再经临床进行分组对照扩大验证并取得客观的疗效评价。通过这样设计剂型改进的技术加工，基本上能反映出新制剂在继承的基础上，有了提高和改进。仅近年全国九个急症协作组的不完全统计，各种急救中药新制剂共四十多个品种，剂型有注射液、吸入剂、舌下给药薄膜及含片、结肠灌注剂及栓剂，以及口服剂（口服液、冲、散、片）等，如清开灵注射液、双黄连粉针、穿琥宁注射液、脉络宁注射液、生脉注射液、参附注射液、补心气口服液、滋心阴口服液、瓜霜退热灵等。这些新制剂的研制成功大大丰富了急症的救治手段。

采用多种治法联用的急救措施，概言之有内治法和外治法、药物治法和非药物治法等之别，也指理法方药一体化中的不同治法原理而言。它是在临床辨证明确之后，针对不同病证诊断制定的不同治法原则，依此治法原则立方遣药，以求选方对证、用药效专之功。近年来在探索提高中医急症治疗效果的进程中，多采用多种治法联用，如对急性感染所致急症的治疗采用了如下几种两法联用：活血与清解联用，清解与救阴联用，固脱与清解联用，中西药物的联用等。抢救手段上多品种、多制剂、多途径的多样化，不但最大限度地满足了中医对急症治疗的应急之需，而且最大限度地发挥了中医救治上综合处理的优势。

（四）急救理论创新化

中医发展史已经表明，中医理论的创新和学术上质的飞跃，都首先在急诊医学上突破。历史上伤寒和温病的两次学术高峰对中医学的功绩已经载入史册而不可磨灭，当今我们正面临第三次突破，近年来在中医急救理论的创新上已经做了不少的学术准备。在外感高热和多脏衰的救治上提出了"热毒学说"；对急腹症、感染性休克、脑卒中、ARDS、菌痢和消化道出血采用了通下法，运用了"肺与大肠相表里"的理论；对急性脑出血主张运用破瘀化痰、解毒通络，并在其基础上提出了"毒损脑络"的新理论；对流行性出血热主张凉血行瘀，解毒开闭固脱法；对冠心病的治疗提出痰瘀同治；中风病的治疗重点已转到先兆病的预防及大康复上；护理上提出了"辨证施护"观点，密切了中医学"辨证施护"与现代医学"整体护理"之间的关系。这些都是"星星之火"，随着学术的发展和研究的不断深入，将会在中医急诊学理论上有新的突破，真正推动中医学的全面发展。

（五）研究方法科学化

临床研究方法一改以往个案报道及病例总结的低水平状态，大力引进现代科学研究内容，如：诊断和疗效评判，采用社会公认的标准；临床观察研究，采取严格的科研设计，遵循随机对照的原则，并以近年西医的先进治疗程序及要求进行。由于客观指标（包括临床、药效学实验指标）是新药研究必不可少的内容，因而促进了中医急诊制剂作用机理的研究，加强了对急症发生、传变、预后机理的认识。

临床和实验研究引入现代科技方法的结果，既保持了中医特色和优势，又使中医迈入了科学化、现代化的新殿堂。可以预测，中医实验学一旦创建和诞生，中医学术的新突破必将迅速来临。

虽然中医急诊医学朝着辨证方药序列化、诊疗标准规范化、急救理论创新化、抢救手段多样化、研究方法科学化的方向有了长足发展，但是中医急诊研究工作中仍存在不少问题，主要表现为缺乏创新的急诊辨证论治体系，缺乏具有中医特色的应急先进技术手段，缺乏具有中医治法专效特色和优势的序列中药新制剂。为了中医急诊研究工作快速、顺利地进行，应加强对中医急诊研究思路与方法学的探讨，以促进中医急诊医学的更大发展。

二、中医急诊学研究的思路与方法的展望

（一）更新急诊观念，强化中医急诊意识

中医治疗急症，首先要解决的仍然是观念的更新。这种更新不仅是突破本学科固有的束缚的更新，突破中医学者头脑中固有的学科性质的更新，而是站在时代发展的前沿，综合多学科发展的历史和成就，预测未来发展的趋势，结合社会、政治、经济、商品意识和价值规律后的更高层次的更新。只有基于这样一个基点，才能够适应社会的发展，打破封闭僵化、死板教条、故步自封、生搬硬套的桎梏，以努力地继承，活跃地、敏锐地积极进取，力争创造一个全新的中医急诊医学。

1．竞争意识　一门科学的产生和发展离不开两个要素，一是其自身的科学性、先进性和实用性，二是它赖以生存的环境。中医学之所以几千年来长盛不衰，除了它本身在科学的理论体系支配下从临床所产生的疗效的可靠性之外，还在于几千年来中国的广大医疗市场和人民对于这一科学的依赖性。而在21世纪的今天，各学科突飞猛进地发展，现代科学诸如光、电、生物工程等与医学的高度结合所显示出来的优势，及其在现代医学诸多方面的突破，都对中医学的生存和发展提出了挑战。中医学要打破以往的观念，开发急诊研究，提高参与层次，首先面临的就是现代急诊医学的挑战，而后者在处置急症方面从诊断方法、诊断技术、抢救技术及抢救药物方面所具有的优势是不能不承认的。正因为如此，必须强化竞争和自下而上意识，从现代急诊医学的不足与中医急诊学的长处着眼，从医疗市场的急需和现代急诊医学的空白点入手，开展中医急诊的研究，在竞争意识下求生存求发展，只有这样才有后劲，才能有所突破，才能具有顽强的生命力。

2．前瞻意识　进行急诊研究，囿于原有的医学模式，恪守固有的理论体系和具体的治疗措施，顺其自然地进行，这已不能适应时代的发展和人类卫生保健的需要。必须站立在原

有体系之上，洞察现代医学发展的趋向，既要看到本学科发展的脉络，也要清晰地了解相关学科的进展，了解其成果对人体科学、医学的相关意义，从而找出中医急诊的研究方向。而今所面临的首要问题就是如何赋予中医急诊医学中的精华（包括基本理论、辨证方法、救急技术与药物）以新的生命，从而适应社会的需要，把继承、发展、创新统一起来。所谓前瞻也就是远虑，就是超前意识，在事物发展的最初阶段，认清事物发展的线路，瞄准最先进、最具生命力和竞争力的目标，这是制胜的先决条件。无论在基本理论、抢救措施、药物研制方面，或是在证候规范上，都应瞄准世界先进水平，与世界同步，这是搞好急症、促进其发展成熟的要素。

3. 特色意识　现代中医急诊医学是中医学核心理论的升华，应该具有全新的特点和特色，既具有现代急诊医学的特点，又要具有中医学的特色，在创立现代中医急诊医学时，应该强化特色意识，使它不要失去自身的生命力，尽可能地汲取现代医学的精华，并赋予它新的中医学特征，真正达到发展中医学学术的目的，形成一种全新的医学体系。

（二）突出特色优势，提高临床疗效

临床疗效的提高是任何一门医学存在的前提，没有疗效优势就没有存在的价值，中医急诊学赖以生存的重要原因就是有较好的临床疗效。

1. 立足基础理论，做好继承和发扬　《素问·气交变大论》："善言古者，必验于今"。没有很好的继承就没有所谓的发扬，中医急诊学发展的关键是如何深入地挖掘、整理中医学的精华，在突出特色的基础上提高临床疗效。

2. 坚持辨证救治的理法特点　辨证论治是中医学的精髓，辨证救治是中医急诊学急救的关键，脱离这一理法将无法取得临床疗效，也将可能逐步脱离中医学的特点和特色。现代中医急诊学的关键是中医急诊学辨证体系的建立与完善，使中医急诊辨证水平上一个新的台阶，为中医急诊学的研究由点到面铺平道路。

3. 拓宽急救手段，创新急救技术　在现代科技发展的新形势下，充分运用现代科学技术，拓宽中医急诊急救的手段，加快中医急救药物的改革，一方面研制高效的中药注射剂，更重要的是如何发挥中医药的优势，从不同途径给药，研制出新型的制剂用于临床。古代急诊医学创立了许多急救技术，如自缢急救术、溺水急救术、导尿术等，在中医急诊学的发展历史上起到了重要的作用，在现代科技的指导下如何创立中医急救新技术也是中医急诊学发展的关键。

总之，在科技高度发达的今天，集中力量，团结协作，大胆地汲取现代人类科技的新成果，多学科交叉研究，发展中医急诊学，从而推动中医学的发展。

第二章

中 医 急 诊 学 的 特 点

第一节　基本特点

急诊医学所研究的疾病为各科疾病的急危重状态，不同于原发病的病理变化。发生急危重状态时原有疾病的病理已发生了重大的变化，如某种疾病的病理基础是气虚，因某种原因发生了突变，形成了"气虚阳脱、气虚阴脱"的病理状态，实际上原来的疾病病理已经发生了本质的改变，因此，中医急诊学有其固有的特点。

1．病性的急危性　是中医急诊学的特点，因其病来势凶猛，传变迅速，稍有不慎就可能造成严重的后果；急是指发病快，传变快；危是指病情重，已经严重威胁到患者的生命，随时可能出现死亡。

2．证候的整合性　本特点是中医学"整体观"在中医急诊学的重要体现，所谓证候整合性是指疾病发生了急危重状态时，已经由单一的脏腑经络病变出现了多脏多腑及经络、气血津液等的病理改变，证候就由单纯变为复杂，或由一个专科的疾病病理变化并发了多专科的疾病病理改变，已经脱离了原有疾病的病理改变，证候发生了本质的改变，形成了中医急诊学特有的病理机制变化。因此，更要求我们能从整体上对疾病进行诊断治疗。首先，只要对疾病可能的发展后果有明确的认识，突出"治未病"的学术思想，在判断预后上才能不发生错误。其次由于众多急危重症往往是多个脏腑同时或相继发生病变，因此，证候的整合性更显重要，不能以点带面，而应全面考虑，才能在抢救用药上不出现偏颇。

3．病机的衡动性　急诊疾病在处理上另一个需要注意的方面是注意病机的"衡动性"。动是指疾病总是处于一个动态变化当中，这在急诊方面体现得尤其明显。很多急症发展变化非常快，证型方面的转化十分迅速，急症往往为大实大虚之证，而且初起为大实之状如肺热壅盛之证，可能很快逆传心包而出现大虚之证，因此应时刻关注疾病的变化，及时采取应对措施。而衡是指人体处于某些特定的平衡点。疾病的本质就在于阴阳失衡，而治疗的目的就是恢复阴阳平衡。这种平衡有高水平的平衡，也有低水平的平衡。当我们面对阴阳俱虚性的疾病时，急需解决的是纠正其阴阳的平衡，先使其在低水平取得平衡，使疾病处于相对稳定阶段，再图缓效，而不追求一役毕其功。

第二节　病机特点

急诊病机的辨识贵在于四诊之中搜求致病之因作用于人体具体部位而引发的一系列病理

变化过程，而后才能明辨证理，用药有效。中医急诊病机关键是"正气虚于一时，邪气暴盛而突发"，病机变化突出"正邪交争"。正邪交争是指致病邪气与人体正气的相互作用，这种相互作用不仅关系到疾病的发生发展，而且决定着疾病的预后和转归，在一定意义上讲，中医急症的发生就是邪正交争的过程，并随疾病的变化而变化。

邪气损伤正气和正气对邪气的抗御反应是正邪交争的基本形式，也是急诊学重要的病机形式。

一、脏器藏真受伤

藏真者，五脏皆有，承受于先天，济养于后天。即《灵枢·刺节真邪》所说："真气者，所受于天，与谷气而充身者也。"脏器者，乃同质之物相聚而成，为藏真之所附。器者，生化之宇，无物不有，是有形质的组织，分布脏体内外，是机体升降出入之窍。脏有器，才能有生生化化之能。而其生化之能，必得真气活动之功，方显其正常的生理功用。其受伤，是以内有所因，外有所感，从而引起脏与脏、脏与腑、脏腑与经络、气血的互用失常，水津代谢失用而生。然病邪未损及脏器，藏真未累，元真之气尚能通畅，卫气自固，营气内守，神机流贯，则正气尚能托邪外出，故病象虽重，但邪犯较浅，病情亦轻，病势为微，病证属顺。若邪强毒盛，伤及脏器，累伤藏真，则邪毒与血气相乱，正受邪束，或正气不支，均不能托邪外达，使经络血脉壅滞，元真之气郁痹不畅，神机流贯受阻，生化欲息，以致精、气、神败伤，造成"十二官相危，使道闭塞而不通，形乃大伤。"故其病发猝暴，凶险丛生。所以，《素问·玉机真脏论》说："急虚身中猝至，五脏绝闭，脉道不通，气不往来。譬如堕溺，不可为期"。《素问·阳明脉解》也说："厥逆连脏则死，连经则生。"

二、气、血、精、神受损

中医急症的发生发展主要取决于病变过程中气、血、精、神的盛衰。它决定着病人生与死，顺与逆。因气、血、精、神是人体生命之链，性合之用，故明代张景岳强调："人身以气血为本，精神为用，合是四者以奉生，而性命周全矣。"

1. 气　病发于气者，有外因而生，多源于六淫邪毒，疫疠之气；有内生而病，每源于九气致乱。无论病生于内外，皆能造成气机阻滞，郁则气积，既伤津液，又耗正气，更犯神明。火毒炽盛，耗血动血，妄行生瘀，煎津成痰，火、瘀、痰互结，上逆下扰，变生危候。火极不平，损气伤正，以致元真受损，无力拒邪外达而内陷，造成气损血衰，精伤神败，危证丛生。也有火毒逆陷于腠理之中，热盛肉腐而生痈肿；气病之伤，也能造成正气消耗。"气不足，便是寒"，寒凝津血，结而为痰，滞而为瘀，故轻者为寒病，重则为厥为逆。亦有正气徒耗，危伤藏真，元真脱泄者，为危为死。故庄子说："气聚则生，气散则死。"

2. 血　病发于血，有外生者，多因疫疠之气，寒热外邪所致；有内生者，每由饮食不节，意外损伤或喜怒失常而成。其病先成于营，而后累伤于血，则邪扰血络，以致血不能安行脉中，轻则血由络渗，重则络破脉伤，而生痰生瘀，或内溢外泄，甚至亡血脱气。其病先成于气，造成气血逆乱，奔走横逆，脉络郁痹不通，变生厥逆阻绝之危候，亦有邪毒入血，逆陷腠理而发内痈外疮之患。"血者，水也。"津液也在其中。血液内变，津血失常，渗而

为饮，聚结成痰，滞而生瘀，痰瘀之邪随血脉运行而流窜周身，阻闭气机，故病发为重。亦有血虚生风而发抽搐，或邪血相结，内扰神明，而见证多端，故"血为百病之胎。"

3. 精　精者，身之本也，精源于先天，济养于后天，津、液、血、汗、唾、涕等均为精之属。故精之用乃性命之本。伤精源于外者，有火毒、寒毒、疫疠之气等，造成本精亏虚，气不化生，正虚于内而不能托邪外出，极易导致邪毒肆虐而内陷，攻心冲脑，为病险恶。或邪毒内炽，侵伤骨髓，久而不出，轻则伤津损液，耗血动血，使正气被邪毒所束，故病发危笃，变证百出。重则精亏髓枯，精不化气，正气不支，邪陷脏腑，或损脏器，或伤藏真，为败为脱。更有阴精大伤，神气涣散，或精血暴亡，神机化灭，气立孤危而亡者。正如《灵枢·本神》所说："五脏主藏精者也，不可伤，伤则失守而阴虚，阴虚则无气，无气则死矣。"

4. 神　神源于先天之精，并以后天水谷之精气充养之，藏之于脑，分属于脏腑、百骸之中，故五脏、百节皆有神。神、魂、魄、意、志五神统领五脏活动之用，使之相辅相成，生而有序，制而有节，承而不绝，生化不息，神为其主。神之伤，有因邪毒内侵，直犯神明者；亦有脏腑、气血病变侵伤五神；或情志失节，内动神明；或脑髓病变，神明失主，均可造成神病，心神失主，五神失用，以致脏腑功能紊乱。轻则精神恍惚，神情错乱，或妄言妄行。重则脑髓受伤，神失其宅，神机不用，升降出入不灵，窍络闭塞而见神昏谵语，循衣摸床，甚则神气散败，两目正圆。故曰："得神者昌，失神者亡。"

三、升降出入失常

"升降出入，无器不有。"可见，升降出入是建立在脏腑、经络、气血津液等基础上的代谢过程，其枢轴源自于中气，即胃气也。中气在身，自动自静，出入有处，升发有时，序而有制，则人身生化正常。可见，升降出入为急诊病机的关要。其病发于外者，先因于中焦脾胃亏虚，卫气不足，营气不充，营卫失调，开阖不利，腠理不密，以致外邪乘虚内侵，留滞于表，凝聚腠理，出入失常而为外感之疾。更有"温邪上受，首先犯肺，逆传心包"者。病发于内者，有邪毒炽盛，内陷于中，或情志失节，饮食所伤，意外中毒等造成脾胃受伤，中轴不运，升降失常。升多而降少者，脏腑功能多偏亢，气血阴阳逆乱，故临床多表现为上盛下虚，本虚标实，甚则气升而不降，血逆而不下，导致血脉阻绝，或气机壅闭而病见厥逆、卒中、薄厥、猝死等危象，终则真气脱泄而夭亡；降多而升少者，脏腑功能偏衰，三焦水道不通，气血阴阳亏损，故临床多表现为脏腑、气血的亏虚，甚则出现五脏之衰，危则胃气败亡，水谷不进，或气衰失摄，阴精消亡，必死无疑。《医门法律》总结为："五脏六腑，大经细络，昼夜循环不息，必赖大气斡旋其间"，"大气一衰，则出入废，升降息，神机化灭，气立孤危矣。"亦即"有胃气则生，无胃气则死"。

四、邪剧正不胜

邪盛毒剧，正不胜邪，邪气在体内得以横犯直伤，外壅经隧之路，血脉循行受阻，营卫内滞，津注精输循环障碍，凝滞格阻而为病；内而藏真失守，生化无能，神机不能统运营卫二气，正虚不能胜邪，邪毒得以上逼心肺，下损肝肾，弥漫三焦，气化失调，相火不能温煦

于上下内外，水津施布失衡：脾胃运化受损，升降中轴呆滞，从而导致气乱于内，血厥于中，精、气、神不能复通，故病发危急，险象丛生，合病并病多见；或"大实有羸状，至虚有盛候"，出现藏真衰败，多脏器衰竭等危候。病机上，或邪盛毒剧，表现为大实之状，邪盛易伤正气，而迅速出现邪盛正衰之危候；或正气大虚，使邪气直入脏腑经络，开始就表现出大虚之状，在发展过程中又可出现痰、瘀等病理产物；或因药用不当而出现虚实夹杂之象。

第三节　发病传变特点

一般而言，顺传者，邪气不盛，正气尚能胜邪，故其势较缓。其传变多按照疾病的普遍规律，有序相传。如温病，"卫之后方言气，营之后方言血"；伤寒病的循经传、表里传；杂病急症的脏腑表里传及生克乘侮规律相传等。其逆传者，由于正气衰急，或邪盛毒剧，正气不支，防御无力，邪毒长驱直入，攻腑陷脏，以致脏器受损，藏真受伤，故病势突变，凶险难复，且不按疾病的普遍规律发展变化。如热病，邪热在手太阴肺，应顺传入阳明胃与大肠，但反逆传心包、脑神，累伤于肾。亦有邪毒势盛，正气不支，毒气内陷，深伏脏腑，蚀体损用，以致生化欲绝，精气将涸，神机欲灭，神气败伤，故险危逆证丛生。更有毒剧正衰，既损脏腑，又伤经络，以致邪毒与气血相结，津结生痰，血病成瘀，造成内伤脏腑衰竭，外致经络不用，血脉凝滞，甚则正气消亡，精气外脱，阴阳离决。而急症中常见逆传者，是由于急症本身特点决定，急症的病因或邪毒急盛，或正气大衰，则易出现"直中"等。

第四节　中医急诊的治疗原则

一、基本原则

1. 明辨虚实，权治缓急　明辨虚实，权治缓急，是中医急诊学治疗的总则，"邪气盛则实，精气夺则虚"，"盛则泻之，虚则补之"，但在补虚泻实的具体应用方面，要掌握最佳的时机，所谓"权治缓急"，就是暴病当急不能缓，表里缓急急者先，虚实缓急据病情。周学海在《医学随笔》中对虚实补泻的运用颇有见地："病本实邪，当汗吐下，而医失其法，或用药过剂，以伤真气，病实未除，又见虚候，此实中见虚也。治之之法，宜泻中兼补"；"其人素虚，阴衰阳盛，一旦感邪，两阳相搏，遂变为实，此虚中兼实也，治之之法……从前之虚，不得不顾，故或从缓下，或一下止服。"张景岳在《景岳全书》中指出："治病之则，当知邪正，当权衡轻重。凡治实者，用攻之法，贵乎察得其真，不可过也；凡治虚者，用补之法，贵乎轻重有度，难从简也"。均客观地论述了虚实补泻的用法。

2. 动态观察，辨证救治　急危重症，传变无定，临证之时，要动态观察，辨证救治，切不可固守一法一方，延误治疗的最佳时机。

3. 已病防变，随证救治　"已病防变"是中医学治则中"治未病"的重要体现，临床救治的过程中要真正做到"安其未受邪之地"，根据病机的变化，随证救治。

二、常用三法

1. 扶正法　扶正法是中医学重要的治则，不仅广泛地运用于多种慢性虚弱性疾病，对于急危重症也很重要，所谓扶正就是辅助正气，提高机体的抗病能力，或迅速挽救人体亡失的气、血、津、液。临床上主要用于急虚证、正气暴脱之证，即所谓"虚者补之"之意。益气回阳、滋阴固脱、回阳救逆等是扶正法具体的运用。

其代表方药是独参汤、生脉散、参附汤等。

2. 祛邪法　祛邪法与扶正法共同组成了中医学治则的总纲，也是中医急诊学急救原则的总纲。所谓祛邪就是祛除邪气，排除或减弱病邪对机体的侵袭和损害的一种治则。临床上主要用于实证，即所谓"实则泻之"之意。发汗、攻下、解毒、活血、开窍等是祛邪法在临床上的具体治法。

其代表方药是承气类方、麻黄类方、白虎汤等。

3. 扶正祛邪法　临床上扶正法用于急虚证，正气暴脱之时；祛邪法用于邪气壅盛，正气不衰之时。单独的扶正法和祛邪法多用于疾病的早期、突发期。然而临床上，更多疾病表现为虚实夹杂之证，此时单独使用者少，多联合使用以达到救治的目的。

（1）合并使用：体现了攻补兼施的临床救治思想，临床上最为常用。如益气回阳、解毒活血法救治瘀毒内陷的脱证等。

扶正兼祛邪：用于疾病的产生在于正虚为主，因虚致实的虚实夹杂证，也就是所谓的"虚气留滞"的病理状态，因此临床救治应该以扶正为主，佐以祛邪，正气来复，邪气自去。如阳气不足导致的痰饮内盛，瘀血内阻，治疗上应该扶正为主，同时佐以祛除邪气。

祛邪兼扶正：用于疾病的产生在于邪实内盛为主，因实致虚的虚实夹杂证，以祛邪为主，佐以扶正，邪去正自复。如痰热内盛之候，伤及气阴，临床救治当在清化热痰的同时佐以益气育阴之法。其代表方如柴胡类方。

（2）先后使用：也是中医急诊学重要的急救原则，临床上要正确权衡正邪关系，轻重缓急，采取先攻后补或先补后攻的方法，是中医学辨证论治的重要体现。

第三章
中医急诊学辨证体系

中医学发展至今已经形成了比较完善的辨证论治体系,有八纲辨证体系、六经辨证体系、脏腑辨证体系、卫气营血辨证体系、气血津液辨证体系等,在内科学等临床学科中广泛应用,可以说已经形成了各学科的核心辨证体系,如内科学脏腑辨证论治体系的应用,妇科中脏腑奇经辨证体系的应用等。中医急诊学至今多沿用中医内科学的辨证体系,从某种意义上讲不太符合急诊学科发展,中医急诊有其固有的疾病演变规律,就应具有自身的辨证论治体系。

第一节 八纲辨证

八纲辨证即阴阳、寒热、虚实、表里辨证,是中医学辨治内伤杂症最基础的辨证论治体系,是针对四诊所得进行综合分析,归纳出的一种辨证体系,具有执简驭繁、提纲挈领之妙,深得历代医家的重视。八纲辨证是各种辨证论治体系的总纲,在急诊医学中具有十分重要的地位,八纲明,救治才不误。在急诊医学中更要突出虚实两纲辨证的重要性。阴阳是总纲,是疾病总的状态;表里是指疾病部位的深浅;寒热是指疾病的性质。只有虚实两纲从本质上较具体地反映出了疾病的变化本质,反映出正邪的变化,任何急危重症的发生,只有明确虚实的变化,才能真正了解正邪双方的变化,才能从根本上进行救治。

（一）虚实辨证

虚实是辨别邪正盛衰的纲领,反映出疾病过程中人体正气的强弱和致病邪气的盛衰。在急危重症的辨证救治中具有十分重要的地位。也可将实证、虚证、虚实夹杂证称之为"虚实及其夹杂三纲辨证学说"。

1. 虚证 《素问·通评虚实论》曰:"精气夺则虚",说明虚证产生的关键是"精气夺"。如《灵枢·岁露》中认为:"贼风邪气之中人也,不得以时,然必因其开也。其入深,其内极病,其病人也卒暴。"由此可见虚证产生的病理基础是"正气不足",正如《医学正传》说:"虚者,正气虚也"。临床上引起正气虚的原因有先天不足,也有继发于后天者,在继发方面一是内伤脏腑,化源不足,一是在疾病的发展过程中因邪气损伤而致。

证候要点:多见于重病或久病而突发,或多见于高龄体虚之人,临床可见面色苍白,大汗淋漓,形寒肢冷,甚者四肢厥冷,心悸怔忡,精神萎靡,舌质或胖或瘦,或淡嫩,或嫩红等,舌苔或薄白,或白腻,或无苔等,脉象以虚脉为主。在临床上又可进行不足、虚衰、亡脱等之类模糊定性的描述。

2. 实证 《素问·通评虚实论》曰:"邪气盛则实。"由此可见,实证产生的病理基础

在于机体受到了邪气的侵袭，如《医学正传》中谈到："实者，邪气实也。或外闭于经络，或内结于脏腑，或气壅而不行，或血流而凝滞。"

证候要点：多见于体壮之人，发病较急或病势较盛，临床可见高热烦躁，神昏谵语，便秘腹满，舌质苍老，舌苔黄燥，脉实。

3. 虚实的鉴别要点 中医急诊临床上单纯的虚实之证较少，多见的是虚实夹杂之证，只是临床表现有虚实之间的轻重之别，虚、实证的鉴别重点在于审查病邪的有无和正气的存亡。《素问·玉机真脏论》："脉盛，皮热，腹胀，前后不通，闷瞀，此谓五实。脉细，皮寒，气少，泄利前后，饮食不入，此谓五虚。"凡以风、火、毒、瘀、痰浊为主者多为实证，凡脏腑功能虚弱，导致气血亏损、阴阳失调者多为虚证。但临床上要结合病情，综合分析，掌握以下几个要点。

（1）病程：新病多属实证，久病多为虚证。

（2）年龄：年轻患者多为实证，高龄患者多属虚证。但临床上也并不尽然，亦有年轻的患者突然出现阴脱、阳脱者，亦有高龄患者出现阳明腑实内结者，非急下存阴方不可救者。

（3）病性：外感者多属实证，内伤者多属虚证；病情急暴者多属实证，病情和缓者多属虚证。但临床上要细心辨证和体会，亦有病情和缓为实证者，决不可仅凭此点进行诊断治疗，延误最佳的抢救时机。

（4）按诊：患处拒按者多属实证，如瘀血内阻引起的疼痛，腑实内结而致的腹胀满等。患处喜按喜温者多属虚证，如虚寒腹痛等。

（5）脉象：脉沉实有力者多属实证，脉虚弱无力者多属虚证。

（6）舌象：舌淡色暗，舌体胖大伴水滑，舌干少津者多属虚证；舌质红绛，舌体正常或偏小，舌面粗糙者多属实证；舌苔薄白，或少苔无苔者，多属虚证；舌苔厚腻黄燥者多属实证。但临床上要两者结合进行分析，舌质多反映出的是正气的情况，舌苔多反映出邪气的情况，不可一概而论之。

4. 虚实的兼夹与转化 临床上单纯的虚证和实证少见，多数疾病急危重状态的基本病理变化是虚实夹杂，且随着疾病的发展变化而变化，或以实证为主，或以虚证为主，或因实致虚，或因虚致实，总不离虚、实、虚实夹杂三者的变化。

（1）虚实夹杂：虚实夹杂者，或实中夹虚，或虚中夹实。实中夹虚者，以实为主，如病见咳嗽喘满，呼吸急促等实证的临床表现，同时又具有畏寒肢冷，喘促气短，不足以息等虚象；虚中夹实者，以虚为主，患者表现出一派虚象，同时又出现了如痰瘀内阻等实证的临床表现。此外临床上也有虚实并重者。因此临床上要辨别缓急轻重，分别救治。

在虚实夹杂的证候中还存在一种虚实真假的问题，就是《内经知要》所谓的"至虚有盛候"、"大实有羸状"。真实假虚，实际上是邪盛正不虚的实证，反见似虚非虚的假象；真虚假实，实际上是一种纯虚无邪的虚证，反见似实非实的假象；前者是邪气壅遏，经络阻滞，气血阴阳不能畅达；后者是正气无力运化，气血不行；虚实的真假与寒热的真假一样都是疾病发展到危重阶段的一种重要的证候变化，应该高度警惕，仔细辨证，以防误治。

（2）因虚致实：凡虚证，正气不足，脏腑功能减弱，而致痰浊内生，瘀血内成，阻闭经络，气血阴阳运行不畅，进一步加重了虚证，同时使实证亦盛，形成了恶性循环。

（3）因实致虚：凡实证，邪气盛也。其一邪可伤正，如火热之邪可耗散阴精，也可耗散阳气，治疗的关键在于尽快去除邪气，同时注意保护正气；其二失治误治，病程迁延，久之邪气渐去，正气亦衰，出现虚实夹杂之象。

5.　常见虚实证的危证实例

（1）实证

邪闭窍阻：神昏谵语，不省人事，喉间痰声辘辘，牙关紧闭，二便不通，舌红苔黄，脉滑数或沉伏。

痰壅气盛：喘促气急，张口抬肩，喉中痰鸣，量多质黏，胸膈胀满，舌苔厚腻，脉弦而滑。

湿浊中阻：中脘痞满，腹大如鼓，肢体肿胀，按之凹陷，恶心呕吐，饮食不入，小便短少，舌苔白厚秽浊，脉濡细。

水气凌心：心悸气短，喘满，不得平卧，胸腹胀满，下肢肿胀，口唇青紫，舌暗红，苔白滑，脉沉涩或沉滑而数。

肝阳动风：突然昏仆，不省人事，面色潮红，语言不利，牙关紧闭，两手握固，搐搦动风，烦躁不宁，舌红苔黄，脉弦劲有力。

热毒壅盛：高热神昏，斑疹透露，吐衄便血，抽搐，烦躁，舌质红绛，脉细数。

（2）虚证

心阳暴脱：心悸怔忡，息短气促，汗出肢冷，面色苍白，口唇发紫，舌淡，脉微欲绝。

肺气衰竭：呼吸喘促，时断时续，咳声低弱，汗出身冷，畏寒恶风，舌淡苔白，脉虚弱无力。

肾气欲绝：尿量短少，甚则无尿，肢体浮肿，恶心呕吐，精神萎靡，面色㿠白，不欲饮食，舌苔垢腻，脉虚数无根。

肝阴耗伤：头晕目暗，肌肉𣊒动，口鼻出血，皮肤瘀斑，舌红绛少苔，脉弦细。

胃气衰败：脘腹胀满，纳呆恶食，呃逆频作，声微气短，大便滑脱，舌苔中剥少津，或舌光无苔，脉虚无力。

（二）寒热辨证

寒热是辨别疾病性质的纲领。《素问·阴阳应象大论》说："水火者，阴阳之征兆也。"《景岳全书·传忠录》说："寒热者，阴阳之化也。"《类经·疾病类》亦说："水火失其和，则为寒为热。"由于寒热较突出地反映了疾病发生过程中机体阴阳的盛衰，病邪基本性质的属阴属阳，所以说寒热是辨别疾病性质的纲领，在急症的辨证救治中也具有较高的地位。

1.　寒证　阴盛则寒，阳虚则寒，故寒证有寒实证、虚寒证之分。感受外界寒邪，或过食生冷寒凉所致，起病急骤，体质壮实者，多为实寒证；因内伤久病，阳气耗伤而阴寒偏胜者，多为虚寒证，即阳虚证。寒邪袭于肌表，多为表寒证；寒邪客于脏腑，或因阳气亏虚所致者，多为里寒证。

证候要点：各类寒证的临床表现不尽一致，其常见证候有恶寒，畏冷，冷痛，喜暖，口淡不渴，肢冷蜷卧，痰、涎、涕清稀，小便清长，大便稀溏，面色白，舌淡苔白而润，脉紧或迟等。

2. 热证　阳盛则热，阴虚亦热，故热证有实热证、虚热证之别。火热阳邪侵袭，或过食辛辣温热之品，或体内阳热之气过盛所致，病势急而形体壮者，多为实热证；因内伤久病，阴液耗损而阳偏盛者，多为虚热证，或曰阴虚证。风热之邪袭于肌表，多为表热证；热邪盛于脏腑，或因阴液亏虚所致者，多为里热证。

证候要点：各类热证的临床表现不尽一致，其常见主要症状有发热，恶热喜冷，口渴欲饮，面赤，烦躁不宁，痰涕黄稠，小便短赤，大便干结，舌红苔黄，干燥少津，脉数等。

3. 寒热证鉴别要点　寒证与热证，是机体阴阳盛衰的反映，是疾病性质的主要体现，故应对疾病的全部症状进行综合分析，尤其是恶寒发热，及对寒热的喜恶，口渴与否，面色的赤白，四末的温凉，二便，舌象，脉象等，这是辨别寒证与热证的重要依据。

《医学心悟·寒热虚实表里阴阳辨》中谈到："一病之寒热，全在口渴与不渴，渴而消水与不消水，饮食喜热与喜冷，烦躁与厥逆，溺之长短赤白，便之溏结，脉之迟数之分。"较中肯地进行了寒热证的鉴别。

寒热真假，也是临床上十分常见的急危重症证候，当疾病发展到寒极或热极的时候，有时会出现一些与其病理本质相反的"假象"症状与体征，如寒极似热、热极似寒，即所谓的真寒假热、真热假寒。

真热假寒，是指内有真热而外见某些假寒的证候。真热假寒证常有热深厥亦深的特点，又称之为热极肢厥证，古代亦有称阳盛格阴证者。其产生病理，是由于邪热内盛，阳气郁闭于内而不能布达于外。故其外在表现可有四末不温甚至厥冷，恶寒甚或寒战，神识昏沉，面色紫暗，脉沉迟（或细数）等似为寒证的临床表现，但其本质为热，故必有高热，胸腹灼热，口臭气粗，口渴引饮，小便短黄，舌红苔黄而干，脉搏有力等里实热证的表现。

真寒假热，是指内有真寒而外见某些假热的证候。真寒假热证实际是虚阳浮越证，也有称阴盛格阳证、戴阳证者。其产生的病理是由于久病而阳气虚衰，阴寒内盛，逼迫虚阳浮越于上，格越于外。故其外虽可有自觉发热，或欲脱衣被，面色浮红如妆，躁扰不宁，口渴咽痛，脉浮大或数等颇似阳热证的表现，因其本质为阳气虚衰，必有胸腹无灼热，下肢必厥冷，小便清长（或尿少浮肿），或下利清谷，舌淡等里虚寒的证候，口虽渴但不欲多饮，咽虽痛但不红肿，虽躁扰不宁必疲乏无力，脉虽浮大或数但按之必无力等。

清代著名的温病家吴又可在《温疫论》中指出："捷要辨法，凡阳证似阴，外寒而内必热，故小便血赤；凡阴证似阳者，格阳之证也，上热下寒，故小便清白长，但以小便赤白为据，以此推之，万不失一。"确为临床经验之谈。

（三）表里辨证

表里辨证是辨别病位深浅的纲领，是一个相对的概念，决不可绝对地理解。一般来讲，从病位上看，外有病属表，病较轻浅，内有病属里，病较深重；从病势上看，病邪由表入里，病势增重，为病进；由里出表，病势减轻为病退。因此，前人有"病邪入里一层，病深一层，出表一层，病轻一层"的说法。

1. 表证　表证是病邪经皮毛、口鼻侵入机体，正气抗邪所出现的临床证候的概括，病情轻浅，多属外感疾病的初期。张景岳在《景岳全书·传忠录》中较全面地概括了表证的含义："表证者，邪气之自外而入者也，凡风、寒、暑、湿、燥、火，气有不正，皆是也。"

证候要点：一般起病急，病情轻，病程短，以恶寒发热、脉浮、苔薄白为主要临床表现。

2. 里证 里证是泛指病变部位在内，由脏腑、气血、骨髓等受病所反映的证候。《景岳全书·传忠录》说："里证者，病之在内、在脏也。凡病自内生，则或因七情，或因劳倦，或因饮食所伤，或为酒色所困，皆为里证。"里证的成因，大致有三种情况：一是外邪袭表，表证不解，病邪传里，形成里证；二是外邪直接入里，侵犯脏腑等部位，即所谓"直中"为病；三是情志内伤、饮食劳倦等因素，直接损伤脏腑，或脏腑气机失调，气血津精等受病而出现的种种证候。

里证的范围极为广泛，病位虽然同属于里，但仍有浅深之别，一般病变在腑、在上、在气者，较轻浅，在脏、在下、在血者，则较深重。

证候要点：不同的里证，可表现为不同的证候，故一般很难说哪几个症状就是里证的代表症状，但其基本特点是无新起恶寒发热并见，以脏腑症状为主要表现，其起病可急可缓，一般病情较重，病程较长。

3. 表里证鉴别要点 表证和里证的鉴别主要是审察寒热症状，内脏证候是否突出，舌象、脉象等变化。《医学心悟·寒热虚实表里阴阳辨》说："一病之表里，全在发热与潮热，恶寒与恶热，头痛与腹痛，鼻塞与口燥，舌苔之有无，脉之浮沉以分之。假如发热恶寒，头痛鼻塞，舌上无苔（或作薄白），脉息浮多，此表也；如潮热恶热，腹痛口燥，舌苔黄黑，脉息沉，此里也。"

外感病中，发热恶寒同时并见的属表证；但发热不恶寒或但寒不热的属里证。表证以头身疼痛，鼻塞或喷嚏等为常见症状，内脏证候不明显；里证以内脏证候如咳喘、心悸、腹痛、呕泻之类表现为主症，鼻塞、头身痛等非其常见症状。表证舌质变化不明显，里证舌质多有变化。表证多见浮脉，里证多见沉脉或其他多种脉象。此外，辨表里证尚应参考起病的缓急、病情的轻重、病程的长短等。

（四）阴阳辨证

阴阳辨证是八纲辨证的纲领，由于阴阳分别代表事物相互对立的两个方面，故疾病的性质、临床的证候，一般都可归属于阴或阳的范畴，因而阴阳辨证是基本的辨证大法。故《素问·阴阳应象大论》说："善诊者，察色按脉，先别阴阳。"张景岳在《类经·阴阳类》说："人之疾病……必有所本，或本于阴，或本于阳，病变虽多，其本则一。"同时他又在《景岳全书·传忠录》中说："凡诊病施治，必须先审阴阳，乃为医道之大纲领。阴阳无谬，治焉有差？医道虽繁，而可以一言蔽之者，曰阴阳而已。"足见前人对阴阳辨证的重视。

根据阴阳学说中阴与阳的基本属性，临床上凡见兴奋、躁动、亢进、明亮等表现的表证、热证、实证，以及症状表现于外的、向上的、容易发现的，病邪性质为阳邪致病，病情变化较快等等，一般都可归属为阳证。凡见抑制、沉静、衰退、晦暗等表现的里证、寒证、虚证，以及症状表现于内的、向下的、不易发现的，病邪性质为阴邪致病，病情变化较慢等，可归属为阴证。

由于阴阳是对各种病情从整体上作出最基本的概括，八纲中的阴阳两纲又可以概括其余六纲，所以说阴阳是证候分类的总纲，阴阳是辨证归类的最基本纲领。

第二节　脏腑辨证

　　脏腑辨证是中医学辨证体系中的重要内容之一，早在《黄帝内经》中就有了论述，如《灵枢·本神》谈到脏腑疾病的论治时认为："必审五脏之病形，以知其气之虚实，谨而调之也。"后在历代医家的努力下，逐步形成了较为完善的理论体系。中医学用于临床的辨证方法较多，如八纲辨证、六经辨证、卫气营血辨证及三焦辨证等，尽管各种辨证方法独具特色，各有侧重，但无一不与脏腑密切相关，而且脏腑辨证的内容比较系统、完整，生理、病理概念均较确切，纲目清楚，内容具体，有利于对辨证思维的指导，也有利于对其他辨证方法所述证候实质的理解。因此，脏腑辨证是临床辨证的基本方法，是整个辨证体系中的重要组成部分。

　　中医急症学在进行脏腑辨证时，同样要从整体观角度分析脏腑病变所属证候，更重要的是突出以"五脏"为中心，以"虚实"为纲。分析脏腑病变所属证候，仔细审辨其内在联系，只有这样，才能迅速全面而正确地判断病情，为治疗提供可靠的依据。

　　1. 心病辨证　心居胸中，心包络护卫于外，为心主之宫城。手少阴心经循臂内侧后缘，下络小肠，与小肠互为表里。心开窍于舌，在体合脉，其华在面。心的主要生理功能一是主血脉，具有推动血液在脉道中运行不息的作用，另则是主神明，为人体精神和意识思维活动的中枢。心的病变主要反映在心脏本身及其主血脉功能的失常、心神的异常。所以，临床以心悸、猝心痛、神昏、猝死、心衰、脉结代或促等为心病急诊的常见病证。

　　心病的证候有虚实之分。虚证在急诊方面，多由思虑劳神太过，或先天不足，脏气虚弱，久病伤心，导致心阴血不足、心气阳两虚、心阳暴脱等；实证多由痰火扰心、寒凝气郁、瘀血痹阻心脉等原因，导致心火亢盛、心脉痹阻、痰蒙心神及痰火扰神证。此外，由于脑为神明之腑，故将瘀阻脑络证也一并归于心病证候中讨论。

　　证候要点

　　虚证：心悸头晕，心烦不宁，少寐多梦，舌质红，苔少，脉细数；或心悸气短，胸闷心痛，动则尤甚，甚者形寒自汗，舌淡脉虚；或突然冷汗淋漓，四肢厥冷，呼吸微弱，面色苍白，或心胸剧痛，口唇青紫，脉微欲绝等。

　　实证：心胸憋闷作痛，痛引肩背内臂，时作时止，或见痛如针刺，舌暗或有青紫斑，脉细涩或结代；或为心胸闷痛，体胖痰多，身重困倦，舌苔白腻，脉沉滑或沉涩；或遇寒加剧，得温则减，形寒肢冷，舌淡苔白，脉沉迟或沉紧；或疼痛而胀，胁胀，常喜太息，舌淡红，脉弦；或见神识不清，甚则昏不知人，或突然昏仆，不省人事等。

　　2. 肺病辨证　肺居胸中，上连气道、喉咙，开窍于鼻，在体为皮，其华在毛。其经脉起于中焦，下络大肠，与大肠互为表里。肺的主要生理功能是主气，司呼吸，以行清浊之气的交换，吸入之清气，积于胸中，参与宗气的生成，贯注心脉以运行全身，故有"肺为气之主"的说法。肺又主宣发肃降，通调水道，宣降以输布气、津，使皮毛得以温养、濡润，水道得以通调，故又有"肺为水之上源"之说。肺的病变主要反映在呼吸功能活动减退，

水液代谢输布失常，以及卫外机能失职等方面。其症状表现以咳嗽，喘促，咳痰，胸痛，喉疼及声音变异，鼻塞流涕，或水肿等为常见。

肺病的证候有虚、实两类。虚证多因久病咳喘，或被它脏病变所累，导致肺气虚和肺阴虚。实证多因风、寒、燥、热等外邪侵袭和痰饮停聚于肺而成。

证候要点

虚证：咳喘无力，少气短息，咳痰清稀，舌淡苔薄白，脉虚弱；或干咳少痰，或痰少而黏，不易咳出，或痰带血丝，口干咽燥，舌红苔黄或少苔，脉细数等。

实证：咳嗽喘闷，或喉中有水鸡声，倚息不得卧，痰多色黄，或痰白黏稠，或发热恶寒，气急身肿，舌红或正常，舌苔或厚或薄而腻等。

3. 脾胃病辨证　脾胃互为表里，脾主运化，主统血，主肌肉、四肢，开窍于口，其华在唇，外应于腹，胃主受纳腐熟，为"水谷之海"，脾升胃降，燥湿相济，共同完成水谷的消化吸收及输布，为气血生化之源，后天之本。脾胃位居中焦，是气机之枢纽，脾胃升降失常，既可导致水谷受纳腐熟、输布异常而发生暴吐、暴泻、急性腹痛、急性脾心痛等，也可因为气机的异常而诱发中风、薄厥、猝心痛等急症。

脾胃之为病不外虚实寒热，虚证多为脾阳虚衰、中气不足或下陷；实证多为湿浊内阻、腑实内结等。

证候要点

虚证：面黄少华，中脘觉冷，泛吐清水，纳少腹胀，食入尤甚，喜热饮，便溏，或见肌肉瘦削，四肢不温，少气懒言，舌淡，苔白，脉濡弱；或纳食减少，懒言气短，四肢乏力，肠鸣腹胀，大便溏薄，甚则少腹下坠，脱肛，舌淡，苔薄白，脉缓或濡细等。

实证：脘闷纳呆，口黏，头身困重，大便不实或泄泻，舌苔白腻，脉濡细；或胁胀脘闷，不思纳食，或有发热，口苦口渴，身体困重，溲赤便溏，甚则面目俱黄，皮肤发痒，苔黄而腻，脉濡数等。

4. 肝胆病辨证　肝位于右胁，胆附于肝。肝与胆有经脉属络，互为表里。足厥阴肝经绕阴器，循少腹，布胁肋，系目，上额交巅顶。足少阳胆经属胆络肝，绕行头身之侧。肝开窍于目，在体合筋，其华在爪。肝主疏泄，其性升发，喜条达，恶抑郁，以舒畅全身气机，调节情志，疏泄胆汁，助脾胃运化，推动血液和津液运行。肝主藏血，具有贮藏血液、调节血量的功能。胆能贮藏和排泄胆汁，以助脾胃对食物的消化，并与情志活动有关，故有"胆主决断"之说。

肝病可以概括为虚实两类，以实证为多见。实证多由情志所伤，致肝失疏泄，气机郁结，气郁化火，气火上逆，火劫肝阴，阴不制阳，肝阳上亢，阳亢失制，肝阳化风，或寒邪、火邪、湿热之邪内犯而致。虚证多因久病失养，或它脏病变所累，或失血，致使肝阴、肝血不足。胆的病变多表现为胆郁痰扰证及肝胆并病的肝胆湿热证。肝胆脏腑经络临床常见的急症有中风、薄厥、神昏、急黄等。

证候要点

虚证：头目眩晕欲倒，不欲视人，绵绵不愈，耳鸣耳聋渐起，鸣声如蝉，或肢体肌肉眴动，舌红少苔，少津，脉细。

实证：头晕头痛，且筋脉跳动，或头痛如刀劈，或为胀痛，昏厥痉挛，肢体麻木或半身不遂，胁痛呕吐，耳鸣耳聋暴作，鸣声如潮，狂怒，或黄疸，舌质红或边尖红，舌苔黄，脉弦。

5. 肾与膀胱病辨证　肾位于腰部，左右各一，其经脉与膀胱相互络属，故互为表里。肾在体为骨，主骨生髓充脑，开窍于耳及二阴，其华在发。肾的主要生理功能是主藏精，主管人体生长、发育与生殖。肾内寄元阴元阳，为脏腑阴阳之根本，故又称肾为"先天之本"。元阴属水，元阳属火，故又有肾为"水火之宅"的说法。肾的特性是宜潜藏，即元阴元阳只宜固藏，不宜耗泄妄动。此外，肾又主水，并有纳气功能。膀胱为州都之官，具有贮尿和排尿的功能。

肾病多虚证，其证多因禀赋不足，或幼年精气未充，或老年精气亏损，或房事不节等导致肾的阴、阳、精、气亏损。膀胱病多见湿热证，至于膀胱虚证多责之于肾虚。临床常见病证有心衰、肾衰、肺衰、急淋等。

证候要点

虚证：面色㿠白或黧黑，腰膝酸冷，形寒肢冷，尤以下肢为甚，神疲乏力，或见便泻稀溏，五更泄泻，或小便频数清长，夜尿多，舌淡，苔白，脉沉细无力，尺部尤甚。或身体浮肿，腰以下尤甚，按之没指，畏寒肢冷，腰膝酸冷，腹部胀满，或见心悸气短，或咳喘痰鸣，小便短少，舌质淡胖，苔白滑，脉沉迟无力等。

实证：临床多见膀胱湿热证。尿频尿急，小腹胀痛，尿道灼热，或尿血，或有砂石，可伴有发热，腰痛，舌红，舌苔黄腻，脉数。

第三节　六经辨证

六经辨证是东汉张仲景在《伤寒杂病论》中创立治疗外感性疾病的辨证论治体系，同时也是首创中医急诊辨证救治体系的典范，他将外感病发生、发展过程中所表现的不同证候，以阴阳为总纲，归纳为三阳病（太阳病、阳明病、少阳病）、三阴病（太阴病、少阴病、厥阴病）两大类，分别从邪正斗争关系、病变部位、病势进退缓急等方面阐述外感病各阶段的病变特点，并作为指导治疗的一种辨证方法。

六经辨证，是经络、脏腑病理变化的反映。《灵枢·海论》云："夫十二经脉者，内属于腑脏，外络于肢节。"伤寒病的发生，是人体感受六淫之邪，始从皮毛、肌腠，渐循经络，由表及里，进而传至脏腑。因此，它的病理变化，当病邪浅在肌表经络，则表现为表证；若寒邪入里化热，则转为里实热证；而在正虚阳衰的情况下，寒邪多易侵犯三阴经，出现一系列阳虚里寒的病理变化。

六经病证的临床表现，均以经络、脏腑病变为其病理基础，其中三阳病证以六腑的病变为基础，三阴病证以五脏的病变为基础。因此，六经辨证的应用，不限于外感热病，也用于内伤杂病，但其重点在于分析外感风寒所引起的一系列病理变化及其传变规律，因此又不能完全等于内伤杂病的脏腑辨证。

一、太阳病

太阳主表，为诸经之藩篱。太阳经脉循行于项背，统摄营卫之气。太阳之腑为膀胱，贮藏水液，经气化由小便排出。风寒侵袭人体，多先伤及体表，正邪抗争于肤表浅层所表现的证候，即太阳经证，是伤寒病的初起阶段；若太阳经病不愈，病邪可循经入腑而出现太阳腑证。腑证有蓄水、蓄血之分。

（一）太阳经证

太阳经证是指由于风寒之邪侵犯人体肌表，正邪抗争，营卫失和所表现的证候。太阳经证为伤寒病的初起阶段。

主要临床表现：恶寒，头项强痛，脉浮。太阳病的主症主脉，无论病程长短，但见此症此脉，即可辨为太阳病。太阳经证，由于病人感受邪气之不同及体质的差异，又有太阳中风证和太阳伤寒证之分。

1. 太阳中风　太阳中风是指以风邪为主的风寒之邪侵犯太阳经脉，使卫营不和所表现的证候。

主要症状：发热，恶风，汗出，脉浮缓，或见鼻鸣，干呕。

2. 太阳伤寒　太阳伤寒是指以寒邪为主的风寒之邪侵犯太阳经脉，导致卫阳被遏，营阴郁滞所表现的证候。

主要症状：恶寒，发热，头项强痛，身体疼痛，无汗而喘，脉浮紧。

（二）太阳腑证

太阳腑证是指太阳经证不解，病邪由太阳之表内传至膀胱腑所表现的证候。根据病机之不同，又分为太阳蓄水证和太阳蓄血证。

1. 太阳蓄水证　太阳蓄水证是指太阳经证不解，邪与水结，膀胱气化不利，水液停蓄所表现的证候。

主要症状：发热，恶寒，小便不利，少腹满，消渴，或水入即吐，脉浮或浮数。

2. 太阳蓄血证　太阳蓄血证是指太阳经证不解，邪热内传，与血相结于少腹所表现的证候。

主要症状：少腹急结或硬满，小便自利，如狂或发狂，善忘，大便色黑如漆，脉多沉涩或沉结。

二、阳明病

阳明病是指伤寒病发展过程中，阳热亢盛，胃肠燥热所表现的证候。其性质属里实热证，为邪正斗争的极期阶段。

主要临床表现：身热，不恶寒，反恶热，汗自出，脉大。阳明病的主要病机是"胃家实"。胃家，包括胃与大肠；实，指邪气亢盛。阳明为多气多血之腑，阳气旺盛，邪入阳明最易化燥化热，里热炽盛。

阳明病证又可分为阳明经证和阳明腑证。

1. 阳明经证 阳明经证是指邪热亢盛，充斥阳明之经，弥漫全身，而肠中无燥屎内结所表现的证候。

主要症状：身大热，汗大出，口大渴引饮，或心烦躁扰，气粗似喘，面赤，苔黄燥，脉洪大。本证是以大热、大汗、大渴、脉洪大为其辨证依据。

2. 阳明腑证 阳明腑证是指邪热内盛，与肠中糟粕相搏，燥屎内结所表现的证候。

主要症状：日晡潮热，手足濈然汗出，腹胀满疼痛，痛而拒按，大便秘结不通，甚则神昏谵语，狂乱，不得眠，舌苔黄厚干燥，或起芒刺，甚至苔焦黑燥裂，脉沉实，或滑数。本证是以潮热汗出，腹满疼痛，大便秘结，苔黄燥，脉沉实等为其辨证要点。

三、少阳病

少阳病是指邪犯少阳胆腑，枢机不运，经气不利所表现的证候。又称少阳半表半里证。

主要临床表现：口苦、咽干、目眩，寒热往来，胸胁苦满，嘿嘿不欲饮食，心烦喜呕，脉弦。本证是以寒热往来，胸胁苦满，脉弦等为辨证依据。

四、太阴病

太阴病证是由多种原因所致脾阳虚衰，寒湿内生所表现的证候。太阴病为三阴病之轻浅阶段，其病变特点为里虚寒证。

主要症状：腹满而吐，食不下，自利，口不渴，时腹自痛，四肢欠温，脉沉缓而弱。本证是以腹满时痛、自利、口不渴等虚寒之象为辨证要点。

五、少阴病

少阴病是伤寒六经病变发展过程的后期，全身性阴阳衰惫所表现证候的概括。病位主要在心肾，临床以脉微细、但欲寐为主要脉症。少阴病有从阴寒化、从阳热化两类证候。

1. 少阴寒化证 少阴寒化证是指少阴阳气虚衰，病邪入内，从阴化寒，阴寒独盛所表现的虚寒证候。

主要症状：无热恶寒，脉微细，但欲寐，四肢厥冷，下利清谷，呕不能食，或食入即吐，或身热反不恶寒，甚至面赤。此证是以无热恶寒、下利、肢厥脉微等为辨证依据。

2. 少阴热化证 少阴热化证是指少阴阴虚阳亢，邪从阳化热所表现的虚热证候。

主要症状：心烦不得眠，口燥咽干，舌尖红，脉细数。

六、厥阴病

厥阴病证是伤寒病发展传变的较后阶段，是阴阳对峙，寒热交错，厥热胜复等证候的概括。临床以上热下寒证为其主要病机。

主要临床表现：消渴，气上撞心，心中疼热，饥而不欲食，食则吐蛔。

七、六经病的传变

六经病是脏腑、经络病变的概括，而脏腑、经络之间相互联系，因此，六经病证可以相

互传变，分为传经、直中、合病、并病等。病邪自外侵入，逐渐向里发展，由某一经病证转变为另一经病证，称为"传经"。其中若按伤寒六经的顺序相传者，称为"循经传"；若是隔一经或两经以上相传者，称为"越经传"；若相互表里的两经相传者称为"表里传变"。病变初起不从三阳经传入，病邪径直入于三阴经者，称为"直中"。病变不经传经，两经或三经同时出现病变者，称之为"合病"。病变凡一经之证未罢，又见它经病证者，称之为"并病"。

第四节　卫气营血辨证

卫气营血辨证体系形成于清初，首先由著名的医学家叶天士创立，以后经章虚谷、王孟英、陈光淞、吴锡璜等人的阐发而进一步深化和丰富，特别是吴鞠通作出了巨大贡献。吴鞠通在汲取前人的理论并师承了叶氏学说的基础上，对叶天士《临证指南医案》中有关病案进行了分析整理，结合他个人的临床体会，对温病卫气营血各阶段的临床特征和治疗归纳总结，同时又补充了许多著名的方剂；另一方面，他不仅论述了急性温热病的证治共性，而且针对风温、温热、温毒、冬温、暑温、伏暑、湿温、秋燥等不同病证的卫气营血各阶段，详细分证列治，使得急性温热病的辨证更趋具体、精细、实用和系统，因而也更易被掌握运用。此外，吴氏在卫气营血辨证的基础上，更进一步强调了联系脏腑来论治，如突出了上焦肺、中焦脾胃胆肠及下焦肝肾的证治，这样不仅在疾病定性、阶段方面，而且在疾病定位方面更进了一步。

一、卫分证

为温邪开始侵犯人体，体内卫气奋起与之相抗争，欲驱邪外出而出现的临床证候。由于病邪的性质不同，卫分证的表现也有所不同，但总以发热伴恶寒为其特征。临床上以实证为主。

1. 风热在卫证候要点　发热重，恶寒轻，口微渴，咳嗽，咽痛，舌边尖红，苔薄白等。

2. 湿热在卫证候要点　身热不扬或午后热重，恶寒，身重头痛，胸痞，口渴不引饮，舌苔白腻，脉濡缓等。

3. 暑温在卫证候要点　发热恶寒，无汗头痛，身重脘痞，心烦口渴，舌红苔白腻。

4. 燥热在卫证候要点　发热，微恶风寒，少汗，伴皮肤或口鼻及咽喉干燥，干咳少痰，舌红欠润，苔薄少津。

二、气分证

为人体全身抗邪能力调动起来与病邪相争的阶段，此时人体阳气最为亢盛，邪热亦最炽烈，以里实热证为主。气分证的特点为壮热、不恶寒、口渴。但因病变的部位、脏腑和病邪性质不同，气分证的表现也有多种，而且在温病的病理变化中表现为错综复杂。

1. 肺热亢盛证候要点　发热较高，咳嗽气喘，痰黄稠，口渴，脉滑数等。

2. 胃经热盛证候要点　高热，不恶寒，多汗，口渴，舌红，苔黄燥，脉洪大而数。

3. 阳明腑实证候要点　高热午后为著，大便秘结或纯利稀水而肛门灼热，腹胀满疼痛拒按，甚至伴有烦躁，神昏，谵语，其舌苔可见黄厚干燥或灰黑起芒刺，舌红，脉沉实而数。

4. 脾胃湿热证候要点　身热不扬或热势缠绵，脘痞恶心，面垢，便溏，苔腻，脉濡数。

5. 邪郁少阳证候要点　寒热如疟，热多寒少，口苦胁痛，脘痞恶心，苔黄微腻，脉弦数。

三、营分证

邪热进一步发展，则可造成营阴受伤，而营气通于心，又是化血的物质基础，故营分证以神志失常症状、斑疹隐隐、舌质红绛为特点。

1. 营分热盛证候要点　发热夜间为甚，口反不甚渴饮，心烦躁扰，肌肤斑疹隐隐，舌红绛，脉细数。

2. 热闭心包证候要点　神昏谵语，甚则昏愦不语，灼热肢厥，舌红绛，脉细数。热闭心包有的从气分证传来，有的则直接从卫分证传来，后者称为"逆传心包"。

四、血分证

邪热在营分证基础上进一步发展，则深入血分，即叶氏所说"入血就恐耗血动血"。其证候特点除了有上述营分证表现外，重点在"动血"和"耗血"。主要特点为高热、躁扰昏狂、斑疹透露、出血倾向及舌色深绛。其中由于心主血又主神明，血分热盛则神志失常的症状更显著，故可见神昏、发狂、谵语等；阴液耗伤及血分有热则又可引起肝风内动，表现为痉厥、抽搐等；另外热邪除了导致阴液耗伤外亦能耗伤阳气，或由于阴损及阳，可引起阳虚甚至亡阳。

1. 热盛动血证候要点　高热躁扰，狂乱谵妄，斑疹显露，或见吐血，咯血，衄血，便血，尿血，舌深绛等。

2. 热盛动风证候要点　高热神昏，手足抽搐，颈项强直，甚则角弓反张，两目上视，牙关紧闭，舌红绛，脉弦数等。

3. 虚风内动证候要点　手足蠕动或微有抽搐，时有惊悸，伴有低热，消瘦，舌干红少津，脉虚数等。

4. 阴虚及亡阴证候要点　阴液耗伤而有阴虚发热者，以低热，盗汗，心烦失眠，口干饮水不多，颧红，舌红少津，脉细为特点；如阴虚进一步发展可导致亡阴，以低热，肌肤湿热，大汗而黏，烦躁，呼吸短促，舌红不鲜或干枯而痿，脉细数无力为特点。

5. 阳虚及亡阳证候要点　阳虚证以形寒无热，四肢不温，神萎，面色㿠白，自汗，下利，舌淡胖嫩，脉微细为特点。如发生亡阳证，则见面色苍白，四肢厥冷，汗多清冷，神衰甚或神昏，气息微弱，血压下降，舌淡润，脉沉微欲绝。

总的来说，营血分证之间联系较密切，两者只是病变深浅、轻重程度有所区别，都与心（包络）、肝、肾有关，但营分证侧重为神志失常而血分证侧重于伤阴动风及动血。

五、卫气营血证的传变

急性温热病的整个发展过程，实际上就是卫气营血证候的传变过程。它体现了温病发生发展的规律性。卫气营血证候的传变，一般有顺传和逆传两种形式。

1．顺传　指病变多从卫分开始，依次传入气分、营分、血分。它体现了病邪由表入里，由浅入深，步步深入，病情由轻而重，由实致虚的传变过程。

2．逆传　是指邪入卫分后，不经过气分阶段而直接深入营、血分。实际上"逆传"只是"顺传"规律中的一种特殊类型，只不过病情更加急剧、重笃。

此外，温病的传变，由于病邪和机体反应的特殊性，也有不按上述规律传变的。如发病之初无卫分证，而只见气分证或营分证；卫分证未罢，又兼气分证，而致卫气同病；气分证尚存，又出现营分证或血分证，称气营两燔或气血两燔。因此，温热病过程中证候的传变，其形式是较为复杂和多变的。

第四章 中医急诊护理特点

中医急诊护理有着悠久的历史和丰富的经验，形成了护理理论和操作体系，是急诊工作中不可缺少的一部分。现代中医急诊护理既具有现代护理学的特征又具有中医学的特色。

一、辨证施护是中医急诊护理的核心

不同的疾病有不同的证候，正确的辨证施护是取得疗效的关键之一。如高热病人可根据虚实寒热的不同分别采取不同的药物进行物理降温，实热证可用生石膏等煎汤擦洗，风寒证当用麻黄类方煎汤擦洗。湿热证物理降温效果不佳。

在治疗方面辨证施护更为突出，如阳虚证在液体治疗时，当注意液体的滴入速度宜慢不宜快，亡阴重证在液体治疗时当加快输液速度等，均体现了中医急诊学辨证施护的特点。

情志护理是中医急诊护理的又一特点。现代医学发展的今天，对情志在疾病过程中的作用越来越重视，中医学早在战国时期就十分注重情志致病的重要性，加强情志护理的研究是中医急诊护理的一项重要课题。

二、饮食护理是中医急诊护理的特色

饮食与疾病的产生和治疗密切相关，中医十分注重饮食的调理，急诊尤其如此。疾病有阴阳、虚实、寒热，食物也有寒、热、温、凉、补、泻的不同性质，根据病情辨证配餐。虚寒性患者当食用温热食物如姜、羊肉等，忌食生冷瓜果和寒凉食品；温热患者恰恰相反，可选用莲子、葛粉等；肝阳上亢和中风急性期的患者，忌食辛辣刺激食品，以防助火动风。正如《卫生宝鉴》中说："食物无贪于多，贵在有节"。

三、观察病情注重环境时辰的变化

中医学十分重视环境及时辰与疾病的关系，如《内经》中谈到："夫百病者，多以旦慧、昼安、夕加、夜甚"。一年四季，一天之内不同的时辰，病情会随之有轻重的不同。如早晨阳气升发之时，人身的阳气随之上升而邪气渐衰，症状减轻；中午阳气大盛，病情最为稳定；日落阳气降，所以病情最宜变化；夜半更甚，许多危重病人病情常在夜间恶化。因此，在掌握时辰与疾病的关系后，要加强夜班的巡视，密切观察病情的变化，及时采取有效的措施挽救患者的生命。

四、中医急诊护理特色

中医急诊护理具有它独特的内容，是现代护理学不具备的。如刮痧疗法、针灸疗法、中药熏洗疗法、中药直肠点滴疗法等，不仅是中医急诊急救的方法，也是中医急诊护理的重要内容和特色。

第五章
急诊科（室）的建设

　　中医急诊学是中医药学的重要组成部分，是发展中医药学术、振兴中医事业的关键环节之一。中医急诊不但要求从事这项工作的医务人员能熟练地掌握现代医学的急救技术，还要求在危重病急救医学领域中充分发挥中医药的优势，不断探索应用中医药或中西医结合的方法和手段，去充实和丰富急救医学的内容，更好地为患者服务。这就要求建设一支具有良好的业务素质、知识结构合理、相对稳定的热爱中医急诊工作的专业技术队伍，改变传统管理模式，建立一种符合中医医院现状和实际的急诊科（室）管理体制，以适应中医急诊工作的发展。

第一节　急诊科（室）的任务及基本设施

一、急诊科（室）的任务

（一）急诊任务

　　医院急诊科（室）是医院的窗口，急诊工作的任务就是要及时、迅速、准确地抢救和治疗各科危急重症患者。急诊科（室）实行 24 小时应诊，承担内、外、骨、妇、儿各科的综合急诊任务，不受病种的限制。中医医院的急诊科（室）应坚持"能中不西、先中后西、中西医结合"的原则，不断总结和探索中医在危重病急救医学领域中的疗效优势，不断提高中医对急危重症的救治能力和水平，结合急诊临床改进急救中药的剂型，把中医医院急诊科（室）建设成为培养中医急诊医学人才的基地。

（二）急诊范围

　　凡是起病猝暴、慢性病急性发作、病情险急、易危及病员的病、证、症，或因意外损伤、伤害等处在危急阶段者，均属急诊范围，应予紧急处理。

　　具体的急诊范围：①高热、中风、脱证、猝心痛等；②急性出血者；③猝腹痛；④心衰、肺衰、肾衰；⑤抽搐和神昏、颜面青紫、呼吸困难者；⑥急性外伤、烧伤；⑦意外事故（电击、溺水、自缢、异物等）；⑧急性中毒；⑨发病突然，症状剧烈，发病后病情迅速恶化者。

二、急诊组织

（一）急诊科（室）的管理体制

　　根据急诊医学的特点，并结合中医医院总体科室设置不健全及急诊工作相对薄弱的实际情况，各级中医院均应把急诊科（室）例为一级科室，独立于内、外科之外，实行院长领

导下的科主任负责制，加强医院对急诊工作的领导，实行急诊门诊、留观、住院病房（含重症监护室）"三位一体化"的管理体制。三级中医院的急诊科主任应由高级职称医师担任，负责急诊医疗、诊治、抢救、护理、技术培训、临床科研以及行政管理等各项工作，并按技术职称的比例配足各级医护人员，建立一支梯队合理的专业技术队伍。对医生和护士实行定编定员，固定不变。实行这种管理体制，有利于稳定专业技术队伍，不断提高医务人员的专业技术水平；有利于对危重病员的现场急救、途中抢救及院内抢救的连续性；有利于开展中医急诊的科研工作，通过对危重病员的系统观察和治疗，不断探索和总结中医药治疗急危重症的有效方法；有利于中医急诊的学科队伍建设，培养一支综合素质较高的中医急诊队伍，造就一批学术造诣较深，具有创新学术思想的学术带头人，使急诊科（室）真正成为名副其实的从事中医急诊的医、教、研基地和人才培养基地。

（二）急救指挥系统

为了加强急诊工作，增强对意外伤害、危重患者的综合抢救能力，要建立健全医院的急救指挥系统，由业务院长、总值班、急诊科主任及护士长、医务部主任、护理部主任、门诊办公室主任及救护车车队组成。急救指挥系统要做好院内外协调工作，保证抢救工作的顺利进行；抢救班子各级医师常备不懈，强化业务学习，强化应急能力，提高抢救成功率。

（三）急诊科（室）人员配备和要求

1. 急诊科（室）医护人员应具有扎实的中西医基础理论、跨科知识、技术水平和实践经验，坚持"能中不西、先中后西、中西医结合"的原则，采用中医的综合治疗措施，提高中医治疗率。"三基"（基础理论、基础知识、基本技能）要坚实，训练要有素，有应急本领，能用中西医两法对各种创伤、出血、休克、中毒、溺水、电击伤、重要脏器衰竭等急危重症，进行现场抢救、途中救护和院内抢救。

急诊科（室）护理人员的建制要独立，受业务院长及护理部领导，在医疗业务方面必须听从急诊科（室）主任安排。要配备专业知识扎实、基础技能熟练、有一定中西医临床实践经验、责任心强、身体健康、服务态度良好的护士从事急诊科（室）工作。在医疗工作中，注意发挥中医护理的特点，建立中医急诊病种的护理常规，使中医诊疗与中医护理有机地配合，以提高疗效。

急诊科（室）要配备护工和保洁人员，前者受急诊科（室）的领导，后者的工作由保洁公司统一管理安排。

实习医师、护士不得单独值急诊班，进修医师经科主任批准后方可参加值班，但人数不得超过本院医生的三分之一。

2. 中医医院急诊门诊及观察室人员，按急诊日平均人次配备。急诊病房人员配备，应根据《中医医院分级管理办法与标准》规定执行，床位与工作人员之比，二级是 $1:1.3 \sim 1:1.5$，三级是 $1:1.5 \sim 1:1.7$；二、三级医院各级医师之比，二级要求是 $1:2:4:8$，三级要求是 $1:3:5:7$，保持一个合理的医师结构。

三、急诊科（室）基本设施

（一）建筑选址

1. 急诊科（室）门诊的位置，以方便病员就诊为原则，争取急危重病员的抢救时机。应设在医院门诊部的一侧，形成独立区域，并有明显的指示标灯，夜间有标志灯。门前应有停车场，便于急救车停靠和输送病员。

2. 急诊科（室）的建筑以一层平面展开为宜，其大厅及走廊要明亮宽敞；急诊科（室）内的各室布局，要以减少院内交叉感染和节省时间为原则进行设计；应有配套的建筑及房间，如诊室、治疗室、值班室、医护办公室、输液室以及厕所、开水间等；应有方便的走廊与住院处、病房相连。

（二）科室设置

1. 急诊门诊设置　急诊门诊应设有分科诊断室、抢救室、外科处置室、观察室及急诊煎药房。同时按每日急诊量的多少设立相应数量的观察床位，观察床应占医院总床位的3%，二级医院不少于5张，三级医院不少于15张，其中包括隔离观察床1~2张。抢救室要有足够的使用面积，二级医院面积24m² 以上，可摆放1~2张抢救床；三级医院40m² 以上，可摆放抢救床2~3张；急诊挂号、收费、检验、放射、药房要配套。

2. 急诊科病房设置　在住院部应按普通病房要求设立急诊科病房（三级医院含急诊重症监护室 EICU），总床位不得少于30张（含监护床4~6张）。

监护室应有合理的布局与设计，一面为实体墙，采用双开门，有足够的使用面积，大病房每床有15m²，小病房每床有20m²，有充足的照明、电源、供氧、吸引等设施，及防止干扰及交叉感染、空气净化等装置。

（三）医疗仪器设备及药品

1. 急诊科（室）仪器设备　心电图机、自动洗胃机、电动吸引器、胃肠减压吸引器、吸氧装置、输液装置、超声雾化器、针灸治疗仪、手动呼吸囊（或电动呼吸机）、多功能抢救床、心脏除颤器（附示波装置）、心电监护仪、臂式无影灯、救护车（车上应配备吸氧、吸引、输液、人工呼吸装置，心电图机，除颤器，起搏器等）、各种基本手术器械及敷料等。

2. 急诊科（室）主要药品　中枢神经兴奋剂、升压及降压药、强心药、利尿及脱水药、抗心律失常药、血管扩张药、镇静剂、止痛剂、解热剂、止血剂、解毒剂、止喘药、纠正电解质酸碱平衡失调药（包括各种液体）、局部麻醉药、抗生素类药、激素类药、全国中医医院急诊科（室）必备中成药等。急诊常用中药如人参、炮附子、山萸肉、五味子、麦冬、大黄、生石膏、杏仁等也应准备。同时配备煎熬中药的设备。

（四）"120"急救网

为保证院前急救的快速有效，急诊科（室）应尽力开通"120"急救电话，应装备良好的通讯设备，以利信息传递。急诊医护人员要随时为院前急救做好准备，能正确完成创伤、出血、休克、中毒以及重要脏器衰竭的急救和运送。

第二节　急诊管理

一、医院分级管理对急诊的要求

按卫生部的要求，二、三级医院均应设置急诊科（室），且应按医院一级科室设置。三级中医医院急诊科应完全能开展日常院前急救，参与当地急诊医疗网，承担意外灾害事故的现象急救，能迅速作出应急反应，迅速组织配套急救队伍。因此二、三级中医医院急诊科均应具备院前（包括现场和途中救护）及院内日常急诊病员的抢救治疗功能。有条件的三级医院还应建立重病监护室，以提高危重症的抢救水平。

二、急诊工作制度

1. 为保证急诊工作正常有序地进行，必须严格贯彻执行《全国医院工作条例》中有关急诊方面的各项规章制度，并应根据条例中有关制度的规定，结合实际情况建立适合自己医院的急诊工作制度，如首诊负责制，抢救制度，值班与交接班制，查对制度，观察室工作制度，病历书写制度，会诊与转诊制度，出诊制度，急诊主任医师指导班制度，抢救药品、器械管理制度等。

2. 急诊科工作人员应有高度的责任感和同情心，坚守岗位，昼夜值班，严格执行急诊各项规章制度和技术操作规程。对急诊患者要处理及时、准确，严密观察病情变化，写好病历，做好各项记录，对疑难危重患者应立即请上级医师会诊，对危重不宜搬动的患者应就地组织抢救。

三、急诊观察室管理

观察室主要收留：①危重症不宜搬动的患者；②符合住院条件，一时不能入院的患者；③不符合住院条件，但根据病情尚须观察的患者。

急诊值班医师和护士，对留观病员要严密观察，及时治疗，随时记录病情和处理经过，要按时、详细、认真地进行交班、接班工作，重要情况应做书面记录。急诊室值班医师早晚要各查房一次，重病随时查房，要贯彻三级医师查房制度，及时修订诊疗计划，提出工作重点。急诊值班护士要主动巡视病员，按时进行辨证施护，并及时记录和反映情况。

观察室留观时间一般不应超过3天。

四、抢救室管理

急诊抢救在急诊医疗中占有重要地位，应建立抢救室岗位责任制，规范常见危急重症的抢救程序，配备基本的抢救设备和药品。

抢救工作应由科主任、护士长负责组织指挥，迅速及时地投入抢救，对重大抢救应及时提出抢救方案，并报医院领导及有关部门。

抢救时，医护人员应按岗定位，按照相应疾病的抢救程序进行工作，随时严密观察病员

病情变化，及时详细做好记录，严格执行查对制度，防止差错事故，口头医嘱执行时应加复述。应根据病员病情，及时予以监测生命体征、给氧、吸痰，建立静脉通路，进行人工呼吸、胸外心脏按压、止血等应急处置，待病员病情稳定后方可移动病员。

抢救室应备齐中西医抢救药品、物品、器械和敷料等，并须放在固定位置，设专人管理，要有明显标记，不准任意挪动、挪用或外借。药品、器械用后应立即清理、消毒，然后放回原处。消耗部分及时补充，以备再用。对药品应经常检查，发现霉变、虫蛀或变质等情况应随时报告并更换。抢救室一切物品、药品、器械，每日应核对一次，做到班班交接，账物相符。

五、监护室管理

监护室内应有完善的监护、复苏及抢救系统，由经过专门培训的医护人员担任监护室工作，监护室医护人员应遵守岗位责任制、每日查房制度、交接班制度、仪器检查使用保管制度等。

对病情尚未稳定、一时难以转入普通病房的急症病员，应留急诊监护室继续监护治疗，监护室医护人员根据病员病情，制定监护方案，动态观察病情变化，做好各项诊疗记录。

监护项目主要有体温、呼吸、血压、脉搏、心率、心律、心电示波等，必要时需做心电图、血气分析、尿量、肾功能等监测。

六、急诊病案管理

急诊病案是医务人员对疾病诊断和治疗全过程的原始记录，应及时、准确、完整地书写。急诊、观察、监护及住院病员，均应建立病案。急诊病案应作为医院病案管理的一部分纳入管理，以保证病史资料的连续性和完整性。急诊病案有三种类型：一是急诊初诊病案，适用于急诊门诊及临时处理的病员，可采用门诊病历格式；二是留观病案，适应于留观时间在 24~72 小时之间的病员，应按照《中医病案书写规范》的要求；三是急诊抢救病案，适用于急诊抢救的病员。

七、急诊质量管理

随着中医医院急诊科（室）的发展，应建立质量管理组织，制定质量控制项目（如中医治疗率，危重症中医参与率，抢救成功率，单病种质量控制，急诊出院诊断符合率，以及医疗安全、医德医风等），提出目标、标准与措施，进行定期检查。

八、仪器设备及药品管理

急诊科（室）要有配套完善的医疗仪器设备及中西医急救药品，由专人管理，物品完好率要达到100%。相关科室要做好保障供应工作，保养维修，监督检查。器材、器械要好用，防止生锈，定期更换。急救手术包和敷料物品，必须每周更换消毒，不要过期，以防感染。急救设备要齐全，能正常运转，随时备用。药品贮备要全，注意有效期，毒麻药品务必妥善管理，防止丢失。

九、救护车管理

救护车应直属医务处或急诊科（室）管理，驾驶员应24小时值班；接出诊电话后5分钟内出车，不得以任何借口延误出诊时间。车辆应随时检查，保证车况良好；车上应备有氧气、输液装置、急救药品、血压计及基础急救器械，以便开展途中救护；车辆应定时清洁与消毒，以防交叉感染。

第三节　人才培养

人才是急诊科建设中的关键因素。医院应首先确立急诊科（室）的学科带头人，并根据不同层次人员，制定不同的在职继续教育培养计划。对住院医师，要求紧密结合临床实践，巩固已学过的中医基础理论知识，强化"三基"（基础理论、基本知识、基本技能）训练，并努力学习和掌握现代医学知识和方法，不断扩大知识面，增强动手能力和应急能力，在具有一定基础后分期分批送往西医院进修1年西医，再担任住院总医师1年，打好晋升基础；对主治医师要求能熟练应用中西医两法抢救治疗内科系统的急危重症，通过参加急救培训班和专题学术讲座，进一步提高自身的理论水平，提高分析问题与解决问题的能力，并安排他们参加部分科研和教学工作，使之成为一专多能的技术骨干；对副主任医师和主任医师，则要求他们能及时掌握本学科的国内外最新动态和发展趋势，积极参加国内外学术交流，不断更新知识，组织和指导下级医师分析解决疑难问题，能独立承担科研项目，撰写高质量、高水平的学术论文，成为名副其实的学术带头人。

一、科研与教学

1. 以提高临床疗效为核心，充分发挥中医特色和优势　从深层次系统探索中医药在危重病急救领域中的疗效优势，加强科研攻关。重点研究典型病种，揭示不同病期、病程、阶段中中医药的疗效优势，总结单病种的中医药治疗率和抢救成功率，并结合现代急救技术和方法加以充实完善，对有确切疗效的病证进行辨证论治和理法方药的诊疗序列配套，并形成标准规范加以推广应用。

2. 深化急症科研，提高研究水平　以急症协作组为龙头、急症医疗中心为依托，深化中医急症的基础、临床和实验研究。采取"继承与发展相结合，中医与中药相结合，基础研究与应用开发相结合，科研成果与新药研制相结合，临床观察与实验研究相结合"五结合的研究思路和方法，本着取长补短，优势互补的原则，立足于本学科研究前沿，针对具有中医特色和优势的病种进行科研攻关，避免低水平重复，提高科研水平；组织多学科联合攻关，探索有利于推动中医急症学术发展的"突破口"，创建现代中医急症理论。同时，加强中医急症预防、保健、康复方面的研究工作。在中医急症制剂研究上，坚持传统方药的剂改和新制剂的开发同步、注射剂与非注射剂研制同步的方针，加强具有中医特色优势、高效速效、安全可靠、质量稳定、使用方便，又能形成序列配套的制剂研究，特别应加强注射剂、

气雾剂、速溶滴丸等制剂的开发和研究。在制剂的配套研制方面，应遵循"多途径、多剂型、多制剂"的原则。

3．重视教学工作　有条件的急诊科（室），除应承担临床进修、本科生实习及研究生的培养外，还应举办中医急症临床学习班，以讲授中医急症的新理论、新经验、新技术、新成果、新进展为主要内容，培养中医急诊专业骨干人员，指导、推广《全国中医医院急诊科（室）必备中成药》的临床应用。

二、国内外技术交流与合作

建立健全以全国 10 个中医急症协作组和 10 个中医急症医疗中心为"龙头"，省级中医医院急诊科（室）为中坚骨干，地市（县）级中医医院急诊科（室）为基本队伍的中医急症学术网络，扩大交流与合作，建立并逐步完善中医急症信息库，科学管理，利用各种医疗、科研文件资料，了解国内外学术动态及先进水平，推动中医急诊工作发展。

在危重病急救医学领域中，如何继承、发掘中医药抢救急危重症的经验，深入系统地研究中医药急症理论和实践经验，充分发挥中医特色优势，是发展中医学术的重要环节。提高中医对急症的临床疗效，进而提高医疗质量，是增强中医医院综合服务功能的关键，是建设现代化综合性中医医院的重要环节。

急诊科（室）应在现有综合急诊基础上，逐步提高中医急诊的整体水平，努力拓展急诊科（室）的服务功能，更好地适应社会需求；加大资金投入，用于增添医疗设备和科研设备；以病员为中心，开展优质服务；加强急诊科（室）的内涵建设，强化科学管理，不断创新和开拓中医急诊工作的新局面。

下篇 各论

第一章 急危重症

第一节 脱 证

脱证是因邪毒侵扰，脏腑败伤，气血受损，阴阳互不维系而致的以突然汗出，目合口开，二便自遗，甚则神昏为主要表现的急危病证。"脱"之名源自《灵枢·血脉论》篇："阴阳之气，其新相得而未和合，因而泻之，则阴阳俱脱，表里相离，故脱色而苍苍然"。本病为元气不足，营卫失和，邪毒内侵，或伤津耗液，损精亏血，脱气亡阳，以致五脏败伤，阴枯于下，阳尽于上，上引下竭，阴阳互不相抱，五络俱衰。属急危重症。西医学各类休克可参考本病救治。

【病因病机】

各种疾病危重阶段，或邪毒内侵，内陷营血，或亡血失精，耗气伤阴，致气机逆乱，"阴阳气不相顺接"或"阴阳之气不相维系"，而发脱证。

1. 外中邪毒、虫毒、金创 诸如外感风热、暑湿、疫气之邪，以及猝中虫兽邪毒，不仅可因来势迅猛而遏阻阳气，扰乱气机，遏阻血脉，而且可因邪热内盛而耗气、伤津、动血，从而导致阴阳之气不相顺接。而猝然金创，大出血更可造成阴阳离决之势。

2. 内伤七情与饮食 诸如暴怒、惊恐、饱餐、饥饿、酗酒等因素，除了直接迫乱气机之外，还可借助积食、停饮、蓄痰、留瘀而间接加剧气机逆乱之势，均可导致阴阳之气不相顺接。因长期内伤与禀赋较弱而形成的气血阴阳虚衰之体质，既易助长外邪而伤正，又易滋生饮、痰、瘀等病理产物而遏阳，从而为酿致脱证创造了条件。

3. 误施汗、吐、下法 凡不当用而妄施汗、吐、下三法，可因伤津耗气而促成正气欲脱之势。

总之，阴寒之邪损伤阳气，温热之邪耗伤阴液，皆可致气机逆乱，阴阳之气不能顺接或维系而发脱证，其病性多属虚实夹杂，以虚为主。外感多为因实致虚，内伤则可虚中夹实。

【诊断与鉴别诊断】

一、疾病诊断要点

1. 起病急骤，每见于久病体虚，亡血脱液，暴吐暴泻，热毒内陷，严重烧伤者。
2. 神情淡漠或烦躁，面色苍白或灰白或紫赤，语声低弱，息微而促，大汗淋漓，尿少或无尿，舌淡白而干，脉沉细数，甚则猝然昏仆，目合口开，二便自遗，手撒肢冷，脉芤或伏。

二、证候诊断要点

1. **气脱** 神志淡漠，声低息微，倦怠乏力，汗漏不止，四肢微冷，舌淡，苔白润，脉微弱。
2. **阴脱** 神情恍惚，面色潮红，口干欲饮，皮肤干燥而皱，舌红而干，脉微细数。
3. **阳脱** 神志淡漠，声低息微，汗漏不止，四肢厥冷，舌淡，苔白润，脉微弱。甚者突然大汗不止或汗出如油，神情恍惚，四肢逆冷，二便失禁，舌淡而润，脉微欲绝。

三、鉴别诊断要点

1. **神昏** 以神志不清为特征。可突然出现，更常见于慢性疾病过程中渐次出现，多见于内科杂病危重阶段。发病前可有头昏，恶心，呕吐，心慌，气急，肢麻，偏瘫，尿少，尿闭，浮肿等症状。
2. **厥证** 以突然昏仆，不省人事，四肢厥冷，面色苍白，但短期内可逐渐苏醒为特征。实证居多。脱证常有大汗淋漓，目合口开，二便失禁，脉微或伏，不一定有昏仆，四肢厥冷。厥、脱可以同时出现。
3. **中风** 发病年龄多在 40 岁以上，急性起病，以突然昏仆，半身不遂，言语不利，口舌歪斜为主症。

四、相关检查

常见血压下降，脉压缩小。脱液时，红细胞比容升高。失血时，红细胞计数、血红蛋白、红细胞比容、中心静脉压可降低。

【急救处理】

一、常规处理

脱证是临床急危重症，应立即进入抢救程序，予吸氧，鼻饲，静脉给药，针灸等综合救治。

1. 鼻导管或面罩吸氧。
2. 24 小时监测神志、呼吸、血压、心率。
3. 立即建立静脉通道，扩容基础上可适当使用血管活性药物。

二、辨证救治

本病属内科急危重症，为气机逆乱，阴阳不相维系或不能顺接之象，多属虚实夹杂，以虚为主。治疗上应益气回阳救阴，急固其本。

1. 气脱

面色苍白，神志淡漠，声低息微，倦怠乏力，汗漏不止，四肢微冷，舌淡，苔白润，脉微弱。

【证机概要】真气亏虚，散乱欲脱。

【治法】益气固脱。

【处理】

（1）方药：独参汤。药用人参，亦可以党参、黄芪代之。

加减法：若喘脱，加五味子；汗漏，加煅龙牡、五味子、黄芪；二便失禁，加附子、肉桂。

（2）中成药：黄芪注射液 20ml 加入 5% 葡萄糖注射液 250ml 中静脉滴注；参麦注射液 60ml 加入 5% 葡萄糖注射液 250ml 中静脉滴注。

（3）针灸：益气固脱法。针刺关元、内关、气海穴，或加电针刺激（电压 6V，频率 100 次/分钟）。艾灸涌泉穴，每次 10 分钟。

（4）其他疗法

耳针：针刺肾上腺、皮质下、肺，留针 30 分钟。

穴位注射：参附注射液 0.5ml 双侧内关穴注射。

2. 阴脱

神情恍惚或烦躁不安，面色潮红，心烦潮热，口干欲饮，便秘少尿，皮肤干燥而皱，舌红而干，脉微细数。

【证机概要】真阴枯竭，虚阳欲脱。

【治法】救阴固脱。

【处理】

（1）方药：生脉散。药用人参、麦冬、五味子。

加减法：虚阳上浮而见潮热、心悸，加生牡蛎、鳖甲、五味子以滋阴摄阳；口干咽燥加石斛、花粉、玄参养阴生津；便秘加麻仁、玄参、生地增液润肠。

（2）中成药：参麦注射液 100ml 加 5% 葡萄糖注射液 250ml 静脉滴注，每日 1 次。参附注射液 20ml 静脉注射，10～20 分钟后，用参附注射液 100ml 加 5% 葡萄糖注射液 250ml 静脉滴注。

（3）针灸：救阴扶元。针刺关元、肾俞、三阴交穴，或加电针刺激（电压 6V，频率 100 次/分钟）。艾灸涌泉穴，每日 1 次，每次 10 分钟。

（4）其他疗法

耳针：针刺肾上腺、皮质下、肝、肾，留针 30 分钟。

穴位注射：参麦注射液 0.5ml 双侧内关穴注射。

3. 阳脱

突然大汗不止或汗出如油，神情恍惚，心慌气促，声短息微，四肢逆冷，二便失禁，舌卷而颤，脉微欲绝。

【证机概要】真阳欲脱。

【治法】回阳救逆。

【处理】

（1）方药：参附汤。药用人参、附子。

加减法：若汗脱不止，加五味子、煅龙骨、煅牡蛎；四肢逆冷，加桂枝、当归；气促，加五味子、黄芪、山萸肉。

（2）中成药：参附注射液 20ml 静脉注射，继用参附注射液 100ml 加 5% 葡萄糖注射液 250ml 静脉滴注。黄芪注射液 50ml 加入 5% 葡萄糖注射液 250ml 中静脉滴注。参麦注射液 100ml 加入 5% 葡萄糖注射液 250ml 中静脉滴注。

（3）针灸：回阳救逆。针刺关元、内关、肾俞、三阴交穴，或加电针刺激（电压 6V，频率 100 次/分钟）。艾灸涌泉穴，每日 1 次，每次 10 分钟。

（4）其他疗法

耳针：针刺肾上腺、皮质下、心、肝、肾，留针 30 分钟。

穴位注射：参附注射液 0.5ml 双侧内关穴注射。

【综合诊疗】

1. 本病病程中，可因真阴亏少，虚阳上亢，进而引动肝风而出现面色潮红，眩晕头痛，耳鸣，四肢颤动，甚至昏仆，偏瘫，失语，舌红少苔，脉弦细。可以大定风珠治之，药用生龟板、生牡蛎、生鳖甲、芍药、阿胶、生地、五味子、麦冬、甘草、鸡子黄，重用前三味，并酌加钩藤、天麻。

2. 邪毒内陷，血热妄行，清宫不宁，元神不安，证见壮热烦躁，呕、咯、尿血，舌绛，脉数者，应清热解毒，凉血安神，以神犀丹治之。药用水牛角、石菖蒲、黄芪、生地、金银花、连翘、板蓝根、玄参、花粉、紫草。酌加紫珠草、鲜侧柏、三七凉血止血，远志、合欢花宁心安神。

3. 真阴亏耗，津液虚少，证见烦躁不安，口干欲饮，尿少便秘，舌红而干，脉细数者，应养阴润燥，生津止渴，以滋阴生脉散治之。药用麦冬、生地、当归、白芍、甘草、五味子。酌加石斛、花粉、玉竹生津，麻仁润肠。若四肢逆冷，身热面赤，烦躁不宁，脉沉细微，属阴液大亏，真阳欲脱之象，应养阴回阳复脉，以生脉附子汤治之。药用人参、麦冬、甘草、附子、五味子，酌加鳖甲、天冬、女贞子、旱莲草、杜仲、砂仁。

4. 肾脏真阳衰竭，浊阴上泛，证见面色黧黑，恶心，呕吐，浮肿，尿少甚至无尿，舌淡胖，苔水滑，脉沉细微。应温肾泄浊，以济生肾气丸口服，并用生大黄、丹参、青黛、煅龙骨、煅牡蛎煎水保留灌肠。若出现口唇青紫，两目黯黑，舌下络脉迂曲增宽，为瘀血阻络之象，可加丹参、泽兰、全蝎、地龙活血通络。

5. 本病临床危重，应中西医结合救治，如容量复苏、血管活性药的使用等；如出现多

脏器功能障碍综合征，当参考相关章节治疗。

【预防与调护】

一、调护

1. 绝对卧床休息，采用头低脚高位，忌搬动。呕血或咯血者应注意清除口鼻腔血块、分泌物，以防窒息。

2. 神志不清或烦躁者，床边应有专人看护，防止意外伤害。

3. 建立特别护理记录，注意神志、面色、血压、心率、呼吸、体温、出汗、二便、舌苔、脉象情况。如无尿，注意膀胱是否充盈。尿潴留者，可予针灸或热敷或点按关元、中极穴。

4. 保持室内安静、通风、温暖。保持皮肤、口腔清洁。肢冷者，可灸关元、三阴交，并按摩四肢。

5. 脱证纠正后，可予人参养荣汤、归脾汤善后处理。

二、预防

1. 积极治疗原发病，如给予健脾益气、收敛止血、调补阴阳、清热解毒等法。

2. 调摄情志，疏通气机，避免肝气郁久，化生肝火，动血伤阴。

3. 节制饮食，忌食肥甘厚味及辛辣之品，以防脾土受损，气血乏源。

4. 年老久病，命火虚少，应避免过劳及寒冷刺激，因劳则耗气，寒则伤阳，终成阳气欲脱之象。

第二节　多脏器功能障碍综合征

多脏器功能障碍综合征（multiple organs dysfunction syndrome，MODS）是由严重感染、严重免疫紊乱、创伤、烧伤以及各种休克所引起的，以严重生理紊乱为特征的临床症状群，其临床特征是多个器官序贯或同时发生的功能障碍或功能衰竭。严格来讲，多脏器功能失调综合征是在严重感染、创伤、烧伤、休克及重症胰腺炎等疾病过程中，发病在 24 小时以上，出现两个或两个以上的器官或系统序贯性的功能障碍或功能衰竭。若发病在 24 小时内死亡者，则属于复苏失败，需排除。本病概念大约形成于 20 世纪 70 年代初期，中医学对本病的论述同样有相似的文献，但没有固定的中医病名，在此引入西医急诊医学的概念。本病的概念涵盖在中医学的温病、伤寒变证、脱证等疾病中，辨证论治具有肯定的疗效。

【病因病机】

多脏器功能障碍综合征乃各种疾病危重阶段，毒热内侵，内陷营血，或外伤、术后致亡阴失精，耗气伤阴，加之素体虚弱，致气机逆乱，络脉受阻，损伤藏真而致。

1. 外感热毒或虫毒或金创　外感热毒、暑湿、疫气之邪，以及猝中虫兽邪毒，不仅可

因来势迅猛而遏阻阳气，扰乱气机，遏阻血脉，而且可因邪热内盛而耗气、伤津、动血，从而导致气机逆乱，气虚阴伤阳损，络脉瘀滞，进一步伤及藏真而引发多脏器功能障碍综合征；或猝然金创，大出血更可造成气随血脱，瘀血内生，络脉阻滞，进一步导致藏真受损，引发多脏器功能障碍综合征。

2. 内伤七情与饮食　诸如暴怒、惊恐、饱餐、饥饿、酗酒等因素，除了直接导致气机逆乱之外，还可借助积食、停饮、蓄痰、留瘀而间接加剧气机逆乱之势，或素体虚弱，气虚阴伤阳损，猝遇外因，进一步导致多脏器功能综合征。

3. 误施汗、吐、下法　凡不当用而妄施汗、吐、下三法，可因伤津耗气而促成藏真受损，引发多脏器功能障碍综合征。

总之，阴寒之邪损伤阳气，温热之邪耗伤阴液，皆可致气机逆乱，气虚阴伤阳损，伤及藏真，络脉瘀滞，引发本病。其病性多属虚实夹杂，以虚为主；病位在脏在络。

【诊断与鉴别诊断】

一、疾病诊断要点

1. 循环系统　收缩压低于 90mmHg，并持续 1 小时以上，或需要药物支持才能使循环稳定。

2. 呼吸系统　急性起病，氧合指数（动脉血氧分压/吸入氧浓度，PaO_2/FiO_2）≤300（无论有否应用呼吸末正压通气），X 线正位胸片见双肺浸润阴影，肺动脉楔压≤18mmHg 或无左房压力升高的证据。

3. 肾脏　血肌酐 >2mg/dl，伴有少尿，或需要血液净化治疗。

4. 肝脏　血胆红素 >2mg/dl，并伴有转氨酶升高，大于正常值 2 倍以上，或已出现肝性脑病。

5. 胃肠　胃肠蠕动消失，不能耐受食物，或上消化道出血，24 小时出血量超过 400ml，或出现消化道坏死或穿孔。

6. 血液　血小板 $<10 \times 10^9/L$，或出现弥漫性血管内凝血（DIC）。

7. 代谢　不能为机体提供所需的能量，糖耐量降低，需要用胰岛素，或出现骨骼肌萎缩、无力等表现。

8. 中枢神经系统　格拉斯哥昏迷评分 <7 分。

在发病诱因的情况下出现以上两种以上情况就可诊断。

二、证候诊断要点

本病临床症状表现复杂，因为原发病不同所表现出的临床证候也不尽相同，是一种动态的变化。根据其临床表现将其分为虚实两类，病变的初期以实证为主，表现为正盛邪亦盛的病理变化，随着病情的不断发展，病变表现为虚实夹杂的复杂证候，最后突出表现邪退正亦衰的状态，由于脏器的功能失调，最终发生脏器衰竭。

初期多表现为实证，中晚期多表现虚实夹杂之证，以虚证为主。

1. 毒热内盛证　高热持续不退，烦躁，神昏，恶心呕吐，舌质红绛，脉数。

2. 瘀毒内阻证　高热，或神昏，或疼痛状如针刺刀割，痛处固定不移，常在夜间加重，肿块，出血，舌质紫暗或有瘀斑，脉沉迟或沉弦。

3. 气阴耗竭证　身热骤降，烦躁不安，颧红，神疲气短，汗出，口干不欲饮，舌质红少苔，脉细数无力。

4. 阳气暴脱证　喘急，神昏，大汗淋漓，四肢厥冷，脉微欲绝，舌淡苔白。

三、鉴别诊断要点

多脏器功能障碍综合征是在某种诱因的作用下所产生的一系列病理过程，所强调的关键是疾病在不停地发生变化，同各种慢性疾病器官长期失代偿时所导致的多个器官衰竭不同，其鉴别要点在于以下几个方面：

1. 多脏器功能障碍综合征患者发病前大多器官功能良好，休克和感染是其主要病因，大都经历了严重的应激反应或伴有全身炎症反应综合征或免疫功能低下。

2. 发生功能障碍或衰竭的器官往往不是原发因素直接损伤的器官。

3. 从最初打击到远隔器官功能障碍，时间上常有几天或数周的间隔。

4. 多脏器功能障碍综合征的功能障碍与病理损害在程度上往往不一致，病理变化也缺乏特异性，主要表现为广泛的炎症反应，如炎性细胞浸润、组织水肿等，而慢性器官衰竭失代偿时，以组织细胞坏死、增生为主，伴有器官的萎缩和纤维化。

5. 多脏器功能障碍综合征病情发展迅速，一般抗休克、抗感染及支持治疗难以奏效，死亡率很高；而慢性的功能衰竭可经过适当的治疗而缓解。

6. 多脏器功能障碍综合征除非到终末期，器官功能和病理改变一般是可以逆转的，一旦治愈，临床不遗留后遗症，不会复发，也不会转入慢性病程。

四、相关检查

根据不同的器官或系统发生变化，进行相应的临床生化检测。

【急救处理】

一、常规处理

1. 控制原发病　控制原发病是 MODS 治疗的关键，如感染者应积极引流感染灶，合理使用有效的抗生素；创伤者积极清创，预防感染；休克的患者应争分夺秒地进行休克复苏等。

2. 动态观察病情变化和动态增减医嘱　MODS 患者病情变化快，动态监测病情的变化，动态增减医嘱是非常重要的一项内容。动态器械监测非常重要，但不能取代医护人员的床旁监护，二者要有机地结合，是抢救患者成功的重要基础。

3. 改善氧代谢，纠正组织缺氧　通过改善心脏泵血功能、增加血红蛋白的浓度、提高血氧分压来增加氧的输送，同时降低氧的消耗。

4. 代谢支持与代谢调理 代谢支持是指为机体提供适当的营养底物，以维持细胞的代谢需求，与营养支持不同的是代谢支持既防止底物供应受限影响器官的代谢和功能，又避免底物供应过剩增加器官的负担。代谢调理是代谢支持的必要补充，是指应用药物和生物制品，降低代谢率，促进蛋白质的合成，以调理机体的代谢。

二、辨证救治

对本病的辨证救治要处处体现中医学"不治已病治未病"的学术思想，运用中医学的"恒动观"，把握证候的虚实，临床上将本病分为两期进行救治。

1. 实证期

多表现为毒热内盛证和瘀毒内阻证。

高热持续不退，烦躁，神昏，恶心呕吐，舌质红绛，脉数；或高热，或神昏，或疼痛状如针刺刀割，痛处固定不移，常在夜间加重，肿块，出血，舌质紫暗或有瘀斑，脉沉迟或沉弦。

【证机概要】毒热内盛，气机失调，瘀毒内阻，扰闭神机。

【治法】解毒泻热，化瘀理气，醒神开窍。

【处理】

（1）方药：以承气汤合犀角地黄汤为代表方，药用水牛角、生大黄、生地、炒山栀、枳实、赤芍、丹皮。

加减法：以阳明腑实为主者，当用大承气汤，荡涤肠胃；以瘀血证为主者，加丹参、红花等；以神昏为主者，加用安宫牛黄丸。

（2）中成药：清开灵注射液，解毒活血，醒神开窍。常用60～120ml加入250ml液体静脉滴注。鱼腥草注射液，清热解毒，主要用于热毒为主者。常用量100～200ml，静脉滴注。

2. 虚证期

多表现为气阴耗竭证和阳气暴脱证。

身热骤降，烦躁不安，颧红，神疲气短，汗出，口干不欲饮，舌质红少苔，脉细数无力；或喘急，神昏，大汗淋漓，四肢厥冷，脉微欲绝，舌淡苔白。

【证机概要】热毒耗阴伤气，导致气阴两伤，阴损及阳，最终导致阴竭阳脱。

【治法】救阴回阳，醒神固脱。

【处理】

（1）方药：阴竭明显者以生脉散为主，药用人参、麦冬、五味子、山萸肉。阳脱明显者以参附汤为主，药用人参、制附片。

（2）中成药：生脉注射液60～100ml，加入生理盐水250ml中静脉滴注，每日1～2次。参附注射液60～100ml，加入生理盐水250ml中静脉滴注，每日1～2次。

【综合诊疗】

本病病情危重且复杂，临证宜中西医结合治疗，分清主次，全力抢救，方可达到一定的疗效。

1．脏器功能支持治疗，如呼吸衰竭者机械通气的运用，急性肾衰竭者血液净化的运用，及肝衰竭者人工肝的使用等，均为必不可少的抢救治疗方法。

2．现代危重病监护技术的使用。MODS 病情变化快，因此，加强器官功能的监测十分重要，在某种情况下，比诊断更为重要。

3．中西医结合抢救治疗

（1）"菌毒并治"理论是由王今达教授在 20 世纪 70 年代提出的，此理论的应用极大地提高了本病的抢救成功率。尤其是感染性疾病诱发的 MODS，能显著降低死亡率。

（2）北京友谊医院王宝恩教授按"四证"分治。实热证：高热，口干欲饮，腹胀便结，舌红苔黄，脉洪数或细数，末梢血白细胞变化。血瘀证：固定性压痛，出血，紫绀，舌质红绛，舌下静脉曲张，血液流变学、凝血与纤溶参数和甲襞微循环异常。腑气不通证：腹胀，呕吐，无排便排气，肠鸣音减弱或消失，肠管扩张或积液，腹部 X 光片有液平。厥脱证：面色苍白，四肢湿冷，大汗，尿少，脉细数或微欲绝，血压下降。

【预防与调护】

1．MODS 病情隐蔽，发展迅速，在观察病情时，除了注意原发器官的损伤外，更应该关注远隔器官的功能变化，尤其是肺、胃肠等。

2．要有先进的监护设备，配备血气分析、全自动血生化分析仪、各类型呼吸机、血液净化设备及各种抢救设备和药品。

3．建立中心静脉通道。

4．监测呼吸、心率、心律、血压、出入量等的变化。

第三节　急性呼吸窘迫综合征

急性呼吸窘迫综合征（acute respiratory distress syndrome，ARDS），是发生于严重感染、休克、创伤及烧伤等疾病过程中，肺实质细胞损伤导致的以进行性低氧血症、呼吸窘迫为特征的临床综合征。本病属于中医学"喘证"、"暴喘"等疾病的范畴，没有专门证治的论述。本教材直接采用西医学的疾病病名。

【病因病机】

急性呼吸窘迫综合征病因虽繁，但不越内因、外因、不内外因，正如严用和《济生方·喘》所说："诸气皆属于肺，喘者亦属于肺……将理失宜，六淫所伤，七情所感，或因坠堕惊恐，渡水跌仆，饱食过伤，动作用力，遂使脏气不和，荣卫失其常度，则不能随阴阳出入以成息，促迫于肺，不得宣通而为喘也……更有产后喘急，为病尤亟，因产所下过多，营血暴竭，卫气无所主，独聚于肺，故令喘急，谓之孤阳绝阴，为难治。"其主要的病因病机则为感受邪毒、外伤产褥、厥脱重症等导致肺气壅痹，肺失肃降，气机紊乱，肺举叶张，气逆于上，或肺气衰败，宗气外泄。

1. 温热毒邪 温热毒邪入侵,邪热犯肺,肺失肃降,热邪灼液为痰,痰热壅肺,气分热盛,肺气痹阻而上逆而致本病。肺与大肠相表里,肺热与肠道糟粕纠结,燥屎内停,腑气不通,浊气不得下泄而上熏于肺,气机升而不降,气逆而成本病。华佗《中藏经》曰:"中焦热实,则上下不通,腹胀而喘咳。"

若感受疫毒时邪,或疔疽痈疡诸病,热毒内陷,邪毒炽盛,直犯营血,攻心犯肺,一则肺体受伤,肺气郁痹,不容呼吸;二则心气受伤,血脉痹阻,不能注肺而循呼吸,发为本病。《疡科心得集》说:"外症虽有一定之形,而毒气之流行,亦无定位,故毒攻于心则昏迷,入于肝则痉厥,入于脾则腹痛,入于肺则喘嗽。"

2. 外伤产褥 跌仆外伤,尤其是严重的挤压伤,损伤骨肉血脉,败血形成,或产褥之中,气血受伤,败血逆行,败血循经入肺贯心,壅塞于肺,肺失肃降,水津失布,津阻为痰为饮,痰瘀相搏,壅痹于肺;或外伤直接损伤脏腑,真气受损,气伤则气机升降逆乱,肺失肃降,津液不得敷布,痰湿内停,聚而成痰,痰随气逆,发生急性呼吸窘迫综合征。如《类证治裁·喘证论》说:"若血入肺,面赤,喘欲死……如败血冲心,胸满上气。"又如宋·陈自明《妇人大全良方》:"产后喉中气急,喘促者何? ……因产所下过多,营血暴竭,卫气无主,独聚肺卫,故令喘也。此名孤阳绝阴,为难治。若恶露不快,败血停凝,上熏于肺,亦令喘急。"

3. 厥脱重症 阴阳不相顺接之厥证,或阴不维于阳,阳不系于阴的脱证,脏腑真气受伤,致使肾失纳气之职,脾失生气之能,心失气血统运之功,肺气衰败,肺不主气,失于肃降,气机痞塞不通,逆乱胸中,宗气外泄而发本病。

4. 其他 大面积烧伤、吸入秽毒之气、大手术后、溺水等直接伤肺,肺体肺络受损,气血失和,血结内瘀,瘀阻津渗为痰,痰瘀内阻,气道壅塞,发为急性呼吸窘迫综合征。

总之,本病病位在肺,与大肠、心、肾相关。《灵枢·五阅五使》:"肺病者,喘息鼻张。"《医学心悟·喘》:"外感之喘,多出于肺,内伤之喘,未有不由肾者。"《诸病源候论·伤寒喘候》:"水停心下,肾气乘心故喘也。"《伤寒论·辨阳明病脉证并治》:"阳明病,脉迟……短气,腹满而喘。"病性以邪实壅肺为主,如温热邪毒、水饮、痰浊、瘀血等壅阻于肺,引起肺气壅痹,发为本病。亦有因厥脱重症,阴阳离决,肺气衰败而发者。《医家四要》:"暴病而喘者为实,久病而喘者为虚。"本病病情急暴危重,正如《景岳全书》说:"气喘之病,最为危候。"

【诊断与鉴别诊断】

一、疾病诊断要点

1. 急性起病,在直接或间接肺损伤后 24～48 小时内发病。

2. 常规吸氧后,低氧血症难以纠正。

3. 肺部体征无特异,急性期双肺可闻及湿啰音,或呼吸音低。

4. 早期病变以间质为主,胸部 X 片常无异常表现,病情进展后可有实变,表现为双肺影普遍密度增高,透亮度减低,肺纹理增多、增粗,可见散在片状密度增高影,即弥漫性肺

浸润影。

5. 氧合指数（PaO_2/FiO_2）≤200mmHg〔不管呼气末（PEEP）水平〕。

6. 无心功能不全证据。

二、证候诊断要点

本病临床证候因原发病不同而变化多端，但临床上可根据其病机变化的特点归纳为虚实两候，病变的初期以实证为主，表现为正盛邪盛的病理变化，随着病情的不断发展，病变表现为虚实夹杂的复杂证候，正脱邪退的危重状态，最后由此而引起多脏器功能失调综合征。

早期实证可表现为两种不同的证候即气营两燔证和阳明腑实证。呼吸急促，壮热躁动，或呕血便血，或大便秘结，或腹胀，神昏谵语，舌红或红绛或紫暗，舌苔厚腻或焦燥，脉象沉实。

中期虚实夹杂证表现更为复杂，既有正气不足的一面，更有邪气亢盛之象，而临床上往往因此而掩盖正气不足之象，要善于在复杂的临床症状中寻求"虚证"的存在。汗出渐多，呼吸急促，但神疲倦怠，四末不温，舌质逐渐变淡，腻苔及水滑苔渐现，脉象出现虚脉。

极期正脱邪退，出现了一派以脱证为主的临床表现。呼吸急促，神志淡漠，声低息微，汗漏不止，四肢微冷，舌淡，苔白润，脉微弱；或突然大汗不止，或汗出如油，神情恍惚，四肢逆冷，两便失禁，舌卷而颤，脉微欲绝。

三、鉴别诊断要点

1. 心衰　临床上需要与心衰进行鉴别，鉴别诊断见下表。

表1　　　　　　　　　　　急性呼吸窘迫综合征与心衰的鉴别

	心衰	急性呼吸窘迫综合征
病史	多有心系疾患	严重感染、急性创伤、脱证、急性脾心痛等
发病	急剧，端坐呼吸	较急，能平卧
咳痰	大量粉红样泡沫痰	早期痰少，合并感染者可有痰
体征	两肺有大量湿啰音	湿啰音较少
X线胸片	心脏扩大，肺上叶血管扩张，蝶形阴影自肺门向周围扩散，支气管充气征少	心脏、肺门不大，双肺浸润阴影，支气管充气征多见
治疗反应	对强心、利尿及扩张血管治疗反应好	对治疗反应差
吸氧反应	可纠正低氧血症	无法纠正低氧血症

临床上常有急性呼吸窘迫综合征伴发心衰者，对此类患者要严密动态观察，全面考虑，方能作出诊断。

2. 自发性气胸　在一定的诱因和病理基础下，突然出现呼吸急促，或有胸痛，X线可明确诊断，没有明显的低氧血症，与急性呼吸窘迫综合征不同。

四、相关检查

1. 胸部 X 线征象　早期无异常，或表现为肺纹理增多，边缘模糊。随着病情的进展，

两肺可出现斑片状或融合成大片状的阴影，外带较内带严重，并可见支气管征。

2. CT 检查　与 X 线胸片比较，CT 更能准确地反映肺部病变的区域大小。

3. 动脉血气分析　是诊断急性呼吸窘迫综合征重要方法，氧合指数（PaO_2/FiO_2）小于 300 者为急性肺损伤，小于 200 者为急性呼吸窘迫综合征。

【急救处理】

一、常规处理

1. 尽快除去病因。
2. 防止交叉感染。防止医源性感染。正确选用抗生素治疗。
3. 液体治疗管理，要严格控制液体入量。
4. 应用氧疗，纠正低氧血症，必要时进行机械通气治疗。
5. 对于本病的治疗，因为病情危重，西医除机械通气治疗外，尚无明确有效的治疗方法，临床上要中西医结合治疗，全力抢救。

二、辨证救治

1. 早期

早期实证为主，表现为气营两燔证和阳明腑实证。呼吸急促，壮热躁动，或呕血便血，或大便秘结，或腹胀，神昏谵语，舌红或红绛或紫暗，舌苔厚腻或焦燥，脉象沉实。

【证机概要】毒瘀内阻，气机不畅；热入营血，扰动心神。

【治法】解毒清营，凉血通腑。

【处理】

（1）方药：犀角地黄汤合承气类方为代表方，常用药物：水牛角、生地、赤芍、丹皮、生大黄、枳实、芒硝等。

加减法：阳明腑实甚者，重用大黄；瘀血明显者可加用三七、水蛭；神昏者当合用安宫牛黄丸、局方至宝丹等。

（2）中成药：清开灵注射液 60～120ml 加入 200ml 液体静脉滴注。鱼腥草注射液 100～200ml，静脉滴注。丹参注射液 10～20ml 加入 250ml 液体静脉滴注。

2. 中期（虚实夹杂证）

高热渐退，汗出渐多，呼吸急促，神疲倦怠，甚者神昏日重，四末不温，舌质逐渐变淡，腻苔及水滑苔渐现，脉虚。

【证机概要】瘀毒伤正，邪退正衰。

【治法】扶正祛邪。

【处理】

（1）方药：生脉散与犀角地黄汤合方，常用药物：人参、麦冬、五味子、水牛角、银花、赤芍、丹皮等。

加减法：气虚阳虚明显者，加炮附子、肉桂等；有阳脱之象者，重用人参，加炮附子、

山萸肉；出现阴伤者加鲜石斛、生山药、白茅根等；出现阴脱者重用五味子或山萸肉。

（2）中成药：生脉注射液 50～100ml，加入 250ml 液体，静脉滴注，每日 1 次。参麦注射液 50～100ml，加入 250ml 液体，静脉滴注，每日 1 次。参附注射液 50～100ml，加入 250ml 液体，静脉滴注，每日 1 次。清开灵注射液 20～60ml，加入 250ml 液体静脉滴注。鱼腥草注射液 50～100ml，静脉滴注。丹参注射液 10～20ml，加入 250ml 液体静脉滴注。

3. 极期

晚期正虚欲脱，出现一派以脱证为主的临床表现。呼吸急促，神志淡漠，声低息微，汗漏不止，四肢微冷，舌淡，苔白润，脉微弱；或突然大汗不止，或汗出如油，神情恍惚，四肢逆冷，二便失禁，舌卷而颤，脉微欲绝。

【证机概要】正气耗散，阴阳欲竭。

【治法】扶正固脱。

【处理】

（1）方药：以生脉散合参附汤为代表方，常用药物：人参、麦冬、五味子、山萸肉、制附子等。

加减法：气阳欲脱明显者，重用人参、制附子，加肉桂粉冲服；阴脱明显者，重用山萸肉、麦冬，减制附子的用量。

（2）中成药：生脉注射液 100～200ml，加入 250ml 液体，静脉滴注，每日 2～3 次。参麦注射液 100～200ml，加入 250ml 液体，静脉滴注，每日 2～3 次。参附注射液 50～100ml，加入 250ml 液体，静脉滴注，每日 2～3 次。

【综合诊疗】

急性呼吸窘迫综合征是临床上十分常见的危重症，现代医学目前尚无确切的临床疗效，临证之时一定要中西医结合治疗，优势互补，方能取得佳效。下面重点论述急性呼吸窘迫综合征的综合治疗。

1. 机械通气治疗 是本病的重要治疗方法之一，机械通气治疗急性呼吸窘迫综合征的策略为：

（1）目标：保持适当的氧分压和氧饱和度，预防机械通气相关损伤，有利于组织的愈合。

（2）通气模式：压力目标型通气。

（3）通气参数：潮气量 5～8ml/kg 体重；PEEP 足以防止肺泡萎陷，达到适当的氧合指数（PaO_2/FiO_2）；平台压不应超过 20～25mmHg；延长吸气时间，直至反比通气。

（4）进行动态呼吸监测。

2. 通腑解毒法的应用 此治疗方法是在中医学"肺与大肠相表里"的基本理论指导下产生的，尤其适用于以感染性疾病为主要诱因者，代表方是凉膈散和宣白承气汤，临床上对于早期患者有一定的疗效。

3. 肾上腺皮质激素的应用 应用的优点是能够降低血管的通透性，减轻炎症反应，稳定细胞生物膜，减少细胞的损伤，缓解支气管痉挛，减轻肺组织的纤维化。不足之处是增加

感染的发生率或加重感染的程度。早期、大量、短疗程应用有助于病情的控制，地塞米松每天 20 ~ 60mg 或氢化可的松每天 300 ~ 400mg，疗程 2 ~ 3 天。

第四节　神　昏

神昏指由多种病证引起心脑受邪，窍络不通，神明被蒙，以神识不清为特征的急危重症。神昏病名首载于宋代《许叔微医案》："神昏，如睡，多困，谵语，不得眠。"中医文献中论述的"昏愦"、"昏蒙"、"昏冒"、"昏迷"等均属神昏范畴。神昏不是一个独立的疾病，是多种急慢性疾病危重阶段常见的症状之一。

现代急诊医学中的昏迷可参照本病进行救治。

【病因病机】

脑为髓海，元神之府，内寓神机，总统诸神。心藏神，主血脉，出神明，君火内安，行气血上奉于脑，神机得血则功能畅开，得气则神机乃发，脏腑经络形体生理活动若一。外感五疫之邪，或热毒内攻，或痰火毒浊上扰，阴阳气血逆乱，皆可致心脑受邪，窍络闭塞，神失所司，而发生神昏。

1. 热陷心包，痰浊蒙窍　外感温热疫毒，热毒火盛，燔灼营血，内陷心包，扰乱神明；或郁阻气分不解，水津不行，酿成痰浊，蒙蔽心窍；或素体脾虚湿盛，邪热蒸灼，痰热互结，上蒙清窍，神失所用，皆可发为神昏。

2. 风火内闭，情志过极　肝失疏泄，木失条达之性，郁而化火，风阳攻冲，上犯清窍而成神昏。

3. 失血过多，阴竭阳脱　气随血脱；或脾气衰败，泻下频作；或高热大汗，津液内竭；或热邪久困，耗液伤津；或阴竭阳亡，心神失养，脑髓失荣，神无所倚，皆可致神昏。

总之，神昏的病机特点为清窍失养或蒙蔽，病位在脑，与五脏相关，病性虚实夹杂，以实为主。病本在脑窍，可及五脏。

【诊断与鉴别诊断】

一、疾病诊断要点

1. 病史　患者常有外感热病及内伤杂病史（如高热、急黄、中暑、中风、肺衰、消渴、鼓胀、痫证、中毒等）。

2. 发病特点　出现在多种疾病的危重阶段，突发或在疾病发展过程中逐渐出现。

3. 症状特点　神识不清，可伴见抽搐，喉中痰鸣，瞳仁或小或大，口唇紫绀，舌质红或紫暗，苔黄焦燥起刺，或白腻，或见少苔，脉象以沉实、弦滑、数为主，或大而无力、细弱。

二、证候诊断要点

本病因心脑受邪，窍络不通，扰蒙神明，神机受损而致。临证可见①扰神：多见于邪陷心包、腑热熏蒸、瘀血阻窍等证型；②蒙神：多见于痰浊蒙窍、痰热互结、风痰内闭等证型；③败神：多见于阴竭阳脱的证型，呈现病性由实到虚，病情由轻到重的发展过程。常见于多种疾病的危重阶段，病在心脑，关乎五脏，病性有虚实之分，早期实证与虚实兼夹多见，晚期则见虚证。

1. 邪毒内闭　神昏，高热，烦躁，二便秘结，舌红或绛，苔厚腻或黄或白，脉沉实有力。

2. 内闭外脱　神昏，面色苍白，身热肢厥，呼吸气粗，目闭口开，撒手遗尿，汗出黏冷，舌红或淡红，脉沉伏，虚数无力，或脉微欲绝。

3. 脱证

（1）亡阴：神志不清，皮肤干皱，口唇无华，面色苍白，或面红身热，目陷睛迷，自汗肤冷，气息低微，舌淡或绛，少苔，脉芤或细数或结代。

（2）亡阳：昏愦不语，面白唇紫，气息微弱，冷汗淋漓，四肢厥逆，二便失禁，舌淡润暗，脉微细欲绝。

三、鉴别诊断要点

神昏要与厥证相鉴别。厥证由气机逆乱，气血运行失常所致，以突然发生的一时性昏倒，不省人事，或伴有四肢逆冷为主要临床表现的一种急性病证。其特点虽有神识不清，但短时间内逐渐苏醒，无明显后遗症。

四、相关检查

1. 常规检查

（1）血、尿、粪的常规检查。

（2）血液生化检测，如电解质、血糖、尿素氮、肌酐、二氧化碳结合力、血氨、血清酶等。

（3）细菌、寄生虫等病原体的检查，有病因诊断意义。

2. 特殊检查　当临床提示某脏器的病变时，必须选择相应的辅助检查以帮助了解病变部位及性质。如肝、肾、肺功能测定，心电图，X线片或造影，放射性核素扫描，B型超声波，CT等。对于脑部病变，常规的脑脊液检查及头颅CT、MRI是必要的。

【急救处理】

神昏属重危之候，一旦发生，当以开窍醒神为治则。属于闭证，以开闭通窍法为主，阳闭用凉开法，阴闭用温开法。此外在辨证时必须掌握闭脱的主次，以闭证为主而兼见脱证者，当以祛邪开窍为主，兼以扶正，注意祛邪而不伤正；若以脱证为主，兼见闭证者，当以扶正固脱为主，兼以祛邪。

一、常规处理

1. 生命体征监护 应将患者安置在重症监护室，以便于严密观察生命体征，随时抢救治疗。

2. 建立静脉通道，保持呼吸道通畅，控制体温，吸氧 立即建立静脉通道，根据不同的原发病予以不同流量吸氧；高热需要戴冰帽、用冰毯；舌后坠者，放置口咽管，取侧卧位，以利口腔分泌物的引流，防止误吸或窒息。

3. 支持疗法 急性期常先短时间禁食，静脉补液，补充营养，在生命体征稳定后，依病情给予鼻饲易消化、高蛋白、富含维生素、有一定热量的流质饮食。

二、辨证救治

（一）邪毒内闭

神昏，高热或身热不扬，烦躁，或见谵语，二便秘结，舌红或绛，苔厚或腻或黄或白，脉沉实有力。

【证机概要】邪毒内阻，神明被蒙。

【治法】清热化痰，开闭醒神。

【处理】

（1）方药：菖蒲郁金汤加减，药用石菖蒲、炒栀子、鲜竹叶、丹皮、郁金、连翘、灯心、竹沥等。

加减法：热甚入于营血分者，可予清营汤、犀角地黄汤等；腑实内甚者，加大黄、芒硝、枳实、厚朴；若夹有瘀血者，加桃仁、红花。

（2）中成药：安宫牛黄丸，口服或鼻饲。紫雪丹，口服或鼻饲。清开灵注射液40ml加入5%葡萄糖生理盐水或生理盐水250～500ml静脉滴注，每日1～2次。醒脑静注射液20ml加入5%葡萄糖生理盐水或生理盐水250ml静脉滴注。

（3）针灸：针刺内关、人中、百会、涌泉、大椎，用泻法，十宣穴点刺放血。

（4）其他疗法

搐鼻取嚏法：用通关散少许，以纸筒吹鼻取嚏。适用于实证神昏。

淬醋熏法：以食醋一碗，入烧红铁器，淬起醋烟，熏患者口鼻。

（二）虚证（脱证）

1. 亡阴

神志昏迷，皮肤干皱，口唇干燥无华，面色苍白，或面红身热，目陷睛迷，自汗肤冷，气息低微，舌淡或绛，少苔，脉芤或细数或结代。

【证机概要】热邪久羁，或高热不下，大汗、吐下不止，阴损及阳，阴液耗竭，阳气暴脱，神无所依。

【治法】救阴敛阳，固脱醒神。

【处理】

（1）方药：冯氏全真一气汤加减，药用人参、麦冬、五味子、熟地、白术、附子、牛膝等。

加减法：若口干少津，则去附子、白术，加沙参、黄精、石斛等养胃生津。

（2）中成药：生脉注射液 20～40ml 加入 5% 葡萄糖注射液 60ml 静注，15 分钟一次，脱证渐除后改静脉滴注。

（3）针灸：针刺人中、关元、涌泉、绝骨，灸神阙。

2．亡阳

昏愦不语，面色苍白，口唇青紫，呼吸微弱，冷汗淋漓，四肢厥逆，二便失禁，唇舌淡润，脉微细欲绝。

【证机概要】真阳欲脱。

【治法】回阳固脱。

【处理】

（1）方药：陶氏回阳急救汤加减，药用附子、肉桂、人参、麦冬、陈皮、干姜、白术、五味子、麝香、炙甘草等。

（2）中成药：参附注射液 60～100ml 加入 10% 葡萄糖注射液 250ml 中静脉滴注。

（3）针灸：针刺人中，用泻法，关元、神阙重灸，涌泉、足三里用烧山火手法。

（三）内闭外脱

神志昏迷，口开目合，肢厥，鼻鼾息微，或声高气促，面色苍白，脉微欲绝，舌苔厚腻。

【证机概要】邪盛内闭，正气耗散，神不守舍。

【治法】开窍通闭，回阳固脱。

【处理】

（1）方药：回阳救逆汤加减。药用熟附子、干姜、肉桂、人参、白术、茯苓、陈皮、炙甘草、五味子等。

（2）中成药：参附注射液 60～100ml 加入 10% 葡萄糖注射液 250ml 中静滴。生脉注射液 60～100ml 加入 5% 葡萄糖注射液 250ml 静滴。

（3）针灸：涌泉、三阴交、百会、人中，用温针灸；内关、中脘、关元、神阙重灸。

（4）其他疗法：参附注射液或参麦注射液等注射大椎、合谷、曲池等穴，每穴 0.5～1ml。

【综合诊疗】

神昏是一种危重的临床病证，应根据神昏病人原发病的具体病因予以及时准确的对因治疗、对症治疗及支持疗法。

一、消除病因，对症治疗

1．感染性疾病所致神昏，及时给予抗生素治疗，液体复苏等。

2．由化学中毒所致神昏，应采取措施减少毒物吸收，并应用特效解毒药物。

3．低血糖神昏，立即予 50% 葡萄糖注射液 20～40ml 静脉推注；糖尿病神昏，则需应

用胰岛素。

4. 肺性脑病者，应保持呼吸道通畅，解除支气管痉挛，常用药物有沙丁胺醇、氨茶碱等；根据血气分析，应用呼吸兴奋剂，如可拉明、洛贝林等；控制心力衰竭，常用西地兰、速尿、安体舒通及硝酸甘油等扩血管药；纠正脑水肿，常用甘露醇、地塞米松。患者病情加重，考虑早期应用机械通气治疗。

5. 肝性脑病者，应用中药保留灌肠、灭滴灵等抑制肠道菌群生长，减少毒物生成与吸收，降低血氨浓度；应用精氨酸钠、谷氨酸钠等纠正氨基酸代谢紊乱；应用左旋多巴等降低抑制性神经递质释放。

6. 脑疝者，合理应用脱水剂、激素、苏醒剂、促脑代谢药物；戴冰帽或用冬眠 I 号（异丙嗪 50mg、氯丙嗪 50mg、派替啶 100mg）控制中枢性高热；降低脑代谢；以安定、苯巴比妥钠、10% 水合氯醛等控制抽搐发作。

二、脑保护治疗

即对可能发生脑损害的患者采取积极的脑保护措施。

1. 进行心肺复苏时，进行头部降温，经静脉或气管给予肾上腺素治疗，以提高灌注量。恢复自主心搏后采用血管活性药物，使血压升达 150 ~ 200mmHg，然后在整个昏迷过程中或 12 小时内维持血压稍高于正常范围。

2. 钙通道阻滞剂尼莫地平（10μg/kg），静脉滴注，越早越好。

3. 合理应用脑保护剂，如巴比妥类、苯妥英钠、纳洛酮、甘露醇等。

【预防与调护】

1. 神昏病人需专人看护，取仰卧位，将头偏向一侧，有假牙者将假牙取出，吸氧，放置口咽管，保持口腔清洁，吸痰。抽搐者，用包纱布的压舌板置于上下臼齿间，以防止舌咬伤。留置尿管，计 24 小时出入量。

2. 加强营养，保证病人有足够的营养及水分，鼻饲高热量、高蛋白、高维生素的流质饮食。每日水分摄入量不少于 2000ml，热量 2000kcal，蛋白质 20 ~ 30g。保持二便通畅，3 日未解大便者，可鼻饲番泻叶水或按摩下腹部，必要时中药灌肠。

3. 保持病室空气清洁。烦躁不安者，加床栏，防止坠床。按时翻身并按摩，骨突之处用气圈或棉垫衬托，避免褥疮发生。

4. 密切观察病情，随时注意体温、脉搏、呼吸、血压、神志、瞳孔以及面色、舌脉的变化，发现危候及时抢救。

第五节　猝　死

猝者，突然也。死者，丧失活力。《素问·调经论》："气复返则生，不返则死"。猝死是指各种内外因素导致心之藏真脏器受损，阴阳之气突然离决，气机不能复返，心搏接近停

止跳动或刚刚停止跳动而表现为发病疾速，忽然神志散失，寸口、人迎、阴股脉搏动消失，呼吸微弱或绝，全身青紫，瞳仁散大，四肢厥冷等一系列临床病象的危重疾病。西医心跳呼吸骤停可参考本病救治。

【病因病机】

中医学认为本病因宗气外泄，心脏藏真逆乱外现，真气耗散；或邪实气机闭阻，升降否隔，气血暴不周流，阴阳偏竭不交，气机离决，神散而成。

1. 真气耗散 久患心胸隐疾，或"病情小愈"或"不病之人"，气机失调于内，或正虚内损于中，精气衰竭而未尽，复伤外在虚邪贼风，造成两虚相搏，使"阴气竭于内，而阳气阻隔于外，二气壅闭"；或情志抑甚，气机厥逆，造成少阳生气不发，以致心胆气机闭阻，心神失助，伏匿不出，枢机不运，开合之机骤停，猝使肺肾气绝精竭，心脑气散，神散而成。

2. 邪实气闭 心脑脏器突被痰瘀、邪毒之邪所闭阻，脑之神机与心脏藏真之气相互对接受阻隔，枢机闭死或失散而致。或痰瘀内闭心脉，或气逆血冲，逆犯心之神机，均造成心神不内伏，开合之枢机骤止，从而导致心气闭绝，血滞脉阻，神机化灭而成。

其病位在心，涉及肺、脾、肾，病机为虚实夹杂，正确治疗可有获生之望。

【诊断与鉴别诊断】

一、疾病诊断要点

突发神志丧失，或在一短阵抽搐后神志丧失，呼之不应，不闻气息，面色苍白或灰绀，口唇青紫，或两目正圆。人迎（颈动脉）、寸口、阴股脉、跗阳脉搏动消失，虚里搏动消失，身冷如冰。

二、证候诊断要点

本病急危，以抢救生命为先，而不以辨证为要。

三、鉴别诊断要点

本病要与厥证相鉴别。厥证有突然神昏，呼之不应，四肢厥冷，但可触及人迎脉、阴股脉搏动，心音存在。心电图可资鉴别。

四、相关检查

心电图和心电监护仪上多表现为室性自主心律，或心室颤动，或心室停搏。

【急救处理】

猝死属于急诊中最凶险之病，一旦发现须急救护命为主，采取一切措施，综合救治，迅速就地抢救，旨在恢复患者心跳和呼吸，从而恢复脏腑的功能。

一、常规处理

猝死一旦发生，必须分秒必争就地进行复苏。

（一）快速判断心脏骤停

病人出现较早而且可靠的临床征象是神志的突然丧失伴大动脉（如颈动脉和股动脉）搏动消失，有这两个征象的存在，心脏骤停的诊断即可成立。操作技术是：以一手拍喊病人以断定意识是否存在，另一手同时扪诊其颈动脉了解有无搏动，若两者均消失，即可肯定猝死的诊断而应立即施行心肺复苏处理。

（二）告急

在不延缓施行基础心肺复苏术的同时呼唤医护人员或周围人员以求帮助。

（三）基础心肺复苏（基本生命支持）

旨在迅速建立有效的人工循环，维持脑组织及其他重要脏器的基本血供。措施包括畅通气道、人工呼吸及人工胸外按压。

1. 畅通气道　意识丧失的病人，气道被后坠舌或异物阻塞，应立即通畅气道，清除口腔异物。打开气道常用以下两种方法：

（1）双手提颌法：抢救者用手握住病人的下颌角并向上挺提，头后仰约50°的同时使下颌骨向前移。

（2）仰头举颏法：对于昏迷或无自主呼吸的患者，可采用头后仰法。患者取仰卧位，操作者站在患者一侧，用一手的手指尖放在患者下颏部，轻轻向前上提起至牙齿近闭合位，将另一手的手掌放在患者的前额部用力向下推，两者合力使头后仰（见图1）。也可一手放于患者前额向下压，另一只手放在其颈后部向上用力使头后仰。对疑有或有颈椎损伤的患者，可举颏但尽量不仰头。如果气道仍有阻塞，可缓慢适当使头后仰，以打开气道。对于小儿，头不能过度后仰，以免加重气道阻塞。

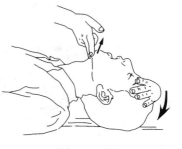

图1　仰头举颏法

2. 人工呼吸　气道通畅后，用一耳贴近病人口鼻，并注视其胸部，观察胸部是否抬起、下落，倾听呼气时有无气体逸出，面颊有无气体吹拂感。如呼吸停止则迅速做人工呼吸。

（1）口对口人工呼吸：在人工呼吸中以口对口人工呼吸的效果最好，因空气中含氧量21%，而正常人呼出的气中含氧15.5%，已足以维持生命所需，如深吸气后再呼气，则其中含氧量可达18%，每次呼出气体1000～1250ml，连续做口对口人工呼吸4～5次，可使病人肺中氧浓度恢复到近乎正常水平。操作时，在上述通畅气道的基础上，用置于病人前额的手的拇指与食指捏住病人的鼻孔，操作者在深吸气后，使自己的口唇与病人的口唇的外缘密合后用力吹气，此时病人胸部应升起，吹气完毕后，立即放松捏鼻孔的手，使胸部及肺能自行回缩，将气体排出，然后重复进行（见图2）。无论抢救现场是一人还是两人，则每胸外按压30次，连续吹气2次。

（2）口对鼻人工呼吸：适用于牙关紧闭或口腔严重损伤者（见图3）。

（3）口对口鼻人工呼吸：适应于婴幼儿。

（4）口对气管套管呼吸：气管插管或气管切开的患者进行人工通气时可采用口对套管呼吸。

（5）口对通气防护装置（面罩或面部防护板）呼吸：急救推荐使用有防护装置的通气，以防止疾病相互传染。

在人工呼吸过程中，注意每次通气量不得大于1200ml，吹气过多过快可使咽部压力超过食道开放所需压力，食道开放使吹气进入胃，引起急性胃扩张，导致胃胀气，其可使横膈抬高，肺容量减少及胃内容物反流等。若发生胃胀气可使病人侧转并压迫其上腹部使其胃气外排再继续操作。

人工呼吸有效的判断标准：①吹气时患者胸廓升高，不吹气时复原；②吹气人感觉气道阻力上升；③在吹气间歇听到或感觉到患者有呼出的气流。

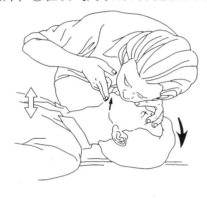 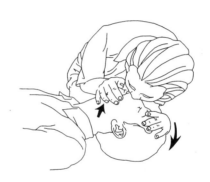

图2　口对口人工呼吸　　　　　　　　图3　口对鼻人工呼吸

3．人工胸外按压

（1）人工胸外按压：操作时让患者平卧，下肢抬高5°左右，术者跪在病人身旁或站立在床旁，用一手掌根置于患者胸骨中下1/3处或剑突上二横指上方处，另一手掌根重叠放于手背上，两手指交叉扣紧，手指不脱离胸壁，双臂绷直，垂直向下用力挤压，100次/分钟，按下深度4~5cm（见图4、5），每次按压与放松的时间相等。按压应规律、均匀、不间断地进行，心脏按压与人工呼吸比例为30:2。

人工胸外按压有效的判断标准：①可扪及颈动脉或股动脉搏动；②紫绀消失，口唇转红润；③昏迷的深度变浅，可出现挣扎，反射开始恢复；④瞳孔开始缩小；⑤呼吸开始恢复；⑥收缩压>7.8kPa（60mmHg），舒张压>5.3kPa（40mmHg）。

（2）开胸心脏按压：开胸心脏按压的成功率比胸外心脏按压高1倍，但感染等危险性也随之增高。

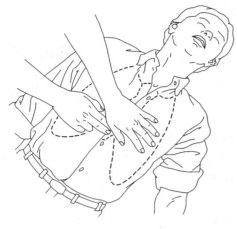

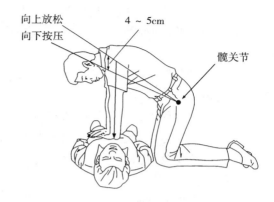

向上放松
向下按压
4～5cm
髋关节

图4 胸外按压部位　　　　　图5 人工胸外按压

（四）高级复苏（进一步生命支持）

高级复苏的目的是进一步支持生命活动，恢复病人的自主心搏和呼吸。

1. 改善通气和给氧 给纯氧或加强通气，可迅速逆转缺氧和酸中毒，以利心搏的恢复和循环的维持。可用面罩或气管插管法。

2. 除颤或起搏

（1）尽快使用心电监护仪进行持续心电监测，了解病人心律情况，为抢救提供依据。

（2）电除颤：电除颤的应用是心脏复苏的重要环节。若明确是室颤则应以单相波除颤器300J除颤一次，或双相波除颤器150～200J除颤一次。

电极板安放位置：常用胸前左右法，即一个电极板置于胸骨右侧第二肋间处，另一个电极板置于左乳头下方心尖处，电极板中心点在腋前线上，左右两个电极板相距应在10cm以上。

（3）电起搏：就是用人工心脏起搏器对心脏反复发放电刺激脉冲引起心肌兴奋与收缩。尤其对高度或完全性房室传导阻滞、交界性心律或严重心动过缓有效。

3. 药物治疗

（1）肾上腺素：在心脏复苏中具有重要价值，每次1mg，5分钟后可重复一次，静脉推注。

（2）碳酸氢钠：在急救过程中，掌握"宁酸勿碱"的原则，抢救10分钟后，查动脉血气，若pH值<7.2时，可用碳酸氢钠治疗。

（3）阿托品：用于心动过缓，低血压，心脏停搏前有房室传导阻滞、窦缓伴室早者。用0.5～1mg静注，以后根据病情酌情加减。

（4）胺碘酮是治疗室性心律失常的首选药物，尤其是冠心病导致的心律失常、室颤和无脉的室性心动过速，在给予肾上腺素之后，可以予胺碘酮300mg。也可用利多卡因治疗室颤，初次50～100mg静注，5～10分钟一次，每小时不超过500mg，有效后再维持，用于预防和维持，每分钟2～6mg。

（5）参附注射液 60~100ml 静注，或参附注射液 100ml 加 5% 葡萄糖注射液 500ml 静脉滴注，具有温肾回阳固脱作用。

（6）参麦注射液 60~100ml 静注，或参麦注射液 100ml 加 5% 葡萄糖注射液 500ml 静脉滴注，具有益气养阴固脱作用。

（7）醒脑静 10~20ml 加入 5% 葡萄糖注射液 500ml 静滴，具有清热醒脑、开窍醒神作用。

（8）清开灵 40~60ml 加入 5% 葡萄糖注射液 500ml 静滴，具有清热解毒、活血化痰、开窍醒神作用。

（五）心搏恢复后的处理

心脏复苏成功后，需要继续维持有效的循环和呼吸，防治脑缺氧和脑水肿，并维持水和电解质平衡，防治急性肾衰竭及感染，积极治疗原发病等。给予护脑醒神的清开灵注射液或醒脑静注射液以及益气固脱的参麦注射液治疗，或配合针刺人中、百会等穴位，从而转入辨证治疗。

二、辨证救治

（一）虚证

1. 阴虚

唇干，手足蠕动，语声低微，或神志不清，舌瘦红少苔或短缩，脉细无力。

【证机概要】气血津液耗散，机体失养。

【治法】益气救阴。

【处理】

（1）方药：生脉散加减，药用人参、麦冬、五味子等。

加减法：本方多加山萸肉、黄精以增加药力；气滞者，加枳实、当归以行气通脉；瘀血者，加丹参、当归以养血活血。

（2）中成药：生脉注射液 60~100ml，静脉注射，然后再用 60~100ml 加入 5% 葡萄糖注射液或生理盐水 100ml 静脉滴注，每日 1~2 次。

2. 阳虚

目闭口开，神昏，面色苍白，身凉肢厥，呼之多不应，舌淡或无法见及，脉沉微欲绝或迟或数。

【证机概要】气机闭阻，心神失养，阳气暴脱。

【治法】回阳固脱。

【处理】

（1）方药：通脉四逆汤加减，药用川附片、干姜、炙甘草等。

加减法：本方可加山萸肉滋阴敛气；寒凝血阻者，加桂枝、当归以加强散寒通脉之力。

（2）中成药：参附注射液 20~30ml 加入 5% 葡萄糖注射液或生理盐水 20~30ml 中静脉注射，连续 3~5 次，再用 60~100ml 加入 5% 葡萄糖注射液或生理盐水 250ml 静脉滴注，每日 2~3 次。

（二）实证

面赤，身热，呼吸急促，喉中有痰声，呼之多不应，舌红赤胖大或无法见及，脉洪大。

【证机概要】痰瘀、热毒之邪闭阻，痰瘀毒蒙窍。

【治法】豁痰化瘀解毒，开窍醒神。

【处理】

（1）方药：菖蒲郁金汤加减，药用石菖蒲、广郁金、炒山栀、连翘、菊花、滑石、竹叶、牡丹皮、牛蒡子、竹沥、姜汁等。

（2）中成药：醒脑静注射液 20ml 加入 5% 葡萄糖注射液或生理盐水 100～200ml 静脉滴注，每日 1～2 次；清开灵注射液 40～60ml 加入 5% 葡萄糖注射液或生理盐水 250～500ml 静脉滴注，每日 1～2 次。

【综合诊疗】

猝死复苏贵在急速救治心、肺、脑三脏。心主血脉，运行气、血、水、津等以供人体之用；肺主气，使百脉朝肺，推行营卫，布散津液，以供脏腑、经络生理之需；脑为元神之府，神机之源，脑神统领脏腑诸神及肌肤、筋骨、经络、气血、形体生理活动，为生命活动之中枢。因此，复苏后若症见心灵顿失，神明内乱，妄言谵语者，投石氏犀地汤（水牛角、生地、连翘、银花、郁金、梨汁、竹沥、生姜汁、石菖蒲、芦根、灯心草）。症见心中动悸，气短胸闷，头晕乏力，心烦不宁，脉见雀啄或釜沸者，急予交泰丸（黄连、肉桂）加麦冬、仙鹤草、生地、百合、莲子心、茯神、炒远志。若见脉沉迟或如屋漏，心慌不宁者，急投麻黄附子细辛汤（麻黄、附子、细辛）加鹿角胶。症见咳喘胸闷，气短难续，口吐涎沫者，予清宣瘀热汤（芦根、枇杷叶、旋覆花、茜草、青葱管、郁金、藏红花）。

【调护与预防】

一、调护

1. 保持气道通畅及氧气供给，保持静脉通路通畅。

2. 病情监测，密切注意呼吸、脉搏、体温、血压、神志、瞳仁、舌脉、色泽、心电图、血气改变等，并做好相应的记录。

3. 调节水、电解质平衡及脂肪、蛋白质等营养物质平衡，注重预防性护理。

4. 调节情志，加强食疗，防寒保暖，防止外邪侵入。

二、预防

猝死病人病起顷刻，预后难以预料。当治病于未发之先，定期检查身体，发现心、肺、脑有病则治疗之。平素宜注意控制调整饮食，忌食肥甘厚味及辛辣之品，以防痰浊内生。适当参加保健性运动，使气血通畅，以防气血凝滞。调节情志，保持情绪稳定，避免恼怒及忧思过度。避免饱餐、大量饮酒、过劳及寒冷刺激等诱发因素。

第六节 高 热

高热是指机体在内外病因作用下，造成脏腑气机紊乱，阳气亢盛而引发的以体温升高为主症的常见急症。包括外感高热与内伤高热。病性有虚实之分。《素问·阴阳应象大论》说："阳盛则热……阴虚则内热，阳盛则外热"。

本病无年龄、性别与季节差异，但不同原因的发热差异较大。

西医学的感染性发热与非感染性发热可参考本节救治。

【病因病机】

导致高热的原因十分复杂，有虚有实，以实为多，基本病机是阳盛。

1. 实证 以外感居多，亦有因爱憎分明、外伤、内在伏邪、饮食、药毒等引发者，且多为内外合邪而引发，尤以外邪与内在伏邪为最常见。且常见邪郁化毒，"毒寓于邪，毒随邪入，热由毒生"。内外二邪合而伤人，必然激惹通汇于肌腠的三焦元真之气，正气奋力抗邪，与邪交争，而郁结化火，故高热乃作。情志、外伤、饮食、药毒与内在伏邪一是化毒伤人，一是阻滞气机，"气有余便是火"。

2. 虚证 久瘀伤正，或实证因医药之误而损正，或劳倦内伤，致使气血阴阳亏虚，脏腑气机功能失调，阳气偏盛而引发高热。此外，虚体之人复感于内外之邪，即引发虚中夹实，实中带虚之高热。

高热传变，一般而言，具有由表及里，从阳入阴，先实后虚的基本规律，即经脉传，三焦传，卫气营血传，表里传等。但由于高热发病毒热炽盛，其变化快，危害大，时常见有变证发生。热盛生风、动血而生惊、抽、血三变证。阳盛易伤阴，热盛每耗气，故多伴见气阴两虚之兼证；正气素虚，无力束邪，毒邪入血，弥漫血络而为毒瘀证；阻格阴阳为厥为脱；衰耗脏气易伤及心阳，造成心之"气力衰竭"，而发心衰、心悸等症。

【诊断与鉴别诊断】

一、病证诊断要点

以高热为主，体温超过39℃，脉数为诊断要点。

外感高热起病多急骤，常有明显的受凉、疲劳、饮食不洁等病史，多伴寒战；而内伤发热起病多缓，病程长，多无恶寒。热势情况：有恶寒发热，但热不寒，寒热往来，定时发热等。伴发症状：见鼻塞流涕，咳嗽，喷嚏，咽喉痛，属卫表证；伴发皮疹，说明热入营分或血分；伴见关节红肿热痛者，则为痹热；伴见咳、痰、喘、胸痛，多属肺疾；伴见腹痛，腹泻，恶心呕吐者，多为脾土受病；伴见黄疸，胁痛，胁下癥块，则多为肝胆病；伴见腹痛，尿频急灼热，则多属淋证；伴见头痛，项强，半身不遂，精神失常，走路不稳，抽搐，多为脑病等等。

二、证候诊断要点

高热急症证候繁多，病因复杂，但应抓住虚实，区别表里，审清标本，详察传变。

1. 抓住虚实 分清虚实是高热急症辨证的关键环节。临床上以实证多见，热势急迫，多持续不解，烦渴面赤，尿黄便干，舌红脉实；虚证多见热势缓进，多有波动，气短懒言，尿清便溏，脉象多虚。

2. 区别表里 表证多见恶寒发热，鼻塞流涕，苔薄，脉浮数；里证则见烦渴便干，脉沉数，多伴脏腑见症。

3. 审清标本 即明确高热之病机，邪、毒、热三者之主从顺逆。毒随邪入，热乃毒生，邪毒为本，发热是标；热毒内陷，耗气动血，症见吐衄发斑，则热毒为本，出血是标。

4. 详察传变 高热急症变化迅速，临床必须详察病情，随证治之。外感高热多六经、卫气营血传变，内伤高热则多按脏腑传变。然亦有越经传、合病、并病及正不束邪而肆意相传者。

三、鉴别诊断要点

高热急症的识别较易，明确疾病与证候相对较难。

1. 假热证 病人自觉发热，倦怠乏力，心烦躁扰，但测量体温不高，或由于测量体温不准，造成假性体温升高，但反复检测又正常者。

2. 不同疾病引发高热间的鉴别 可根据发热情况，是否伴发皮疹、关节痛等伴随症状，倾向于某一系统表现，再根据相应的望、闻、切诊去明确诊断与辨证。然对1周以上仍未确诊者，要有针对性地查找邪毒。

四、相关检查

可根据病史、体征选择适当的检查项目，如血、尿、便常规，病原学，病理学，免疫学，胸腹部透视及针对性的B超、CT等检查。

【急救处理】

一、常规处理

1. 在高热病因未明确之前，禁止滥用退热药、抗生素与激素类药物，以免掩盖病象表现。

2. 常规留诊观察3天，卧床休息，多饮水。

3. 对病情危重者，进行相应的监护与吸氧。

二、辨证救治

1. 表实证

恶寒发热，鼻塞流涕，喷嚏，咳嗽，周身酸楚不适，苔薄，脉浮。

【证机概要】六淫邪毒或时疫邪气，侵伤卫表，犯及肌腠，内郁气机，正邪交争。

【治法】解表达邪。

【处理】

（1）方药：偏于寒者，选用麻黄汤，药用麻黄、桂枝、杏仁、甘草等。偏于热者，选用银翘散，药用金银花、连翘、桔梗、薄荷、牛蒡子、竹叶、荆芥穗、甘草等。夹湿者，加藿香、佩兰。便秘者，加用防风通圣丸。

（2）中成药：可选取正柴胡饮冲剂、风寒感冒冲剂、风热感冒冲剂、藿香正气水等。辨证选取柴胡注射液等。

（3）针刺：选取大椎、曲池、风池穴，用毫针刺法，以泻为主。

（4）其他疗法

放血疗法：大椎穴点刺放血 0.5～1ml。

雾化吸入：辨证选方进行超声雾化吸入。

2．里实证

壮热烦渴，尿赤便秘，口苦口干，舌红苔厚，脉实而数。

【证机概要】邪毒入里，脏腑气机失和，阳郁化热，耗气伤津。

【治法】清热解毒。

【处理】

（1）方药：大柴胡汤为主方，药用大黄、柴胡、黄芩、赤芍、半夏、生姜、枳实、大枣等。

加减法：热在气分，大热、大汗、大渴、脉洪大，合用白虎汤；腑实内结者，加用大承气汤；小便赤痛者，加车前草、滑石、瞿麦；热入营血者，结合清营汤加减。

（2）中成药：可选取瓜霜退热灵、牛黄安宫丸、紫雪丹、清宁片等，亦可选用穿琥宁注射液、清开灵注射液、双黄连粉针等。

（3）其他疗法：辨证选用中药汤剂进行高位保留灌肠。

3．里虚证

高热，倦怠乏力，食少纳呆，气短懒言，神情不振，舌淡脉虚。

【证机概要】正气亏损，脏腑功能失调，虚阳内逆，阴火偏亢。

【治法】扶正补虚。

【处理】

（1）方药：当归补血汤。药用黄芪、当归等。

加减法：气虚明显且下陷者，方用补中益气汤；阴虚明显者，减黄芪用量，加用当归六黄汤；阳虚明显者，加用回阳汤。

（2）中成药：可辨证选取补中益气丸、当归补血冲剂、养血饮、鹿茸精口服液、鳖甲养阴片等。

（3）针刺：辨证选取大椎、足三里、阳陵泉、三阴交等穴位，用补法。

（4）穴位注射：辨证选取相应穴位与针剂，疗效更优。

【综合诊疗】

一、应急退热

体温超过40℃，或高热并发惊厥、谵妄、出血者，或高热伴发脱证、心衰者，或高温中暑引发高热者，或医生认为必须降温者，要及时退热治疗。

1.　药物擦浴法　麻黄、薄荷、青蒿、防风水煎擦浴，适于表热证；生石膏、知母、葛根水煎擦洗，适于里热证。

2.　冷敷疗法　用冷水毛巾或冰袋置于额部及大血管浅表处。

3.　冰水疗法　对超高热，或中暑高热者，可采用冰水灌肠，或冰水浴。

4.　放血疗法　大椎、十宣穴点刺放血，有即时降温效果。

二、逆变证处理

高热、惊厥、谵妄者，要在退热降温基础上予以息风开窍，针刺人中、百会，静脉滴注醒脑静注射液或清开灵注射液，灌肠或口服羚角钩藤汤合白虎汤。伴发亡阳脱证，静脉注射参附注射液；亡津脱证，静脉注射参麦注射液；伴见出血者，宜早投清营凉血剂，口服清营汤、清宁片，静脉滴注清开灵注射液，必要时加以西药治疗。对津液耗伤者，予益气养阴生津法，口服淡盐水、生脉口服液，必要时予生脉注射液、脉络宁注射液静脉滴注。

【预防与调护】

本症的预防调护重点在于密切注意病情变化，已病防变，促进病情的康复与防止复发。

1. 卧床休息，多饮水，予清淡、富于营养饮食，调节情志。

2. 密切注意生命体征的变化，发现问题及时报告，妥善处理，防止病情逆变。

3. 杜绝引发高热的病因，如避外邪，防寒保暖，禁烟酒，食饮有节，将息适宜。

4. 对时疫之气引发的高热，必须予以隔离治疗，并及时填报传染病报告卡。

5. 注意颅内感染之发生，并予监测与及时有效的治疗。

第七节　心　衰

心衰是指心体受损，藏真受伤，心脉"气力衰竭"，无力运血行气所导致的常见危重急症。古有心衰、心水之名。《金匮要略·水气病脉证并治》云："心水者，其身重少气，不得卧，烦而躁，其人阴肿"。《医参》则云："心主脉，爪甲不华，则心衰矣。"病位在心，病性以虚中夹实为主。

本病无性别差异，以老年人多见，四季均可发病。

西医学的心力衰竭可参照本节进行救治。

【病因病机】

心衰的发生主要在于内外二因交互作用于心体，造成心体受损，心用衰耗，血脉失用而成。

1. 邪实犯心 外在风湿热毒，乘虚内侵，壅滞于心脉之中，直犯心体，或内在五邪，壅遏血脉，心用负重不堪，或药毒入血，直伤心休，或水饮内盛，上凌于心，均可导致心体受损，心之"气力衰竭"而成心衰。

2. 心阳耗脱 年老体衰，或久病心阳失养，或素体心阳亏损，复因劳累、误用攻伐等损伤正气，造成心之阳气日渐耗损，心之运血行脉之功受累，发生心衰。

【诊断与鉴别诊断】

一、疾病诊断要点

1. 病人以呼吸困难，心悸烦躁，尿少，下肢水肿，乏力，干咳或咯血，多汗，胁胀痛为主症。既往多有心痹、猝心痛、痰饮、肺胀、头痛、眩晕、消渴等病史。

2. 多采取坐位或半卧位，面唇青灰或紫绀，四肢不温，皮肤湿冷，爪甲紫暗，颈脉怒张，心音低弱或闻及舒张早期奔马律，双肺底可闻及细小湿啰音或哮鸣音，舌质暗淡或青紫，舌下脉络迂曲，粗大色紫，脉疾数，或促，强弱不一。

二、证候诊断要点

心衰病人多为虚实错杂，需详加分辨。

1. 实证 尿少，浮肿，脘腹胀痛，唇甲紫绀，脉弦涩或沉结。

2. 虚证 心悸气短，动则尤甚，肢冷畏寒，甚则心悸不止，张口抬肩，烦躁不宁，大汗，四肢厥冷，或见五心烦热，两颧泛红，咽干口燥，舌淡苔白厚，或舌边尖红少苔，脉虚数无力，或沉微、结、代。

三、鉴别诊断要点

1. 气胸 突发剧烈胸痛，呼吸困难，干咳，汗出，口唇爪甲青紫，患胸饱满，叩之如鼓，患侧呼吸音消失，多无尿少水肿。胸透等检查可鉴别。

2. 哮病 多有反复发作史，喉中哮鸣如吼，心脏多正常，两肺满布哮鸣音，青年人多发。心衰常有头痛、眩晕、心脏病病史，夜间多发，难以平卧。胸透、心脏体征、心功能有助鉴别。

四、相关检查

胸部 X 线示心脏扩大，肺间质水肿，肺门淤血。心电图多示 ST 段和 T 波改变。超声心动图测定左心室射血分数，对心衰诊断价值大且无创。中心静脉压或肺楔压升高，心脏指数降低。

【急救处理】

一、常规处理

1. 体位：应取坐位或半卧位，两腿自然下垂，及时吸出气道分泌物，保持气道通畅。

2. 吸氧：采用鼻导管或面罩吸氧，病情重，气道分泌物多者，以75%酒精湿化后吸入。

3. 监测生命体征。

4. 避免情绪紧张，少语，少食多餐，少盐，控制饮水量。

二、辨证救治

（一）实证

1. 痰瘀内阻

心悸气短，动则尤甚，肢体浮肿，按之没指，双下肢为甚，面色晦暗，口唇、爪甲青紫，胁下癥块，咳嗽痰多，甚则咯血，颈脉怒张，舌紫暗，体大有齿痕，苔腻，脉沉涩或结代。

【证机概要】心血瘀阻，脉道不利，水瘀互结。

【治法】化瘀利水。

【处理】

（1）方药：血府逐瘀汤合苓桂术甘汤，药用当归、生地黄、桃仁、红花、炙甘草、枳壳、川芎、赤芍、柴胡、牛膝、桂枝、泽泻、茯苓、桔梗、白术。

加减：气滞明显，加青皮、乌药。水湿壅盛，加泽泻、通草。

（2）中成药：复方丹参滴丸、六神丸、速效救心丸、麝香保心丹口服。复方丹参注射液20ml加入5%葡萄糖注射液250ml，静脉滴注。醒脑静注射液20~30ml，加入5%葡萄糖注射液250ml，静脉滴注。

（3）针灸疗法：取列缺、内关穴，毫针刺，用泻法。

（4）其他疗法：双肺俞、厥阴俞，取肝素2ml，加注射用水2ml，每穴1ml注射。内关、神门、膻中、肺俞，用醒脑静注射液1ml，分别注射。

2. 痰水凌心

心悸气短，咳吐痰涎，胸脘痞满，口干渴，不欲饮，尿少浮肿，颜面虚浮，舌质暗淡，体大，有齿痕，苔白滑或厚，脉滑数。

【证机概要】痰水内聚，凌心射肺，心气衰竭。

【治法】豁痰利水。

【处理】

（1）方药：葶苈大枣泻肺汤合皂荚丸，药用葶苈子、大枣、皂角等。

加减法：心烦痰黄，加黄连、瓜蒌以泻热除烦；心悸气短，浮肿尿少，加五加皮、六神丸以强心利水；阳虚明显，可合用真武汤；伴瘀血见证，加用丹参、川芎等。

（2）中成药：灯盏细辛注射液，每次 20～40ml，加入生理盐水 250ml，静脉注射。

（二）虚证

心悸喘促，不能平卧，全身浮肿，尿少，脘腹胀满，肢冷畏寒，腰膝酸软，食少恶心，舌淡体大，有齿痕，苔白润，脉沉无力，或数疾、结、促。

【证机概要】心肾阳气虚衰，水饮内泛外溢。

【治法】温阳利水。

【处理】

（1）方药：真武汤加葶苈子、黄芪。药用附子、茯苓、白术、白芍 生姜、葶苈子、黄芪等。

加减法：伴阴虚者，加人参、麦冬、五味子。兼瘀血证，加苏木、川芎、丹参。

（2）中成药：参附注射液 20～60ml，加入 5% 葡萄糖注射液 250ml，静脉滴注。参麦注射液 50～100ml，加入 5% 葡萄糖注射液 250ml，静脉滴注。

（4）针灸疗法：大艾炷灸神阙、关元。

【综合诊疗】

心悸不止，喘促，烦躁不安，大汗出，四肢厥冷，尿少浮肿，脉沉微疾者，为气脱阳微，急予大剂量参附注射液静脉滴注，灌服参附龙牡汤加山萸肉。必要时予强心、利尿、血管活性药物治疗。喘促突出，张口抬肩，可用氨茶碱 1ml（2mg）于定喘、喘息穴穴位注射。神昏不语，予醒脑静 20ml，加入 5% 葡萄糖注射液 250ml 静滴。

【预防与调护】

1. 积极治疗原发病，注意饮食、情志调节，避免劳累及感受外邪，尤其要注意低盐饮食，适当控制液体入量。

2. 密切观察病情变化，监测生命体征。

3. 加强皮肤护理，防止褥疮发生。

4. 病室保持安静，空气流通。

5. 保持给药通路和气道通畅。

第八节 肺 衰

　　肺衰是指由于肺之藏真受伤，气力衰竭，呼吸错乱，百脉不畅而引起的急危重症。肺者，肺脏也；衰者，机能极度减退也。肺衰之名始见于唐代《备急千金要方·诊候》，称为"肺气衰"。本病多属虚实夹杂之恶候。虚者，主在肺气虚衰也；实者，多邪气壅实也。病情险恶，易危及生命。发病无明显季节性。

西医呼吸衰竭可参照本病救治。

【病因病机】

肺衰多由肺气虚衰，感受邪毒所致，肺失主持诸气的功能，一则不能上助心脉以行血气致心脉阻滞，二则脏腑气逆，升降失常，升多降少，肺气壅塞。肺失治节，金气不平，金不平则不能制肝，肝气壅闭，中焦脾胃受伤，脾不运，胃不腐，升降失常，浊气上壅于肺，肺举叶张，升而不降，气不得出，呼吸错乱，清浊相混，营气不清，上犯于脑，脑窍闭塞，水津不布，结而不散，波及于血，伤及肺之藏真，而致肺衰。

1. 感受外邪　六淫之邪从口鼻皮毛而入，壅阻于肺，或移热于大肠，阳明秽浊之气上逆，或肺素有瘀痰，复感外邪，痰瘀互结，壅塞气道，藏真受伤，肺体受损，治节功能失司，互换清浊功能障碍，发为本证。

2. 创伤瘀毒　烧伤所致热毒瘀肺，或胸部创伤，肺络受损，气血失和，血结内瘀，肺络不畅，血脉瘀阻，浊气内逆，清气亏少，藏真受伤而生此病。也有疫毒炽盛，灼伤肺络，痰瘀互结，阻碍气机；亦有败血冲心乘肺，心阳受阻不能温肺，肺失治节，升降失司，气道壅塞，肺气两衰，致发本证。

3. 肺气虚衰　久患肺胀、哮喘、心脏疾患，或痰热久留，水饮内停，以致痰瘀内阻，水毒犯肺，或久病体虚，复感邪气，肺体受损，藏真受伤，造或肺不能推行营卫，营气不清，气血败浊而成痰瘀，气道闭塞，肺气不通而发为本证。

【诊断与鉴别诊断】

一、疾病诊断要点

1. 病史　感染外邪，或既往有肺胀、哮喘、肺痨等病史。

2. 临床表现　气息喘促，张口抬肩，呼吸不能接续，或深浅不一，快慢不齐，间歇停顿，口唇、爪甲青紫，形瘦神疲，胸前后径增大，状如水桶，胸中窒闷，痰涎黏稠，不易咯出，烦躁，焦虑，舌质红或紫暗，苔少或白腻或黄。或伴有表情淡漠，嗜睡，甚至神昏，抽搐，或伴见跗肿，甚至肢体浮肿，或伴有汗出如油。

二、证候诊断要点

1. 实证　气息喘促，张口抬肩，昏厥痰壅，口唇青紫，高热，烦躁不安，口渴便秘，甚则神昏谵语，舌红苔黄腻，脉涩。

2. 虚证　喘促短气，语言无力，咳声低微，自汗畏风，面色苍白，舌淡，脉细弱。或喘促气短，动则喘甚，喘不能卧，浮肿，腰以下为甚，按之凹陷，心悸心慌，尿少肢冷，颜面晦暗，口唇紫绀，舌质淡胖或紫暗，苔白滑腻，脉沉涩无力。

三、鉴别诊断要点

1. 哮病　哮病是一种反复发作性疾病，以气急息促、喉中喘鸣如水鸡声、难以平卧为特征。如《类证治裁·哮证论治》曰："哮者，气为痰阻，呼吸有声，唯若拽锯，甚则喘咳，

不得卧息。"

2. 短气 以呼吸气短，状若不能接续为特征，呼吸虽急而无痰声，亦不抬肩，但卧为快。《丹溪心法·短气》曰："短气乃气急而短促，呼吸频数而不能相续，似喘而不能摇肩，似呻吟而无痛。"但短气往往是肺衰之渐。

四、相关检查

胸部 X 线检查、动脉血气分析等检查，有助于诊断。

【急救处理】

一、常规处理

1. 吸氧。建立静脉通道。
2. 24 小时监测神志、呼吸、血压、心率。

二、辨证救治

1. 实证

气息喘促，张口抬肩，昏厥痰壅，口唇青紫，或高热，烦躁不安，口渴便秘，甚则神昏谵语，舌质或红或紫暗，苔黄白厚腻，脉滑。

【证机概要】邪实壅塞，肺失宣肃。

【治法】泻肺平喘，化痰降逆。

【处理】

（1）方药：葶苈大枣泻肺汤，药用葶苈子、大枣等。

加减法：痰热壅盛者，加瓜蒌、石膏、浙贝母；腑实气逆者，加大黄、厚朴、芒硝、枳实等；痰瘀阻肺者，加七厘散。

（2）中成药：安宫牛黄丸 1 丸，每日 3 次，口服或鼻饲。礞石滚痰丸 9g，每日 2 次，口服。鲜竹沥，每次 15ml，每日 3~4 次，口服。牛黄蛇胆川贝散，每次 1g，每日 2 次，口服。穿琥宁注射液 400~600mg，加入 250ml 液体中，每日 1~2 次，静脉滴注。双黄连粉针剂，每次 60mg/kg 体重，加入 250ml 液体中，每日 1~2 次，静脉滴注。

（3）针灸：取大椎、曲池、肺俞穴，点刺，不留针。痰多壅盛，加天突、膻中，用泻法；喘而欲脱，加内关、三阴交，用平补平泻法。

2. 虚证

喘促气短，动则喘甚，喘不能卧，浮肿，腰以下为甚，按之凹陷，心悸心慌，尿少肢冷，颜面晦暗，口唇紫绀，舌质淡胖或紫暗，苔白滑腻，脉沉涩无力。

【证机概要】肺气亏虚，心血不畅。

【治法】温通心肺。

【处理】

（1）方药：真武汤合葶苈大枣泻肺汤，药用炮附子、白术、茯苓、芍药、生姜、葶苈

子、大枣等。

加减法：气机不利，胸胁满闷者，加白芥子、旋覆花祛痰降气；咳甚者，加干姜、细辛、五味子敛肺止咳。

（2）中成药：六神丸，每次 10 粒，每日 3 次，口服。猴枣散，每次 0.3g，每日 2 次，口服。桂龙咳喘宁胶囊，每次 4 粒，每日 3 次，口服。鱼腥草注射液 50ml，每日 2 次，静脉滴注。复方丹参注射液 30ml 加入 5% 葡萄糖注射液 250ml，每日 2 次，静脉滴注。参麦注射液 30ml 加入 5% 葡萄糖注射液 250ml，每日 2 次，静脉滴注。参附注射液 100ml 加入 5% 葡萄糖注射液 250ml，每日 2 次，静脉滴注。

（3）针灸：取肺俞、内关、丰隆、足三里穴，用补法。痰多壅盛，加天突；喘而欲脱，加心俞、三阴交。

【综合诊疗】

1. 肺衰伴昏迷　邪犯脑窍，蒙蔽心神，神明失用，表现为嗜睡，谵语，甚至昏迷，不省人事，予羚羊角、玳瑁、石菖蒲、西瓜霜水煎，送服安宫牛黄丸、紫雪丹或瓜霜退热灵，亦可用醒脑静注射液；湿热蒙蔽清窍者，予鲜荷叶梗、连翘、莲子心、大豆卷、扁豆花水煎，送服玉枢丹；气滞于肺者，送服苏合香丸。

2. 肺衰伴痉证　表现为项背强直，口噤不开，甚则角弓反张，手足抽搐，可用羚羊角粉、止痉散、小儿回春丹、抱龙丹等灌服，或予醒脑静注射液静脉滴注。

3. 肺衰伴脱证　表现为面色苍白，四肢厥冷，血压下降，皮肤湿冷，尿少，脉数无力等，急宜回阳固脱，可用大剂独参汤或参附汤灌服。

4. 肺衰伴心悸　表现为心动悸，气短，胸闷，脉数或结、代、雀啄、屋漏等，用生脉注射液静脉滴注。

5. 肺衰伴心衰　表现为心悸，喘促不得卧，口唇、爪甲青紫，甚至烦躁，咳粉红色泡沫痰，大汗淋漓，四肢厥冷等，用大剂独参汤或参附汤灌服。

6. 肺衰伴水肿　表现为浮肿，下肢尤甚，按之凹陷，心悸心慌，咳而气短，动则喘甚，喘不得卧，尿少肢冷等，可用真武汤温阳利水。如水肿来势迅猛，可急用己椒苈黄丸或疏凿饮子通利水道，取效即止。

7. 肺衰及急危重症　临证之时，当中西医结合抢救，必要时当行机械通气治疗，方可提高疗效。

【预防与调护】

一、调护

1. 肺衰病人的肺、脾、肾诸脏的气化功能紊乱，而浊邪内盛，表现为正虚浊阻。正虚则卫外功能减弱，浊阻则气血不和，营卫失调，易受外邪侵袭，常使肾衰病情加重。故病室要求通风，冷暖适宜，要有充足的阳光，保持室内空气新鲜，避免烟雾、粉尘的污染。病室须每日用食醋熏蒸消毒。病人应高枕位或半卧位，减轻肺淤血。及时吸痰，保持气道通畅。

2. 肺衰病人一般需要给予高热量、高蛋白、富有维生素的饮食，宜清淡，食量应适当控制，忌食辛辣、荤腥、油腻之品。

3. 肺衰病人常有腹胀等脾胃失健的证候，中药汤剂宜浓煎，宜少量多次分服。若药进即吐者，可用生姜汁点舌，或口含糖姜片。若服药后胃脘不舒，宜增加服药次数，减少每次服药量，或改用针剂。

4. 肺衰病人应增强体质，适应气候的变化，预防感冒的发生。经常感冒者，可用冷水洗脸，增加机体对寒冷的适应性。

5. 严密观察和记录肺衰病人的病情变化，对了解预后、确定治疗和护理原则有很大的帮助。必须经常注意病人虚里搏动次数和节律、血压、呼吸、出入量、面色、舌苔、脉象的变化。

二、预防

1. 肺衰是由哮病、肺胀、肺痨等病证发展而来，因而，预防本病首先应预防以上各种病证。

2. 肺衰的发生和外感风邪、热毒，烧伤和金刃伤等创伤，感染疫毒，劳倦过度等有密切的关系，甚至可由其诱发。因此，预防感冒、温病的发生，平素小心谨慎，预防意外伤发生，对预防本病证亦有重要的意义。

第九节 肾 衰

肾衰是指肾体受损，藏真衰竭，阴液不化，五液失司，开合失职而引发水津代谢失常，溺毒入血，壅塞三焦的急危重症。本病中医尚有"关格"、"水毒"之称。《伤寒论·平脉法第二》说："关则不得小便，格则吐逆。"病位在肾，病性多为虚中夹实。

本症多见于外伤及水肿、癃闭、肾风、淋证之晚期。

西医学的肾衰竭可参照本病论治。

【病因病机】

肾衰之因多端，病机繁杂，变化多且乱。概言之有：

1. **邪毒伤肾** 感染疫毒，或误食有毒之物，或用药不当，药毒犯肾，造成肾体受损，藏真受伤，气化失权，开合失职，溺毒入血，弥漫三焦而成。

2. **肾体失养** 久患肾疾，或久病及肾，或久劳损伤，复加劳累太过，耗伤正气，日久造成肾体失养而不复，肾之阴阳日渐衰耗，气化不利，浊阴内蓄而难化，转生溺毒，蓄积体内，发生肾衰。

【诊断与鉴别诊断】

一、疾病诊断要点

1. 多有原发性肾系疾病，或创伤、中毒等病史，临床以少尿，恶心呕吐，倦怠乏力，头晕耳鸣较为突出，或见浮肿，头痛，搐搦，心悸气短，皮肤瘙痒，视物不清，食少纳呆，脘腹胀痛，甚则嗜睡、昏迷等复杂临床见症。

2. 体检常见多系统受损表现，面白唇暗，烦躁不安，视力下降，口中有尿味，胃脘压痛，肾区叩痛，或见胸水，腹水，全身浮肿等。

二、证候诊断要点

1. **辨虚实**　肾衰证候当以虚实为纲，区别正虚与邪实的孰轻孰重。

实证：小便短赤，灼热，或闭塞不通，头昏胀，皮肤瘙痒，口黏口苦，或有溺臭，渴不多饮，水肿，腹水，甚者高热烦躁，苔厚浊，脉沉实有力。

虚证：面色㿠白，形寒肢冷，神疲乏力，全身浮肿，尿少清白，舌质淡，脉沉无力。

2. **察急慢**　肾衰分急性与慢性。急性病人往往在短时间内发病，多经历少尿、多尿、恢复三期过程，一般症见血肌酐升高，尿素氮升高。慢性病人多有慢性肾病，而无明显三期表现，但以多系统受损表现为主。

三、鉴别诊断要点

癃闭是以尿闭，排尿困难，下腹胀痛为主，多无恶心呕吐，B 超示膀胱充盈。但长期不解可发展为肾衰。

四、相关检查

肾功能与尿比重改变，肾衰指数 >2，肾图、超声检查多有病理性改变，尿中多有蛋白、红细胞、白细胞及各种管型，多呈进行性贫血。

【急救处理】

一、常规处理

1. 原发性疾病的治疗：肾衰不是独立的疾病，针对引发肾衰的原发性疾病进行合理、及时的治疗至关重要，这是救治肾衰的关键所在。

2. 调节水及电解质平衡，注意液体出入量。调节血钾、血钙、血钠及体内酸碱平衡，纠正可逆转因素。必要时可予西药调节，或血液透析、中药腹膜透析等。

3. 饮食给予优质蛋白饮食，忌食豆制品等物。宜低盐饮食。

4. 卧床休息以养肾。

二、辨证救治

1. 实证

小便短赤，灼热，或闭塞不通，头昏胀，皮肤瘙痒，口黏口苦，或有溺臭，渴不多饮，大便不通，水肿，腹水，甚或高热烦躁，或见出血，苔厚浊，脉沉实有力。

【证机概要】湿毒、水浊、瘀血蕴结于肾，气化失司，开合失职。

【治法】祛浊复肾。

【处理】

（1）方药：温胆汤加减，药用制半夏、竹茹、枳实、橘皮、白茯苓、炙甘草等。

加减法：热毒瘀滞者，合用清瘟败毒饮（生石膏、生地黄、水牛角、黄连、栀子、桔梗、黄芩、知母、赤芍、玄参、连翘、甘草、丹皮、鲜竹叶）；水浊壅盛者，合用五苓散（猪苓、泽泻、白术、茯苓、桂枝）；邪毒害肾者，合用黄连解毒汤（黄连、黄芩、黄柏、栀子）。

（2）中成药：川芎嗪 40～80mg 加入 5% 葡萄糖注射液 500ml，静脉滴注。复方丹参注射液 20ml，加入 5% 葡萄糖注射液 250ml，静脉滴注。

（3）针刺疗法：取中极、膀胱俞、阴陵泉，用泻法。耳穴可选肾、内分泌、三焦。

（4）其他疗法

灌肠疗法：①肾衰结肠灌注液 100ml 加入 5% 碳酸氢钠注射液 10～20ml，保留灌肠 30 分钟，每天 6～8 次。②生大黄（后下）、六月雪、徐长卿、皂角、生牡蛎，浓煎取汁 100ml，保留灌肠，每日 1 次。③用大黄、丹参、牡蛎、蒲公英、槐花、地榆，加水 400ml，煎至 200ml，分两次保留灌肠，每天 1 剂。

外敷疗法：紫皮独头蒜、芒硝，共捣成糊状，外敷肾区 1 小时，每日 1 次。或用甘遂末敷神阙穴。

2. 虚证

面色㿠白，形寒肢冷，神疲乏力，全身浮肿，尿少清白，或夜尿频多，腰酸膝软，食少便溏，或伴心慌气短，胸水，腹水，或见手足心热，口干咽燥，两目干涩，舌淡，脉沉虚无力。

【证机概要】脾肾阳气虚乏，无以气化，出入开合之机障碍。或精血亏乏，肾体失养。

【治法】补肾复气。

【处理】

（1）方药：偏于脾肾阳虚者，用真武汤，药用茯苓、芍药、白术、生姜、附子。偏于肝肾阴虚证，用六味地黄丸，药用熟地黄、山萸肉、山药、泽泻、牡丹皮、茯苓。

（2）中成药：至灵胶囊、杞菊地黄丸、黄芪口服液、金匮肾气丸等口服。黄芪注射液 20～40ml，加入 5% 葡萄糖注射液 250ml，静脉滴注。

（3）其他疗法

灌肠疗法：大黄、生牡蛎、蒲公英等煎汤 100ml，保留灌肠 1 小时，每天 4～8 次。

外敷疗法：取丹参、红花、赤芍、细辛、川芎、透骨草，分装两布袋中，蒸热后，分置

于双肾区热敷。

穴位注射：以川芎嗪 1ml（20mg）于中极穴位注射。

灸法：大艾炷灸神阙、关元。

【综合诊疗】

肾衰病情极其复杂，多易变生坏病。病人伴见外感见症，宜用麻黄加术汤，并加用抗生素治疗；见有血证、脱证、抽搐、神昏、心衰、胸水、腹水时可参照相关疾病救治。贫血之血色素在 60g/L 以下时，当予输新鲜全血。若急性肾衰已 3 天以上，尿素氮 >25mmol/L，血肌酐 >442μmol/L，血钾 >7mmol/L 时，或慢性肾衰病情急剧恶化者当予透析疗法。

【预防与调护】

1. 积极诊疗引发肾衰的原发病。
2. 密切注意病情变化。如体温、呼吸、脉搏、血压、舌脉变化及伴发病象，详加记录，有变化及时报告。尤其是对尿液色、质、量、味的观察。
3. 加强对导尿管、输液管、吸氧管等护理。
4. 嘱病人卧床休息，安慰病人，树立战胜疾病的信心。
5. 加强饮食护理，注意液体出入量的平衡及营养的适宜调节。
6. 强化对病人皮肤、口腔等护理。

第二章
急性中毒

第一节 中毒总论

中毒指毒物经人体食道、气道、皮肤、血脉侵入体内，致使气血失调，津液、水精施布机能受阻，甚则损伤脏器的急性病证。最早有关中毒的记载见于《金匮要略·禽兽鱼虫禁忌并治》："所食之味，有与病相宜，有于身为害，若得宜则益体，害则成疾，以此致危，例皆难疗。凡煮药饮汁，以解毒者，虽云救急，不可热饮，诸毒病得热更甚，宜冷饮之。"并有"治自死六畜肉中毒方"、"治食生肉中毒方"的记载。《金匮要略·果实菜谷禁忌并治》也载有"治食诸菌中毒闷乱欲死方"。继后《诸病源候论》、《圣济总录》等医著皆详细阐述了中毒的发病机理、证候分类，并记载了急救措施及有效方药。

现代医学认为，有毒物质进入人体，达到中毒量而产生损害的全身性疾病称为中毒。引起中毒的物质称毒物，可分为化学性毒物、植物性毒物和动物性毒物，也可分为食物中毒、药物中毒及酒精中毒等。短时间内吸收大量毒物，发病急，症状严重者称为急性中毒，为本章介绍的内容。

【病因病机】

本病病因主要为不洁或有毒之物进入体内。人体禀赋不足，或脏腑功能失调，卫外不及，或毒邪壅盛，毒物经人体食道、气道、皮肤、血脉侵入体内，损伤人体正气，致使气血失调，津液、水精施布机能受阻，甚则损伤脏器，造成阴阳离决。概括之则为正气受损，脏腑气血功能紊乱。

毒物由口鼻、肌腠脂膜侵入人体，渗入血脉，由经络传至脏腑，导致毒入营血，弥漫机体外而中毒。

毒物壅于脾胃，损及脾运，脾失健运而见脘腹胀痛；滋生湿热，湿热下迫，可见腹泻如注；毒物伤及肠络，血溢脉外可见便血；腑气不通，浊阴不降反上逆而出而见呕吐；毒邪内侵，燔于气血，扰乱气机，动风动血，可见抽搐、角弓反张等；毒邪传里，耗伤肺肾，肺失主气，肾失纳气，可见咳喘不能平卧；毒入于肾，伤及真元，肾失开合，膀胱气化不利，可见尿少、尿闭；毒入于心，心失所养，神明逆乱；毒入于脑，上扰神明，闭塞窍络，可见神昏谵语；毒损五脏，终致藏真熄灭，阴阳离决。

【诊断与鉴别诊断】

一、疾病诊断要点

1. 发病时间　短时间发病，起病急。

2. 发病特点　有毒物接触史和相应的中毒症状，早期多见肺胃症状，极易累及心、脑、肝、肾和血脉。多见脏器受损，脏腑气血功能紊乱所致暴喘、心悸、抽搐、昏迷、脱证、尿少、尿闭等危急证候，甚至阴阳离决的危候。

3. 临床表现　腹痛，头晕目眩，头痛，耳鸣失聪，汗出心悸，甚则心痛，尿少，尿闭。可因中毒物质不同而有不同的表现，如谵语，呼吸急促或微弱，甚则呼吸麻痹；或可闻及特殊气味，如嗅大蒜味等；面色潮红，口唇青紫或樱桃红色，或见瘀斑、瘀点；瞳仁散大或缩小，或大小不等；神情淡漠或烦躁不安，虚里应衣或不应衣。脉象可见虚脉或实脉，或数或迟，或雀啄脉，或屋漏脉，或虾游脉，或釜沸脉等。

二、证候诊断要点

1. 毒邪外侵，蕴积脾胃　恶心呕吐，脘腹胀痛，肠鸣音亢进，气闭，便秘或腹泻，甚而午后潮热，呕血，便血，舌质深红，苔黄腻，或花剥苔，脉弦数。

2. 毒犯血脉，聚积肝胆　两胁胀痛，恶心，呕吐苦水，咽干口燥，头目眩晕，甚而黄疸，抽搐，舌质红，苔黄微黑，脉弦数。

3. 毒损气血，肺肾受损　咳嗽，气急，不能平卧，小便短赤，或有浮肿，甚则尿闭，尿血，舌质红，苔薄白，脉沉缓。

4. 毒陷心脑，脏腑虚衰　心悸气短，心烦，夜不能寐，或时清时寐，表情淡漠，嗜睡，甚则昏迷，谵语或郑声，项背强直，角弓反张，瞳仁乍大乍小，或大小不等，舌质红绛，无苔，脉数疾，或雀啄，或屋漏。

三、相关项目

1. 测定有害物质，如血、尿、头发、指甲、呕吐物或首次洗胃的内容物中的毒物及其代谢产物的定性定量分析。

2. 检测某些生化指标或细胞形态的改变，如测定血中高铁血红蛋白、红细胞胆碱酯酶活力。测定尿中红细胞锌、原卟啉或游离原卟啉等。

3. 常规生化检查及相关的辅助检查。

【急救处理】

一、减少毒物的吸收

1. 催吐　适用于毒量不大，口服毒物 2~3 小时之内，机体正气充实者。

（1）三圣散：藜芦、防风、瓜蒂，水煎顿服，探吐。

（2）催吐解毒汤：甘草、瓜蒂、玄参、地榆，水煎顿服，探吐。

（3）生鸡蛋10～20个，取其蛋清，加明矾，搅匀，口服或灌胃，吐后再灌；白矾或胆矾，温水冲服，或以手指、压舌板探吐。

2．洗胃　神志不清者，常规插入胃管，用清水或淡盐水、高锰酸钾溶液或绿豆汤等洗胃液，反复冲洗。若抽搐、食道静脉曲张、主动脉瘤、溃疡病出血及因腐蚀性毒物引起食道及胃肠道损伤等患者，均禁用本法。孕妇则慎用。

3．泻下　毒物已进入肠道，但尚未被完全吸收，可引用泻法使毒物从大便排出。

（1）保赤散1袋，顿服；番泻叶泡水服。

（2）大黄、防风、甘草，水煎服。

（3）若口服药物导泻仍不能使毒物完全排出者，可用灌肠的方法。如大黄，水煎200～300ml，灌肠；大承气汤（大黄、厚朴、枳实、芒硝），水煎300～500ml，灌肠。因腐蚀性毒物引起食道及胃肠道损伤等患者，均禁用本法。

二、排出毒物

1．常用解毒方剂

（1）生黄豆、生绿豆，煎汁服。用于各种食物及药物中毒。

（2）兴国解毒药：鸡血藤、田七、青木香、茜草、香附、冰片、小叶凤尾草，水煎服。用于乌头、苍耳子、马钱子、野毒蕈、氰化物、亚硝酸盐及有机磷杀虫药中毒。

（3）绿豆甘草解毒汤：绿豆、生甘草、丹参、连翘、石斛、大黄，水煎服，1日2剂。

2．利尿　车前子、白茅根，水煎服。酸性药物中毒可用碳酸氢钠和利尿药使尿液碱化。此法注意防止肺水肿、脑水肿、电解质紊乱、酸碱平衡失调。肾功能不全者禁用。

三、支持疗法

呼吸衰竭者立即静脉注射或静脉滴注呼吸兴奋剂，必要时用机械通气。血压下降或休克，按"脱证"救治。

【综合诊疗】

古代关于中毒的解救资料较为丰富，并很早就强调以催吐等方法将毒物排出，如《太平圣惠方·解诸药毒诸方》："解中毒……宜速吐之。"而关于通用解毒药，则强调甘草、绿豆的作用，而在《普济方》有瓜蒌粉专解酒毒的记载。

现在研究中毒救治主要是如何快速清除未吸收的毒物，常用方法有催吐、洗胃、灌肠等，努力寻找特效的解毒药物。中医药治疗研究，主要在于增加排毒效能，减少毒物的毒性作用。

近年来，固定方药及验方研究也取得了一定的进展，特别是对有毒中药的处理方面，如乌头类、斑蝥等中毒，应用中医中药治疗，取得满意的效果。

【预防与调护】

1．避免毒物接触

（1）勿食腐败变质之物及毒蕈。

（2）饮酒有节，避免过量。

（3）严格管理农药。

（4）加强煤气管理，煤炉烤火时不要紧闭门窗。

（5）用药遵医嘱，不滥用药物。

2．发生中毒综合护理救治

（1）卧床休息，冬季宜保暖，夏季宜通风。

（2）进食流质或清淡易消化之品，不能吞咽者，予鼻饲。

（3）注意口腔护理，勤翻身，防止褥疮和肺炎发生。保持呼吸道通畅，防止窒息。保持二便通畅，尿潴留者，安置导尿管。

（4）故意服毒者，应专人守护。

第二节　食物中毒

食物中毒是指由于进食不洁或有毒之物引起的急性中毒性疾病。临床常见的有细菌性食物中毒、毒蕈中毒、河豚中毒、鱼胆中毒等。

细菌性食物中毒是指由于进食被细菌或其毒素污染的食物后所引起的急性疾病，是食物中毒中最常见的一类。常见的致病菌有沙门菌、大肠杆菌、金黄色葡萄球菌等。多发生于夏秋两季，呈暴发性流行。

毒蕈俗称毒蘑菇，又叫毒菰。常致中毒的毒蕈有捕蝇蕈、白帽蕈、马鞍蕈等。其含毒成分极为复杂，中毒对象之广泛，中毒致死率之高，均居植物中毒的首位。中毒原因主要是采集后误食。

河豚中毒常见于沿海渔民。河豚毒素为神经毒，主要存在于河豚的睾丸、卵巢、卵子、肝和血液之中，肌肉中无毒素。河豚毒素对胃肠道黏膜有强烈刺激作用，能引起急性胃肠炎症状。吸收后迅速作用于神经末梢和中枢，首先是周围感觉神经麻痹，继而运动神经麻痹，严重者导致脑干麻痹而呼吸循环衰竭。

鱼胆中毒多由食用淡水鱼的鱼胆治疗疾病所致。主要是青鱼胆，其次为草鱼胆和鲤鱼胆。鱼胆的胆汁毒素，主要损害肝及肾脏，亦可损害心、肺及神经系统，多因肾功能衰竭而死亡。

现代医学食物中毒可参照本节治疗。

【诊断与鉴别诊断】

一、疾病诊断要点

1. 病史 有明确进食不洁或有毒食物史。

2. 临床表现 多为胃脘部或脐周疼痛，恶心呕吐，腹泻，多为黄色水样或稀烂便，日数行。严重者出现脱证。

二、证候诊断要点

本病责之于饮食不洁，邪毒秽浊之气阻遏中焦，侵犯脾胃。临床上初起多为实证，后期可转为虚实夹杂乃至虚证。

1. 实证 恶心呕吐，脘腹胀痛，腹泻，甚则呕血、便血，舌质深红，苔黄腻，脉弦数。

2. 虚实夹杂证 心悸气短，心烦，夜不能寐，表情淡漠，嗜睡，甚则昏迷，谵语或郑声，项背强直，角弓反张，瞳仁乍大乍小，或大小不等，舌质红绛，无苔，脉数疾，或雀啄，或屋漏。

3. 虚证 伤阴者，吐泻频繁，口渴引饮，目眶凹陷，声嘶，尿少或闭，舌质干红，脉细数；亡阳者，吐泻频剧，神志模糊，汗出身凉，四肢厥冷，气短声怯，舌质淡，脉微欲绝，至数不清。

三、鉴别诊断要点

1. 霍乱 有流行病学史。常先泻后吐，吐泻较为严重。腹泻常为无痛性，呕吐常为喷射性与连续性。吐泻物为米汤样。

2. 疫毒痢 发病急骤，壮热口渴，头痛烦躁，甚至昏迷痉厥，或剧烈腹痛，痢下鲜紫脓血，舌红绛，苔黄燥，脉滑数。

四、相关检查

1. 毒物分析 从剩余食物或胃内容物中检出相应毒物。

2. 细菌培养 细菌性食物中毒残留食物和排泄物细菌培养阳性，或早期血培养阳性。

3. 血清凝集试验 对于沙门菌食物中毒，近期内无免疫接种史者菌体抗原的凝集效价大于1:160，或双份血清效价增高在4倍以上者有诊断意义。

4. 荧光抗体法 可快速检测出金黄色葡萄球菌。

【急救处理】

一、常规处理

1. 阻止毒物吸收，立即进行催吐、洗胃、导泻。

2. 注意监测血压、心率、呼吸及神态状况。

3. 使用利尿剂，促进已吸收的毒物排除。

4. 迅速开通静脉通道，给予积极的支持疗法。

二、辨证救治

1. 实证

恶心呕吐，脘腹胀痛，腹泻，甚则呕血、便血，舌质深红，苔黄腻，或花剥苔，脉弦数。

【证机概要】邪毒内盛，胃失和降。

【治法】和中解毒，健脾和胃。

【处理】

（1）方药：小承气汤加减，药用大黄、枳实、厚朴等。

加减法：腹痛明显者，加黄连、白芍；脾胃本虚者，适当加用扁豆、山药，并减泻下药的用量。

（2）中成药：藿香正气丸（或水）：解表祛暑，化湿和中，主要用于湿浊偏盛之食物中毒。香连化滞丸：清化湿热，化滞止泻，主要用于食滞偏重之食物中毒。清开灵注射液：清热解毒。30ml 加入 5% 葡萄糖注射液 250ml 中静脉滴注。

（3）针灸：取合谷、中脘、足三里、内关穴，腹痛者，加针气海穴，用泻法。

（4）其他疗法：大黄、槐花、黄芪，水煎至 200～300ml，保留灌肠，每日 1～2 次。

2. 虚实夹杂证

心悸气短，心烦，夜不能寐，表情淡漠，嗜睡，甚则昏迷，谵语或郑声，项背强直，角弓反张，瞳仁乍大乍小，或大小不等，舌质红绛，无苔，脉数疾，或雀啄，或屋漏。

【证机概要】邪陷心脑，正虚邪盛。

【治法】解毒醒脑，扶正祛邪。

【处理】

（1）方药：清营汤合生脉散加减，药用水牛角、生地、竹叶心、金银花、麦冬、丹参、黄连、玄参、连翘、人参、麦门冬、五味子等。酌加开窍药，如菖蒲、郁金、牛黄、麝香、冰片等。

（2）中成药：紫金锭：化痰开窍，辟秽解毒。安宫牛黄丸：开窍醒神。安脑丸：清热开窍。醒脑静注射液：苏醒止痉。20ml 加入 5%～10% 葡萄糖注射液或生理盐水 500ml 中静脉滴注。

（3）针灸：内关、人中、关元、神阙、十二井。内关，捻转提插，用泻法；人中，用雀啄手法，至眼球充满泪水为止；关元、神阙，直接灸，至神志清醒为度；十二井，常规消毒后放血。

3. 虚证

伤阴者，吐泻频繁，口渴引饮，目眶凹陷，声嘶，尿少或闭，舌质干红，脉细数；或吐泻频剧，神志模糊，汗出身凉，四肢厥冷，气短声怯，舌质淡，脉微欲绝，至数不清。

【证机概要】耗气伤阴，阳气欲脱。

【治法】养阴益气，回阳固脱。

【处理】

（1）方药：生脉散加减。药用人参、麦门冬、五味子等。

加减法：伤阳重者酌加附子、干姜、白术等；亡阴甚者酌加生地、阿胶、北沙参、白芍等。

（2）中成药：生脉饮口服液：养阴益气。参附注射液：回阳救逆，益气固脱。20ml加入 5% ~ 10% 葡萄糖注射液 250 ~ 500ml 中静脉滴注。生脉注射液：益气养阴，复脉固脱。20 ~ 40ml 加入 5% ~ 10% 葡萄糖注射液 250 ~ 500ml 中静脉滴注。参麦注射液：益气固脱，养阴生津。5 ~ 20ml 加入 5% ~ 10% 葡萄糖注射液 250 ~ 500ml 中静脉滴注。

（3）针灸：艾灸神阙 15 分钟至 2 小时。

【综合诊疗】

食物中毒临床上初起多为实证，吐泻之后耗气伤津，邪毒内陷，出现虚实夹杂证候，继续发展则易出现阳脱阴竭或突然阴阳离决等危候。

本病临床起病急骤，发展较快，并发症多。若治疗不及时或病情过重时，常继发肝、肾、脑等重要器官的损害。因此，在运用上述中医辨证急救治疗的基础上，针对所表现出的临床表现及时对症治疗，不仅能解除病人暂时痛苦，且对挽救病人生命也有极为重要的作用。

1. 昏迷者可用促苏醒药，如纳洛酮等。

2. 中毒性肺水肿为非心源性的，可用大剂量糖皮质激素。

3. 烦躁不安、抽搐者可给予镇静剂如安定等。

4. 注意纠正水、电解质紊乱及酸碱失衡。

5. 合理应用抗生素，预防和控制感染。

6. 呼吸困难者予以吸氧，呼吸衰竭者给予呼吸兴奋剂，必要时予机械通气。

7. 脑水肿时用脱水剂如甘露醇等。

8. 关于特效解毒剂

（1）毒蕈中毒：对于绿帽蕈、白帽蕈等毒性很强的毒蕈中毒，可酌用毒蕈血清肌肉注射（先做皮内过敏试验，阳性者需先脱敏）。对死帽蕈、粟帽蕈、白毒伞蕈中毒及以中毒性肝炎症状为主者，可试用巯基丙磺酸钠或二巯丁二钠。

（2）河豚中毒：半胱氨酸可改变河豚毒素的分子结构，破坏其毒性。盐酸半胱氨酸 100 ~ 200mg，用磷酸二氢钠缓冲液 2 ~ 4ml 溶解后肌肉注射，每日 1 ~ 2 次。

（3）鱼胆中毒：无特效解毒剂，应早期、足量应用肾上腺皮质激素。

在急诊临床工作中，对危重食物中毒病人往往需要先抢救后诊断，或治疗中明确诊断，实际上诊疗在同时进行。

【预防与调护】

对于无论属于哪一个阶段的食物中毒患者，都应给予细致的护理，详细记录体温、脉

搏、呼吸、血压、神志、瞳孔变化及出入量等，及时了解病情走向。

1. 宜静养　患者经吐泻及排毒治疗后，元气大亏，宜静卧，动则耗气。

2. 调饮食　包括洁饮食和节饮食两个方面。洁饮食：即要注意饮食卫生，不洁饮食切勿入口。节饮食：呕吐、腹泻严重者予禁食。可少量多饮茶水和淡盐水。待病情好转后，先给予流质、半流质饮食，逐渐过渡到正常饮食。以清淡而富有营养为原则，忌油腻、难于消化及刺激性食物，少食多餐。不能吞咽者，给以鼻饲。

3. 慎起居　病室应安静通风，注意保暖。有惊厥出现的患者，宜置于安静的病室内。

第三节　药物中毒

凡是药物，特别是有毒药物，经气道、食道、血管或皮毛进入体内，而使机体受损致病，甚至阴阳离决危及生命，称为药物中毒。有毒中药常见有乌头类药物、钩吻、斑蝥、曼陀罗、雷公藤、马钱子等。

药物中毒的发生主要有下列原因：

1. 用药过量。

2. 煎法不当，煮时过短。乌头类药物如久煎达 1 小时以上，大约 87% 有毒成分可被水解为毒性小或几乎无毒的原乌头碱。

3. 个体差异。凡对乌头类药物敏感者即使小剂量亦可中毒。如有的只服附片 1 ~ 2 片（约 3 ~ 6g）即能中毒，而有的使用附子或乌头达 120g，久煎取汁口服，并无不良反应。

此外，还有因病人误服误用，或求愈心切，不遵医嘱，或妄信偏方等，都有可能酿成药物中毒的发生。

【诊断与鉴别诊断】

一、疾病诊断要点

（一）乌头类药物中毒

1. 病史特征　有服用乌头类药物的病史。

2. 发病特点　轻者：恶心，呕吐，流涎，腹痛，腹泻，口舌麻或全身发麻，紧束感，头痛，头昏，视物模糊。重者：心悸，气急，面色苍白，唇紫，四肢厥冷，汗出，脉结代，甚则昏厥，抽搐等。

（二）钩吻（断肠草）中毒

1. 病史特征　有误服钩吻根、茎、叶的病史。

2. 发病特点　轻者：口及咽喉灼痛，恶心呕吐，腹痛，腹泻等。重者：眩晕，肢麻，言语不清，乏力，时有震颤，吞咽困难，复视，视力下降，上睑下垂，甚至昏迷，抽搐。严重者：气促或气息微弱，肢厥汗出，瞳仁散大，脉搏先缓后促等。

（三）斑蝥中毒

1. 病史特征 有明确接触斑蝥的病史，如皮肤接触、内服等。

2. 发病特点 轻者恶心呕吐，腹中绞痛，腹泻，尿频，尿痛，尿道灼热，小便短赤，口糜灼痛，皮肤干燥，发红起疱，甚或瘀斑、溃烂；重者头痛，头晕，肢麻，便血，尿血等，甚者寒战，高热，谵妄，神昏，抽搐。

（四）曼陀罗中毒

1. 病史特征 有明确过量用药或误食曼陀罗果实、花等病史。

2. 发病特点 轻者口干咽燥，声嘶，皮肤、颜面潮红，双眼发红，气促，头晕；重者躁动不安，意识不清，谵妄，瞳仁散大，抽搐，甚至昏迷。

（五）雷公藤中毒

1. 病史特征 有明确服用雷公藤制剂病史。

2. 发病特点 早期：服药6小时后腹部隐痛不适，或腹痛剧烈，腹胀腹泻，恶心呕吐，纳呆，口干，头晕，头痛，身痛，肢麻，乏力，甚者便血，或黄疸，或抽搐。中期：2～3天内尿少，浮肿，腰痛，心悸，胸闷，气短，唇紫，脉细弱。后期：5～7天后尿量增多，少数出现血尿或尿潴留。

（六）马钱子中毒

1. 病史特征 有误服或过量服用马钱子及以马钱子配制的中成药病史。

2. 发病特点 早期：头晕，烦躁，气促，面僵，吞咽困难。中期：神昏，瞳仁缩小，惊厥，角弓反张，牙关紧闭，双拳紧握，四肢挺直，每次惊厥持续1～2分钟左右。后期：严重惊厥反复发作5～6次以上者，患者常死于肺衰或心衰。

二、证候诊断要点

本病因毒蕴胃肠，犯及血脉，毒损气血，脏腑虚衰引起，临床证候主要分为虚实两证。

1. 实证

毒蕴胃肠，犯及血脉：腹部剧痛，恶心呕吐，呕吐胃内容物，兼见面红气粗，或口唇青紫，甚则神昏，抽搐，角弓反张，舌绛红，苔黄腻，脉弦或结或代或促。

2. 虚证

毒损气血，脏腑虚衰：腹部剧痛，恶心难呕，兼见面色苍白或苍灰，心悸气短，气息微弱，四肢蠕动，舌淡红，苔白腻，脉沉细无力，或脉涩。

三、鉴别诊断要点

1. 胃痛 胃痛以痛为主，病势不急，多为隐痛、胀痛，常有反复发作史，常伴有泛恶，脘闷，嗳气，大便不调等。中毒则有明显的毒物接触史，病势急，突然发生，剧痛难忍，不伴有脘闷、嗳气。

2. 腹痛 许多疾病都有腹痛症状，中毒常伴或不伴有引起腹痛的其他疾病，有明显的毒物接触史，常伴有便秘或泄泻。

四、相关检查

乌头类药物中毒，可见心律失常，如窦性心动过缓、频发室早，甚至出现室颤等。

尿液阿托品定性试验可用于判断是否为曼陀罗中毒。取患者尿液加热蒸发，残留黄色残渣，滴入氢氧化钾后变紫色，即为曼陀罗中毒。

雷公藤中毒可见粒细胞减少，骨髓抑制，肝肾功能损害。

有时可见白细胞计数增高，尿中见尿蛋白及红、白细胞。

【急救处理】

一、常规处理

（一）乌头类药物中毒

1. 清除毒物　食入毒物在 4~6 小时以内立即用 1:5000 高锰酸钾溶液洗胃，洗后从胃管灌入硫酸镁 20g 导泻，或用 2% 盐水高位灌肠。

2. 静脉补液　静脉滴注 10% 葡萄糖注射液或 5% 葡萄糖生理盐水，补充维生素 B 族、维生素 C 等。

3. 解毒中药（洗胃后服药）　①蜂蜜 50~100g，开水冲服，呕吐频繁者频频少服，呕吐止后顿服。②绿豆，煎汤代茶饮，频服。③姜草绿豆汤：生姜、甘草、绿豆，水煎服。④黄连、黑豆，水煎服。⑤生姜、生甘草、金银花，水煎服。⑥银花甘草三豆汤：银花、甘草、黑豆、绿豆、赤小豆，水煎后加蜂蜜，每日 1 剂。⑦黄芪、远志、甘草，水煎服。⑧苦参煎汤服。

（二）钩吻中毒

1. 清除毒物　及时洗胃、导泻，促进毒物排泄。可用 1:5000 高锰酸钾溶液、茶叶水或 3% 鞣酸溶液洗胃，洗胃后灌入硫酸镁溶液导泻。

2. 吸氧　呼吸衰竭者立即静脉注射或静脉滴注呼吸兴奋剂，必要时气管内插管行人工机械通气。

3. 静脉用药　补充大量维生素 B 族、维生素 C，静脉滴注高渗葡萄糖溶液利尿解毒。亦可酌情应用肾上腺皮质激素。

4. 中药（洗胃后服药）　①三黄汤：黄芩、黄连、黄柏、甘草，水煎后灌服。②金银花、叶捣烂榨汁，拌红糖灌服。③鸡蛋 3 个，取蛋清调花生油灌服。④铺地蜈蚣生草、金菲菜、松橇芽捣烂，加水 1 碗，去渣后服汁，每日 1 剂，连服 3~5 天。⑤水翁叶（水翁草又名水香、酒翁，为桃金娘科水榕属植物水榕的叶）捣汁，加凉开水 500ml，口服或胃管灌入 300ml，服后随即呕吐，吐后再灌 200ml，直至无呕吐或清醒，症状消失为止。⑥甘草煎汤灌服。⑦蕹菜根、茎（去叶）捣烂榨汁灌服。

（三）斑蝥中毒

1. 清洁口腔　保持口腔清洁，可用 2% 硼酸水含漱。口腔溃疡用冰硼散涂敷。皮肤起

水疱者涂以喉风散。必要时应用抗生素，预防感染。

2. 保护胃肠黏膜 内服中毒者，立即取鸡蛋3~4个，打碎后取蛋清口服；或口服鲜牛奶50~100ml，以保护胃肠黏膜。慎用洗胃，因斑蝥中毒易发泡，洗胃可能加重损害胃黏膜，导致出血，甚至穿孔。

3. 静脉补液，维持水及电解质平衡 可静脉滴速尿及甘露醇等加强毒素排泄。如有肾脏损害及休克发生，应及时处理。

4. 中药（即时服药） ①兴国解毒药方（见"中毒总论"）。②豆浆连草汤：黑豆、川黄连、甘草。先将黑豆磨为豆浆，然后将黄连、甘草水煎去渣，再将药液混入豆浆内搅匀，频饮。③甘草汤：甘草、绿豆、黄连、茶叶、滑石、琥珀末（冲），水煎服，可清热解毒，凉血利尿。

（四）曼陀罗中毒

1. 清除毒物 立即用2%~4%碳酸氢钠溶液洗胃，也可用2%~4%药用炭混悬液洗胃，不宜使用1:5000的高锰酸钾溶液或2%~4%鞣酸溶液洗胃，因其不能破坏阿托品。导泻剂宜用硫酸镁15~30g。必要时输液，促进毒物从肾脏排出。

2. 应用阿托品的拮抗剂 如毛果芸香碱，可兴奋副交感神经，先从小剂量开始皮下注射，一般每6小时一次，每次5~10mg，中毒严重者缩短至每15~30分钟一次，直到口干、精神症状消失。也可用毒扁豆碱或新斯的明。

3. 静脉用药 补充大量维生素B族、维生素C，静脉滴注高渗葡萄糖溶液利尿解毒。亦可酌情应用肾上腺皮质激素。

4. 中药（洗胃后服药） ①防风、桂枝，水煎服。②生甘草、生绿豆，捣烂，开水泡服或煎服。③茶叶，煎浓汁，调豆腐，一次服下。④频饮米醋、黄糖。⑤绿豆衣、银花、连翘、甘草，水煎服。⑥复方大青叶注射液4ml（含大青叶、大黄、草河车、银花、羌活）肌注，对洋金花中毒有效。⑦升麻通草饮：升麻、通草、麦冬、生草，煎水1000ml，频服。

（五）雷公藤中毒

1. 排除毒物 及时洗胃、导泻，尽量减少毒物的吸收。因雷公藤在胃内吸收较慢，即使中毒数小时乃至数天，也应彻底洗净，清除消化道残存毒物。

2. 肾上腺皮质激素的应用 地塞米松5~10mg加入50%葡萄糖注射液40ml静脉注射，以后可服地塞米松1.5mg，每日3次，用药2~3周。

3. 静脉用药 输液，利尿。低分子右旋糖酐500ml静脉点滴，或20%甘露醇250ml快速静滴，或速尿40ml静脉注射，以加速毒物的排泄。注意电解质平衡，及时纠正酸中毒，加强支持疗法。

4. 中药（洗胃后服药） ①甘草汁或绿豆甘草汤（绿豆、甘草，煎水）分次服。②鲜萝卜汁口服，鲜韭菜汁口服等均可解毒。③三黄甘草汤：黄连、黄芩、黄柏、甘草，水煎，分次服。④南瓜子、田螺捣汁内服。⑤杨梅树皮煎水200~300ml顿服。⑥白矾末，加入鸡蛋清3~5个，加冷开水100ml，搅匀内服后刺激咽后壁使其吐出，呕吐止后，再服鸡蛋清10~15个。⑦绿豆水煎200ml口服。

（六）马钱子中毒

1. 一般处理　立刻将病人置于暗室，保持安静，避免光照、声音及其他外界刺激；注意监测生命体征；吸氧。

2. 防止惊厥发作　尽快使用抗惊厥药物，如戊巴比妥钠或异戊巴比妥钠 0.3 ~ 0.5g 肌注，或安定 20 ~ 30mg 静脉注射。如惊厥仍不能控制可用乙醚作浅度麻醉。

3. 洗胃　惊厥控制后，如认为胃内尚有毒物，可用 0.1% 高锰酸钾洗胃。饮用牛奶、蛋清沉淀毒物，减少吸收，但切忌用酸性饮料及阿片类药物。

4. 静脉用药　静滴大剂量维生素 C 及肝泰乐，以增强肝脏的解毒作用，保护肝脏。

5. 催吐、导泻中药（洗胃后服药）　①食盐 15g 温开水送下催吐，玄明粉加甘草水煎液导泻。②蜂蜜、绿豆、甘草，煎汤频服。③若仅见头晕、脊背发麻或腰背肌群紧张等中毒症状轻微者，可大量饮甘草水。

二、辨证救治

1. 实证

腹部剧痛，恶心呕吐，呕吐胃内容物，或呕血，便血，尿血，瞳仁或大或小，面红气粗，或口唇青紫，或狂躁，气促，或神昏，抽搐，舌绛红，苔黄腻，脉弦数或结或代或促。

【证机概要】毒侵中焦，损及脏腑。

【治法】调中解毒。

【处理】

（1）方药：甘草泻心汤合三圣汤。药用甘草、黄芩、人参、干姜、黄连、大枣、半夏、防风、瓜蒂、藜芦等。

加减法：腹泻者，加莲子肉、扁豆、生山药；毒盛者，加绿豆、蛋清；便秘者，加郁李仁、大黄。

（2）中成药：玉枢丹口服。清开灵注射液 40ml 加入 5% 葡萄糖注射液 250ml 静脉滴注。醒脑静注射液 20ml 加入 5% 葡萄糖注射液 250ml 静脉滴注。

（3）针灸：针刺内关、足三里、中脘、天枢、公孙、梁门，留针 20 分钟。

（4）其他疗法：导泻、催吐见前急救处理。

2. 虚证

腹部剧痛，恶心难呕，咽干，头昏乏力，瞳仁或大或小，面色苍白或苍灰，大汗淋漓，形寒肢冷，心悸气短，气息微弱，四肢蠕动，或四肢麻木，或尿少，尿闭，舌淡红，苔白腻，脉沉细无力，或脉涩。

【证机概要】毒邪耗伤气阴。

【治法】养阴益气，祛邪解毒。

【处理】

（1）方药：生脉散合六君子汤加减。药用人参、麦门冬、五味子、白术、茯苓、炙甘草、陈皮、半夏等。

加减法：抽搐者，加生牡蛎、生龟板、玄参。

（2）中成药：参麦注射液 20ml 加入 5% 葡萄糖注射液 250ml 中静滴。生脉注射液 10ml 加入 10% 葡萄糖注射液 20ml 静脉注射，继之以生脉注射液 40ml 加入 5% 葡萄糖注射液 250ml 中静脉滴注。参附注射液 20ml 加入 5% 葡萄糖注射液 250ml 静脉滴注。

（3）针灸：针刺百会、至阳、肾俞、秩边、三阴交，留针 20 分钟。

（4）其他疗法：导泻、催吐见前急救处理。

【综合诊疗】

（一）乌头类药物中毒

出现窦性心动过缓者，使用大剂量阿托品静脉注射，每次 0.5~2mg，每 10 分钟至 2 小时一次，直至恢复正常窦性心律。如出现频发室早、阵发性室性心动过速等及时应用利多卡因，每次用量为 50~100mg 静脉注射，每 5~10 分钟一次，用量在 20 分钟内不超过 250mg，1 小时内不超过 500mg，见效后予每分钟 1~4mg 静滴维持。

（二）钩吻中毒

1. 血压下降或休克，可用独参汤或生脉散，若无效者，宜补充有效循环血容量，应用血管活性药物。

2. 腹痛、腹泻、心动过缓可肌注阿托品 0.5mg。

（三）曼陀罗中毒

主要是对症处理。躁动不安、抽搐者，可用 10% 水合氯醛保留灌肠，或肌注氯丙嗪、安定等。呼吸衰竭时应用呼吸兴奋剂。

（四）雷公藤中毒

1. 少尿、无尿者控制输液量，给予低盐饮食。肾衰者按本书相应章节治疗。

2. 厥脱者，急投独参汤、参附汤或生脉散。

3. 出血、血尿、尿闭，则用五苓散或小蓟饮子加三七粉、生大黄。

（五）马钱子中毒

呼吸抑制时，暂停使用中枢抑制药，立即使用呼吸兴奋剂，必要时气管插管，采用呼吸机人工辅助通气治疗。

【预防与调护】

一、预防

（一）乌头类药物中毒

严格执行国家有关剧毒药品管理办法规定，控制剂量，保证安全。慎用生品或粉剂，必须炮制入药。医嘱详明，告诉病人用药宜先煎、久煎（至少 1 小时以上），以减低其毒性。切忌泡药酒或与酒同煎同服，因酒能增强其毒性。生药泡酒，只宜外搽，禁止内服。病人不要妄信偏方，擅自购药服用。

（二）钩吻中毒

如治疗必须用内服时应在医生严格监控下用药。在产地宣传普及有关本药的知识，避免误食、滥用。

（三）斑蝥中毒

捕捉斑蝥时一定要带手套，以防因刺激皮肤而发泡、中毒。加工炮制本品时，注意戴口罩、防护眼镜、乳胶手套、大围裙，避免其与皮肤接触。加强剧毒药管理，严格掌握斑蝥的适应证、剂量和应用方法，以防因误服、滥用药物过量而致中毒。

（四）曼陀罗中毒

对曼陀罗的种植严加管理，避免儿童采食及成人误食。应在医生指导下使用，不可随意加大剂量。

（五）雷公藤中毒

1. 雷公藤属剧毒药品，不可滥用。加强宣传，严格管理。

2. 严格掌握适应证，疗前应检查心、肝、肾等功能和血象，凡有心、肝、肾、胃等脏器病变及孕妇应禁用，尿中出现蛋白及谷丙转氨酶（ALT）升高者应立即停药。婴幼儿不宜应用，哺乳期妇女必须应用时应停止授乳。

3. 药用时应剥净皮部，包括二重皮及树缝间皮部。药物剂量不宜过大，并选择效果好、用量小、副作用少的剂型。

4. 与中草药煎剂或维生素 B_6、肝泰乐等联用，可减少其毒副作用。严密观察，发现有中毒征象者，及时进行检查和处理。

（六）马钱子中毒

马钱子为剧毒药，不可过量使用。使用时需依法炮制。凡高血压、动脉硬化、急慢性喉炎、肝炎、破伤风及突眼性甲状腺肿患者应慎用。

二、调护

卧床休息，密切观察病情，及时发现病情变化，及早抢救。清淡饮食，少食多餐。吞咽困难者，予插胃管，或鼻饲。保持情绪稳定，精神舒畅，避免过喜或暴怒。

第四节　急性有机磷杀虫药中毒

有机磷杀虫药具有杀虫效力高、对植物药害小等优点，是目前我国应用范围最广的一类农药。根据其毒力大小可分为剧毒类，如对硫磷（1605）、内吸磷（1059）；高毒类，如甲胺磷、敌敌畏、乙硫磷；低毒类，如敌百虫、马拉硫磷。在生产和使用过程中常因操作不当或防护不周，经皮肤、呼吸道和消化道侵入人体，而引起中毒。生活中毒见于误服或自杀。

有机磷杀虫药是神经毒物，吸收后在体内广泛抑制胆碱酯酶的活力，使乙酰胆碱不能被

分解而大量积累，引起神经功能紊乱，出现一系列中毒症状和体征。根据其作用部位，可出现 M 样作用——毒蕈碱样症状：恶心、呕吐、腹痛、腹泻、流涎、多汗、支气管分泌物增多、肺水肿、瞳孔缩小等；N 样作用——烟碱样症状：肌束震颤、肌肉痉挛、肌力减退；中枢神经系统症状：疲乏、烦躁不安、头晕、头痛、发热、言语障碍、精神恍惚，病情较重者出现意识障碍、阵发性惊厥，甚至昏迷。

【诊断与鉴别诊断】

一、疾病诊断要点

1. 病史 有有机磷杀虫药接触史或吞服史。
2. 临床表现 呼气、呕吐物、体表有大蒜样臭味。有瞳仁缩小、肌肉震颤、流涎、大汗、气促，甚则惊厥、神昏等表现。

二、证候诊断要点

本病来势凶险，早期除个别体质素弱者外，一般多表现为邪盛标急之实证，若度过危险期，晚期表现为邪去正衰之虚证。
1. 实证 恶心，呕吐，呕吐物或呼出气有大蒜样气味，腹痛，腹泻，头晕，头痛，烦躁不安，肌肉震颤，甚则谵语神昏，舌红苔腻，脉滑数。
2. 虚证 头晕耳鸣，筋惕肉瞤，呕恶清涎，腹痛腹泻，惊悸怔忡，甚则汗出肢凉，呼吸气微，二便自遗，脉微细欲绝。

三、鉴别诊断要点

1. 食物中毒 发病前有不洁饮食史，以急性胃肠炎表现为主，无肌震颤、瞳孔缩小、肺水肿等症状。
2. 阿片类中毒 阿片类中毒病人可见瞳孔缩小，呼吸抑制，肺水肿等临床表现，应与有机磷杀虫药中毒仔细鉴别，鉴别诊断主要通过病史，病人呼出气味，血液胆碱酯酶活性测定。

四、相关检查

全血胆碱酯酶活力测定，如胆碱酯酶活力降至正常人的 80% 以下，对诊断有重要价值。胆碱酯酶活力正常可排除有机磷杀虫药中毒。
阿托品试验：静脉注射阿托品 1～2mg，10 分钟后未见颜面潮红，口干，皮肤干燥，心动过速，瞳孔散大，则提示有有机磷杀虫药中毒的可能，反之则非。

【急救处理】

一、常规处理

1. 脱离污染源 立即将患者移离中毒现场，更换衣服，除敌百虫中毒外，受污皮肤均

可用冷肥皂水或2%～5%碳酸氢钠溶液彻底冲洗。敌百虫中毒可用温水冲洗。

2. 催吐 一般可用手指、羽毛在咽部探吐。在误食后即刻或1～2小时内催吐，较洗胃效果好。

3. 洗胃 常用2%～4%碳酸氢钠溶液或生理盐水（如敌百虫中毒忌用碳酸氢钠）。每次洗胃液一般不超过500ml，以防胃内容物进入肠道。洗胃必须彻底，直至洗出液无农药气味为止。

二、辨证救治

1. 实证

恶心，呕吐，呕吐物或呼出气有大蒜样气味，腹痛，腹泻，头晕，头痛，烦躁不安，甚则谵语神昏，舌红苔腻，脉滑数。

【证机概要】邪毒内侵，胃气上逆，气机逆乱，清阳受扰。

【治法】解毒祛邪。

【处理】

（1）方药

①解毒汤：金花草（鲜品）、崩大碗（鲜品）、银花（干品）、甘草。先将金花草、崩大碗捣烂，加清水250～400ml，滤汁，加红糖100g，加热煮沸，将银花、甘草研成粉末，与煎液混合即成，每日1～2剂，口服或鼻饲。

②银花三豆饮：银花、绿豆、黑豆、赤小豆、甘草，每日1剂，水煎成400ml，分2次服。

③绿豆甘草汤：绿豆、白茅根、银花、生甘草、石斛、丹参、大黄、竹茹，每日2剂，水煎成1000ml，分4次服。昏迷者，鼻饲给药。

（2）中成药：高热神昏者用安宫牛黄丸。也可用清开灵注射液40～60ml加入5%～10%葡萄糖注射液250～500ml中静滴，或醒脑静注射液20～30ml加入5%～10%葡萄糖注射液250～500ml中静滴。

（3）其他疗法（验方）：①曼陀罗或天仙子，加水煎服。②生绿豆粉适量，凉水调服；或绿豆适量，煎汤顿服。③甘草、滑石粉、黄豆面适量，先煎好甘草液，再将滑石粉冲入液内，最后加入黄豆面，待澄清后，取上层液一次服下。

2. 虚证

呕恶清涎，腹痛腹泻，惊悸怔忡，筋惕肉瞤，神昏不识人，甚则汗出肢凉，呼吸气微，二便自遗，脉微细欲绝。

【证机概要】毒侵五脏，气衰阳脱。

【治法】益气回阳固脱。

【处理】

（1）方药：参附汤加减。药用人参、附子等。

（2）中成药：参麦注射液10～20ml静脉注射，或40～60ml加入5%～10%葡萄糖注射液250～500ml中静滴。黄芪注射液30～50ml加入5%～10%葡萄糖注射液250～500ml中静滴。

【综合诊疗】

急性有机磷杀虫药中毒临床病情危急，需紧急处理，特别是中重度中毒的病人，变化快，一般当中西医结合救治。

1. 阿托品的应用 阿托品具有阻断乙酰胆碱对副交感神经和中枢神经系统毒蕈碱受体的作用，对缓解毒蕈碱样症状和对抗呼吸中枢抑制有效，但对烟碱样症状和恢复胆碱酯酶活力没有作用。可肌肉或静脉注射和静脉滴注，根据病情轻重使用不同剂量。轻度中毒首剂可用 $0.5 \sim 1mg$ 皮下注射，中度中毒首剂 $2 \sim 4mg$，重度中毒首剂 $5 \sim 10mg$ 静脉注射，可反复应用，每 $15 \sim 30$ 分钟重复一次，直至出现"阿托品化"，然后减量为 $0.5 \sim 1mg$ 皮下或肌肉注射。阿托品化即临床出现瞳孔较前扩大、口干、皮肤干燥和颜面潮红、肺湿啰音消失及心率加快。如出现神志模糊、烦躁不安、抽搐、昏迷和尿潴留等，提示阿托品中毒，应停用阿托品。中重度中毒一般与胆碱酯酶复活剂合用。

2. 胆碱酯酶复活剂的应用 常用有解磷定、氯磷定，主要用于解除烟碱样症状。复能剂的使用原则是：早期，足量，酌情重复用药及合理伍用阿托品。解磷定轻度中毒首剂 $0.4g$，稀释后缓慢静脉注射。中度中毒 $0.8 \sim 1.2g$，稀释后缓慢静脉注射，必要时 2 小时后重复使用。重度中毒 $1 \sim 1.6g$，稀释后缓慢静脉注射，半小时后可视情况重复 $0.6 \sim 0.8g$ 一次。氯磷定轻度中毒首剂 $0.25 \sim 0.5g$，稀释后缓慢静脉注射，必要时 2 小时后重复一次。中度中毒 $0.5 \sim 0.75g$，稀释后缓慢静脉注射，必要时 2 小时后 $0.5g$ 重复使用，共 3 次。重度中毒 $0.75 \sim 1g$，稀释后缓慢静脉注射，半小时后可重复一次，必要时 $0.5g$，每小时静脉滴注，共 6 小时。

3. 中间综合征 若患者在度过胆碱能危象的急性期，迟发性周围神经病发生之前，出现一组以部分颅神经（以第九、十对神经为主）支配的肌肉、屈颈肌肉、肢体近端肌肉及呼吸肌的肌力减弱或麻痹的临床表现，称中间综合征。临床表现有睑下垂、眼外展障碍、面瘫，甚至呼吸肌麻痹。发病机制尚不清楚，较为公认的是神经肌肉接头障碍学说。治疗在解毒的基础上给予气管插管、呼吸机辅助通气，直至自主呼吸恢复。同时注意防治并发症，维持水、电解质及酸碱平衡。

4. 对症治疗 中毒过程中出现的肺衰、心衰、肾衰、脱证等，处理原则参见本书相关章节。严重患者可用肾上腺皮质激素或输新鲜血。

【预防与调护】

一、预防

广泛宣传安全使用有机磷杀虫药的知识，了解有机磷杀虫药对人体的毒害作用，建立健全有机磷杀虫药的保管制度。喷洒农药时，严禁饮食和吸烟，饭前必须用肥皂水洗手。喷洒过有机磷杀虫药的水果、蔬菜、谷物等在一个月内不得食用。

二、调护

1. 患者应卧床休息，严密观察病情变化，详细记录体温、脉搏、呼吸、血压。

2. 应进食流质和营养丰富而有易于消化的食品，饮食宜清淡，少吃多餐，不能进食者，给以鼻饲。

3. 注意口腔护理，勤翻身，防止褥疮和肺炎的发生。呼吸道分泌物或痰涎不能排除者，应随时吸痰，以防发生窒息和感染。

4. 故意服毒和自杀企图者，则应有专人守护。

第五节　急性酒精中毒

酒精即乙醇，常见酒类饮料中的酒精含量啤酒为 3%～5%，黄酒为 12%～15%，葡萄酒为 10%～15%，蒸馏形成的烈性酒，如白酒、白兰地等含乙醇 40%～60%。急性酒精中毒是由于饮入过量的酒精后所引起中枢神经兴奋或抑制状态，俗称醉酒。中医学对酒精中毒有较详细的描述，有"酒害"、"酒毒"、"酒臌"、"酒胀"、"酒厥"等病名。如《圣济总录·饮酒中毒及大醉不解》有"酒毒腐伤脾胃"的记载，病机为"饮酒过度，停积不散，蕴滞于胃，散流诸脉，熏蒸腑脏，令人志乱，乃至不醒，有连日而无所觉知者，甚则中毒而为酒疸诸热之病也。"

现代医学的急性酒精中毒可参照本病辨证治疗。

【诊断与鉴别诊断】

一、疾病诊断要点

1. **病史**　发病前有饮酒史。

2. **临床表现**　呼气、呕吐物有强烈酒味。根据中毒轻重分为三度：轻度表现为目睛红赤，两颧潮红或苍白，眩晕，言语增多，易激动，举止失常；中度表现为动作笨拙，步履蹒跚，语无伦次，甚至神志错乱；重度表现为郑声独语，昏睡，皮肤湿冷，口周青紫，瞳仁散大，呼吸微弱，脉细数结代，甚至出现肢体瘫软、手撒肢冷、昏迷、二便自遗、脉沉缓或沉微等虚脱之象。

二、证候诊断要点

1. **实证**　恶心呕吐，呼气、呕吐物有酒味，腹痛腹泻，甚则呕血、便血，昏睡，神昏谵语，狂躁，舌质深红，苔黄腻，脉弦数。

2. **虚证**　面色苍白，口流清涎，四肢厥冷，语声低微，或口中喃喃自语，甚则昏迷，遗溺，脉微细弱。

三、鉴别诊断要点

1. 中风 可出现昏迷、二便失禁、语言障碍等症状，但多有高血压、糖尿病的病史，半身不遂、口眼歪斜等症状可鉴别。

2. 急性食物中毒 本病多表现为胃肠道症状，如呕吐、腹泻、便血，严重者可出现昏迷、休克等严重并发症。常有集体进餐集体中毒的特点。

3. 糖尿病酮症酸中毒 可出现意识障碍、昏迷、呼出气有烂苹果味。年龄偏大，有糖尿病病史。而酒精中毒发病年龄常较轻，严重者可出现低血糖。

四、相关检查

血、尿均可测出含有乙醇。

【急救处理】

一、常规处理

1. 清醒者迅速催吐，中度中毒以上者应严格限制活动，以免发生外伤。意识障碍者采取仰卧位，头偏向一侧，以防呕吐物误入气管，发生窒息。

2. 保证气道通畅，供氧，必要时行气管内插管，予机械通气辅助呼吸。

3. 监测血压、呼吸、心律（率）等基本生命体征。

4. 中毒较重的病人可给予 10% 葡萄糖注射液 500ml，加入胰岛素 10～12U，维生素 B_6 100mg 静脉滴注，根据病情可隔 6～8 小时后重复使用。此方法可促进乙醇的氧化。

5. 重度酒精中毒者应迅速进行催吐及洗胃。洗胃可用 1% 碳酸氢钠或清水。

二、辨证救治

1. 实证

恶心呕吐，呼出气有酒味，腹痛腹泻，甚则呕血，便血，昏睡，神昏谵语，狂躁，舌质深红，苔黄腻，脉弦数。

【证机概要】邪毒入胃，脾胃受邪，气机逆乱，动血生风。

【治法】和中解毒。

【处理】

（1）方药：甘草泻心汤加减。药用生甘草、黄芩、黄连、干姜、半夏、大枣、生晒参等。

加减法：毒盛者，加绿豆、鸡蛋清；纳呆不适者，加麦冬、砂仁；便秘者，加酒军、郁李仁；腹泻者，加黄连、炮姜。

（2）中成药：玉枢丹口服。醒脑静注射液 40ml 加入 5%～10% 葡萄糖注射液 500ml 中静滴，或 10～20ml 静脉注射。清开灵注射液 40～60ml 加入 5%～10% 葡萄糖注射液 500ml 中静滴。

（3）其他疗法

涌吐：吐根糖浆 30ml 口服；或丁香、甘草，研细末，水煎服；也可用刺激咽部的方法探吐。

导泻：可用番泻叶煎水，由胃管灌入导泻。

2. 虚证

面色苍白，口流清涎，四肢厥冷，语声低微，或口中喃喃自语，甚则昏迷，遗溺，舌青紫，脉微细弱。

【证机概要】毒伤脾阳，胃气衰败。

【治法】回阳救逆。

【处理】

（1）方药：四逆汤合四君子汤加减。药用炮附子、干姜、甘草、人参、茯苓、白术等。

（2）中成药：昏迷者可予牛黄清心丸化水胃管灌入；参附注射液 20～50ml 静脉注射，或 40～60ml 加入 5% 葡萄糖注射液 250～500ml 中静脉滴注。

【综合诊疗】

急性酒精中毒可出现许多并发症，当采取相应的治疗措施。

1. 如胃火炽盛，胃络受损，而出现呕血、便血，可口服或经胃管灌入云南白药止血，若出现大出血，则应进行中西医结合治疗，具体方法参见"急性出血"一节。

2. 中焦受邪，肝失疏泄，胆汁不循常道，而出现黄疸。治疗参见"急黄"一节。

3. 毒邪炽盛，轻者语无伦次，昏睡，甚则毒陷心脑，而出现神昏。纳洛酮能使血清乙醇浓度明显下降，逆转乙醇中毒对中枢的抑制作用，可作为急性中毒昏迷病人的非特异性催醒剂。常用 0.4～1.2mg 肌注或静注，可重复使用。若出现呼吸抑制，可酌情使用呼吸兴奋剂。常用尼可刹米 0.375～0.75g 静注，严重者 0.75～1.5g 加入生理盐水或 5% 葡萄糖生理盐水 250～500ml 中静滴维持。也可合用洛贝林，用法：3～6mg 静脉注射，或 6～12mg 加入生理盐水或 5% 葡萄糖生理盐水 250～500ml 中静滴维持。

4. 中毒严重，昏迷时间长者可用血液透析疗法。

5. 若出现脱证、心衰时，当参见本书"脱证"、"心衰"治疗。

【预防与调护】

1. 保持病室安静，通风。

2. 清醒者进流质饮食或易消化的饮食，以清淡而富有营养为原则，少食多餐；忌辛辣燥热及滋腻之品。急性出血者当禁食。

3. 昏迷者保留胃管，留置尿管，勤翻身，以防褥疮的发生。

4. 戒酒。若成瘾，应逐渐减量，以防出现戒断症状。

第三章
内科急症

第一节 中 风

中风是以突然昏倒、半身不遂、口舌歪斜、言语謇涩或不语、偏身麻木为主症，并且有起病急、变化快的特点，为好发于中老年人的一种常见疾病。四季均可发生，但以冬春季为多见。本节主要讨论中风病急性期的诊断及治疗。

西医学的急性脑血管病可参照本节进行救治。

【病因病机】

中风病是在元气内虚的基础上，遇有劳倦内伤、忧思恼怒、嗜食厚味及烟酒等诱因，进而引起脏腑阴阳失调，气血逆乱，直冲犯脑，形成脑脉痹阻或脑脉血溢。

1. 元气亏虚 女子七七，男子八八，天癸绝，肾气衰，冲任气脱，形神俱败，为中风的发病基础。年老体弱，元气耗伤，气虚则运血无力，血流不畅，而致脑脉瘀滞不通；阴血亏虚则阴不制阳，内风动越，夹痰浊、瘀血上扰清窍，致发本病。沈金鳌提出"元气虚为中风之根也"，因为"中风，风乘虚而为病也。惟中风之病由于虚，故腑虚则中腑，脏虚则中脏，血脉虚则中血脉，而其症各别"。(《杂病源流犀烛·中风源流》)

2. 劳倦内伤 "阳气者，烦劳则张"。烦劳过度，耗伤肝肾之阴，以致阴虚阳亢，水不涵木，浮阳不潜，阳气升张，引动风阳内旋，气火俱浮，或兼夹痰浊、瘀血上壅清窍脉络。

3. 脾失健运，痰浊内生 嗜食肥甘醇酒，致使脾胃受伤，脾失运化，痰浊内生，郁久化热，痰热互结，壅滞经脉，上蒙清窍；或素体肝旺，气机郁结，克伐脾土，痰浊内生；或肝郁化火，烁津成痰，痰郁互结，夹风阳之邪，窜扰经脉，发为本病。此即《丹溪心法·中风》所谓"湿土生痰，痰生热，热生风也。"

4. 五志所伤，情志过极 七情失调，肝失条达，气机郁滞，血行不畅，瘀结脑脉；暴怒伤肝，则肝阳暴张，或心火暴盛，风火相扇，血随气逆，上冲犯脑，发为本病。

总之，本病由元气亏虚，加之劳倦内伤、忧思恼怒、饮酒饱食、用力过度，而致气虚血瘀（瘀）、气虚水停（痰、饮），痰瘀互结，生热化火，火极生风，风火相扇，气机逆乱，上冲于脑，导致脑脉痹阻或血溢脑脉之外，引发中风。其病位在脑，与心、肝、脾、肾密切相关。中风的核心病机为元气亏虚、痰瘀互阻、风火相扇。其中，元气虚为本，瘀、痰、火、风为标，其中痰、瘀为中间病理产物，风、火为最终致病因素。

【诊断与鉴别诊断】

一、疾病诊断要点

1. 发病年龄多在 40 岁以上。
2. 急性起病，发病前多有诱因，常有先兆症状。
3. 主症：半身不遂，神识昏蒙，言语謇涩或失语，偏身感觉异常，口舌歪斜；次症：头痛，眩晕，瞳神变化，饮水发呛，目偏不瞬，共济失调。

具备两个主症以上或一个主症和两个次症，结合起病、诱因、先兆症状、年龄即可确诊；不具备上述条件，结合影像检查结果亦可确诊。

发病于静息、睡眠中者，症状较轻，头痛、头晕多不显著，常为缺血性中风；而于活动、用力中起病者，症状多重，伴头痛、呕吐及瞳神改变，常为出血性中风。

中风病的急性期是指发病 4 周以内；恢复期是发病 4 周以上至半年以内；后遗症期系发病半年以上者。

二、证候诊断要点

中风病的病机主要为虚实夹杂，以邪实为主。可见邪阻经络、神机失用，闭证和脱证。邪闭经络、神机失用主要症见肢体活动和感觉障碍，口舌歪斜及头目眩晕等，尚未出现神识不清，又因为邪实的不同，如瘀、痰、火、风相兼致病，可见不同的伴症。闭证主要见神昏，半身不遂，肢体强硬拘急等症。脱证可见神昏，半身瘫软，手撒肢冷，二便自遗等症。

三、鉴别诊断要点

本病临床需与痫证、厥证及痉证相鉴别。
1. **痫证**　都有突然昏倒的见症。但痫证为发作性疾病，神昏多为时短暂，移时自行苏醒，醒后如常人，伴有四肢抽搐、口吐涎沫、双目上视、小便失禁，且肢体活动多正常，发病以青少年居多。
2. **厥证**　厥证为突然昏倒，不省人事，时间短暂，同时常伴四肢厥冷，一般移时苏醒，醒后无半身不遂、口舌歪斜、言语不利等症。
3. **痉证**　以四肢抽搐，项背强直，甚至角弓反张为主症。发病中亦可伴有神昏，但多出现在抽搐以后，无半身不遂、口舌歪斜等症状。而中风者多起病即有神昏，然后出现抽搐。痉证者抽搐时间长，中风者抽搐时间短。

四、相关检查

1. **颅脑 CT**　是临床诊断中风病的首选检查。急性出血性中风当时，CT 即可显示新鲜血肿，为圆形或卵圆形均匀高密度区，边界清楚，可显示血肿部位、大小、形态，以及血肿周围的水肿，中线结构是否移位。多数急性缺血性中风病例于发病后 24 小时内 CT 不显示密度变化，24～48 小时后逐渐显示与闭塞血管供血区一致的低密度梗死灶。如果梗死灶体

积较大则可有占位效应。

2. 磁共振成像（MRI） 出血性中风时，急性期血肿呈现低信号及等信号，血肿吸收期为高信号，囊肿疤痕期为低信号。MRI 在出血急性期的诊断不如 CT 敏感、准确，但在判断病理转归方面则优于 CT。MRI 能够检出较早期的缺血性中风，可在缺血 1 小时内见到，起病 6 小时后梗死灶几乎都能被 MRI 显示，表现为 T_1 加权低信号，T_2 加权高信号。

3. 其他 还应进行血、尿、大便常规，及肝功、肾功、凝血功能、心电图检查。出血性中风发病时外周血白细胞可暂时增高，达（10～20）×10^9/L，血糖、尿素氮等亦可短暂升高。

【急救处理】

一、常规处理

1. 保持安静，卧床休息，尽可能避免不必要的搬动。

2. 保持呼吸道通畅，松解衣领，摘除假牙，尽可能保持侧卧位，以利于口腔分泌物的引流，并防止舌后坠。间断高流量吸氧，保持呼吸道湿化，必要时机械通气。

3. 建立静脉通道，宜选用生理盐水，保持营养和水、电解质平衡。

4. 体温升高，可予冰袋、冰帽、酒精擦浴进行物理降温。

5. 最初 24 小时内应禁食；神志清醒患者，宜进软食。对轻度吞咽困难者，给予流质饮食；中度吞咽困难患者，予半流质饮食；对严重吞咽困难或神昏患者，宜采用胃管进食。

6. 严密观察体温、脉搏、呼吸和血压等生命体征，注意瞳孔和意识的变化。

7. 加强护理，保持肢体的功能位；注意翻身，防止褥疮；注意拍背、吸痰，防止肺部、口腔、皮肤等部位感染；有感染者针对病因选用抗生素。

8. 高血压、烦躁者均可对症处理。

二、辨证救治

1. 邪阻经络，神机失用

多急性起病，半身不遂，偏身麻木，头晕目眩，口舌歪斜，可伴见心烦易怒，口苦咽干，面红目赤，小便黄赤，腹胀便秘等症，舌质淡红或红、紫暗，舌苔薄白腻或薄黄、黄厚腻，或上有瘀斑、瘀点，脉弦滑。

【证机概要】风痰瘀血闭阻脉络。

【治法】活血祛瘀，化痰通络。

【处理】

（1）方药：以化痰通络汤为代表方，药用法半夏、茯苓、天竺黄、胆南星、天麻、丹参、香附、大黄等。

加减法：瘀血重，舌质紫暗或有瘀斑，加桃仁、红花、赤芍；舌苔黄腻，烦躁不安者，加黄芩、山栀；头痛，眩晕，加菊花、夏枯草；数日大便不通，腹胀满者，合用星蒌承气汤。

（2）中成药：清开灵注射液 30~40ml，加入 250ml 液体中静滴，每日 1~3 次。灯盏细辛注射液 20~40ml，加入 250~500ml 液体中静滴，每日 1 次。

缺血性中风的患者，可予复方丹参注射液 20~40ml，加入 250~500ml 液体中静滴，每日 1 次。或用三七皂苷注射液（血栓通、血塞通）12~16ml，加入 250ml 液体中静滴，每日 1 次。

2. 闭证

神昏，半身不遂，肢体强痉拘急，项强身热，甚则手足抽搐，四肢厥冷，兼见鼻鼾痰鸣，躁扰不宁，便干便秘等症，舌质红绛或淡胖，舌苔黄腻而干或白腻，脉弦滑数或沉实有力。

【证机概要】邪闭清窍。

【治法】清热化痰，醒神开窍。

【处理】

（1）方药：以羚羊角汤为代表方，药用羚羊角粉、珍珠母、钩藤、竹茹、石菖蒲、远志、夏枯草、丹皮等。

加减法：阴闭重者合用温胆汤，加服苏合香丸；阳闭重者合用安宫牛黄丸；腑实者合用星蒌承气汤；入营血者合用犀角地黄汤。

（2）中成药：清开灵注射液 30~40ml，加入 250ml 液体中静滴，每日 2~3 次。醒脑静注射液 20~40ml，加入 250ml 液体中静滴，每日 2~3 次。

3. 脱证

神昏，肢体瘫软，手撒肢冷，汗出，重则周身湿冷，二便自遗，舌痿，舌质紫暗，苔白腻，脉沉缓或沉微。

【证机概要】元气败脱，神明散乱。

【治法】益气回阳救逆。

【处理】见"脱证"一节。

【综合诊疗】

中风一病，起病急骤，临床症状错综复杂，变化迅速，必须密切观察病情变化，根据患者的个体情况，及时调整治疗措施，进行综合救治，以挽救病者生命。

1. 根据患者的意识、头痛、恶心或呕吐等症状，瞳孔大小及对光反射等体征，及 CT 结果，判断患者是否伴有颅内压升高。如果有，则用 25% 甘露醇 125~250ml 静脉滴注。

2. 不盲目降血压，以防引起脑灌流减少，加重脑水肿。血压应维持在 180/100mmHg 左右；当血压升高时，可选用适当药物控制血压。

3. 呕血、便血为中风危重并发症。呕血者常见于临终前患者，病势凶险，即使积极采取中西医综合抢救措施，目前也难取得成功。出现便血，参见"急性出血"一节救治。

4. 患者出现抽搐、烦躁不安，可给小剂量短效镇静剂。

5. 西医治疗脑血栓形成，通常采用超早期（在起病 6 小时内）溶栓治疗。常用的溶栓药物：尿激酶（UK），100 万~150 万 U，持续静滴 30 分钟以上。剂量应根据病人的具体情

况来确定。其适应证目前尚无统一标准，以下可供参考：①年龄＜75岁；②无意识障碍，但椎–基底动脉系统血栓形成因预后极差，故即使昏迷较深也可考虑；③发病在6小时内，进展性卒中可延长至12小时；④治疗前收缩压＜200mmHg或舒张压＜120mmHg；⑤CT排除颅内出血，且本次病损的低密度梗死灶尚未出现，证明确为超早期；⑥排除TIA（其症状和体征绝大多数持续不超过1小时）；⑦无出血性疾病及出血素质；⑧患者或家属签署知情同意书。

6. 对于不适合溶栓的缺血性中风患者，要及时口服阿司匹林和皮下注射低分子肝素，抑制血小板聚集和抗凝。

7. 出血性中风的外科治疗，应根据出血部位、病因、出血量及患者年龄、意识状态、全身情况决定。手术宜在超早期（发病后6～24小时内）进行。

手术适应证：如下列患者无心、肝、肾等重要脏器的明显功能障碍，可考虑手术治疗：①脑出血病人逐渐出现颅内压增高伴脑干受压的体征；②小脑半球出血的血肿＞15ml，蚓部血肿＞6ml，血肿破入第四脑室或脑池受压消失，出现脑干受压症状或急性阻塞性脑积水征象者；③脑室出血致梗阻性脑积水；④年轻患者脑叶或壳核中至大量出血＞40～50ml，或有明确的血管病灶。脑桥出血一般不宜手术。

常用的手术方法：①开颅血肿清除术；②钻孔扩大骨窗血肿清除术；③钻孔穿刺血肿碎吸术；④立体定向血肿引流术；⑤脑室引流术。

【预防与调护】

1. 起居得宜 急性发作期患者，应当卧床休息，防止"劳则气耗"、"烦劳则张"；待病情稳定后，积极配合医护人员进行肢体、语言等康复训练，劳逸结合，循序渐进；尽量保持病室安静，空气宜清新、流通，防止外感。

2. 调节情志 稳定患者焦躁不安的情绪，防止情绪剧烈波动，情志失调。

3. 饮食有节 中风患者不宜饱餐，忌食辛香燥烈、肥甘厚味及醇香之品，应多食瓜果蔬菜，保持大便通畅，避免过度用力大便。

4. 增强体质 中老年人，要根据自己的体质情况，保精养生，培补元气，选择合适的锻炼方法，增强体质，防止中风的发生。

第二节 头面痛

头面痛是由于外感或内伤而引起的以单侧颜面部发作性猝痛为特征的内科急症，其特点是单侧颜面反复发作的疼痛，疼痛呈现刺痛、胀痛，多在白天发作，发作前常有诱因，以进食、讲话、洗脸等动作为诱因者多见。

本病是内科的急症，因其有反复发作的特点，且病情缠绵，给病人造成了一定的痛苦。西医学的"三叉神经痛"可参考本病救治。

【病因病机】

本病之因有外感内伤之别。外感风淫之邪，或七情所伤，邪闭络脉，不通则痛。

1. 外邪袭络　感受外邪，瘀阻经络，气血阻滞，或因外邪郁久化热，上扰头面，络脉不通而发本病。

2. 郁热灼络　素体脾虚，脾失健运，聚湿成痰，痰郁化热，引动肝风，夹痰上扰，而致发病。《明医指掌·头风症》："头风者……盖头为诸阳之会，其人素有痰火，风寒客之，则热郁而闷痛。"

总之，本病病机为邪闭络脉，不通则痛。病性以实为主，或外感，或内伤，或郁热内蕴，复感外邪；病位在络脉，与心、肝相关。

【诊断与鉴别诊断】

一、疾病诊断要点

1. 多急性起病，常在地仓、迎香、四白、攒竹等穴位处有压痛点，触之可引起疼痛发作。

2. 反复发作，多有诱因，每因进食、讲话、洗脸等诱发。

3. 40 岁以上女性多见。

4. 单侧颜面猝然发生的灼痛、刺痛，呈阵发性，每次持续时间为数秒或 1~2 分钟。

二、证候诊断要点

本病多因感受外邪，颜面络脉气血阻滞不通，或因郁热上扰头面而致。以面痛，恶寒畏风，舌淡苔薄，脉浮为主要症状的为外邪袭络。以面痛，心烦易怒，面红目赤，脘腹胀满，胸胁苦满或兼胁痛，大便干结，小便短赤，舌质红苔黄，脉弦滑数为主要症状的为郁热灼络。

三、鉴别诊断要点

1. 牙痛　牙痛者虽也有急骤起病，但多疼痛持久，可伴有颜面肿胀，有牙齿叩痛或有牙龈红肿，或有龋洞，触之痛甚，无本病猝发猝止、反复发作的特点。

2. 头痛（神经血管性头痛）　本证可骤然发病，但多呈持久性疼痛，发作时多伴有恶心呕吐，眩晕等，常在睡眠后缓解，无猝发猝止的特点。

四、相关检查

本病无特殊实验检查手段。颅脑检查、血白细胞分类及头部 CT 扫描等检查多用于鉴别诊断。

【急救处理】

一、常规处理

1. 本病虽为内科急症，但一般不危及病人生命，故一般无需住院治疗。
2. 发作时病人心情烦躁，焦虑，可给以镇静剂。
3. 保持环境安静。
4. 适当给以止痛药物。

二、辨证救治

1. 外邪袭络

面痛时作，恶风畏寒，遇寒痛剧，口不渴，或面痛如灼，发热，或恶风，面红口渴，便秘，舌质淡，苔薄白或黄，脉浮紧或浮数。

【证机概要】风寒或风热之邪痹阻经络，不通则痛。

【治法】疏风解表，舒络止痛。

【处理】

（1）方药：以川芎茶调散为代表方，药用川芎、荆芥、薄荷、羌活、细辛、白芷、防风、甘草。

加减法：风热重者加生石膏、黄芩、连翘、菊花。

（2）中成药：元胡止痛片或防风通圣丸口服。

（3）其他疗法

头针：选取对侧面感区。

耳针：神门、皮质下、肾上腺、交感、上颌、下颌。

体针：太阳、攒竹、四白、合谷、外关、内关、太冲穴等。

2. 郁热灼络

颜面烧痛，心烦易怒，面红目赤，脘腹胀满，口干口臭，胸胁苦满或胁痛，夜寐不宁，大便干结，小便短赤，舌质红，苔黄燥或薄黄，脉弦滑数。

【证机概要】阳明及少阳郁热，上冲头面。

【治法】清热解郁止痛。

【处理】

（1）方药：以大柴胡汤为代表方，药用柴胡、黄芩、大黄、芒硝等。

加减法：偏于阳明者加生石膏、升麻、黄连；偏于少阳者，加龙胆草、山栀、黄芩、石决明、天麻、钩藤、夏枯草。

（2）中成药：牛黄上清丸、牛黄清胃丸、疏肝丸等口服。

（3）针灸：针刺太阳、攒竹、四白、合谷、内关、外关、太冲等穴位。

【综合诊疗】

头面痛相当于现代医学的三叉神经痛，本病虽然很少危及病人的生命，但因病程长，病情反复发作，给患者正常的生活带来了许多不便，因此亦应引起重视。采用中西医结合的方法治疗，可取得较好的效果。

苯妥英钠0.2g，每日2~3次，口服。卡马西平0.1~0.3g，每日2~3次，口服。山莨菪碱10mg，肌肉注射，每日2~3次，疼痛停止后改为每日1次。局部封闭：一般用1%普鲁卡因4~6ml注射于三叉神经的各个分支处。

【预防与调护】

疼痛时应适当休息。调节情志，保持乐观情绪。给以易消化的食物，保持大便通畅。

第三节　痉　证

痉证是指由于筋脉失养所引起的以项背强急，四肢抽搐，甚至角弓反张为主要特征的内科常见病。本病记载首见于《内经》，并提出痉证的病因是以外邪为主，如《素问·至真要大论》说："诸痉项强，皆属于湿"；"诸暴强直，皆属于风"。

本病各个年龄阶段均可发病，四季皆可发生，以冬春季为多见。西医学中的以项背强急，四肢抽搐，甚至角弓反张为主要表现的疾病，均可参照本病进行辨证救治。

【病因病机】

痉证多由外邪壅阻经络，或邪热炽盛，或内伤气血两虚，津伤血少，筋脉失于濡养所致。

1. 邪壅经络　外感风寒、风热之邪，猝然郁阻肌肤，遏阻营卫，致使营卫不通，气血不运，津液失布，筋脉失养，而发为痉病。

2. 热甚发痉　外感火热之邪，或情志过激，内生肝火等，火热炽盛，必耗灼阴津，筋脉失濡而挛急发痉。如《温热经纬·薛生白湿热病篇》说："火动则风生而筋挛脉急。"亦即"木火同气，热盛生风。"

3. 金创痉　金创后而受风毒之邪，病邪由伤口内侵，使风气内动所致。《三因极一病证方论·痉叙例》："风入为破伤风。……破伤风，危症也。"往往由于外伤拔牙、外科手术、分娩后等感受风邪而致。

4. 气血亏虚　气血亏虚多由误治或它病所致。误治者，即汗、吐、不太过，阴精耗散；它病所致者，即产后失血或汗证、血证、呕吐、泄泻、久病体虚等，导致津伤液脱，亡血失精，筋脉失养而成。如《景岳全书·痉证》说："凡属阴虚血少之辈，不能养营筋脉，以致搐挛僵仆者。"《温病条辨·湿痉或问》说："以久病致痉而论，其强直背反瘛疭之状，皆肝风内动之为也。"此即阴虚生风、血虚生风之谓。

总之，痉证的基本病机为筋脉失养而挛急，多由风（外风和内风）、火、痰致使津液失布或耗伤。本病与肝、脾（胃）、肾及督脉密切相关，广涉经络脏腑。

【诊断与鉴别诊断】

一、疾病诊断要点

由外邪而引发者，多先有恶寒发热，头痛不适等外感症状，几天后头痛加剧，随后出现颈项强急，四肢抽搐，甚则角弓反张等表现。

由血气亏虚而引发者，多有素体虚弱，或已有头晕目眩病史。常起病较急，突然出现头痛，项背强急，四肢抽搐，甚至角弓反张，或伴有神昏，肢体瘫痪，二便失禁等症状。

二、证候诊断要点

本病是由邪阻经络和经脉失养所致，临床证候上常见虚实两端。

（一）实证

1. 邪壅经络　头痛，项背强直，甚者口噤不语，四肢抽搐，舌苔白，脉浮紧。

2. 热甚发痉　发热胸闷，项背强直，口噤，齘齿，甚者角弓反张，手足挛急，舌红苔黄腻，脉弦数。

3. 金创痉

轻证：头晕乏力，项强拘急，苦笑面容，四肢活动不利，反射亢进，苔白腻，脉弦紧。

重证：全身肌肉强直性痉挛，牙关紧闭，角弓反张，面色青紫，呼吸急迫，大汗淋漓，苔白腻，脉弦紧。

（二）虚证

气血亏虚：项背强急，四肢抽搐，头晕目眩，舌淡红，苔薄而少津，脉沉细。

三、鉴别诊断要点

1. 痫证　该病发作时有意识丧失，除四肢抽搐外，有突然昏仆，不省人事，口吐涎沫，二目上视，或怪叫，移时苏醒如常人。痉证无此症，且多无自然恢复者。

2. 厥证　该病以突然昏仆，不省人事，四肢厥冷为主症，甚至也有一厥不复而殁者，一般无四肢抽搐和项背强直等表现。

3. 中风　该病以突然昏仆，不省人事，或不经昏仆而渐进加重，即以半身不遂，口舌歪斜为主，而痉病无此见症。

4. 颤证　颤证是头部或上、下肢不自主地颤动，其特征是动作幅度小，抽动较轻，且不停地发作，于入睡后即可停止。

四、相关检查

可做头颅 CT、MRI、脑脊液细胞学等检查，必要时做肌电图（EMG）及神经传导速度

（NCV）检查。

【急救处理】

一、常规处理

1. 对症支持治疗，供给足够营养。

2. 加强护理，防治褥疮、肺炎、泌尿系感染等合并症。尤其注意抗惊厥、抗颅高压、抗休克等。

二、辨证救治

（一）实证

1. 邪壅经络

头痛，项背强直，恶寒发热，无汗或有汗，肢体酸重，甚者口噤不语，四肢抽搐，舌苔白，脉浮紧。

【证机概要】风寒湿外邪侵袭，壅滞经络致痉。

【治法】祛风散寒，和营燥湿。

【处理】

方药：羌活胜湿汤加减，药用羌活、独活、防风、藁本、川芎、蔓荆子、炙甘草。

2. 热甚发痉

发热胸闷，心烦急躁，项背强直，龄齿，甚至角弓反张，手足挛急，神昏谵语，腹胀，便秘，舌红，苔黄腻，脉弦数。

【证机概要】火热炽盛，外损伤经络，内灼伤脏器，脉络失养。

【治法】泄热存津，息风止痉。

【处理】

（1）方药：羚角钩藤汤为代表方，药用羚羊角、石决明、玄参、生地、麦冬、钩藤等。

（2）中成药：安宫牛黄丸1丸，化水口服，每日2~4次。清开灵注射液40~60ml加入5%葡萄糖注射液或生理盐水250~500ml中静脉滴注，每日2次。

（3）针刺：取大椎、曲池、合谷、委中、阳陵泉、三阴交、阴陵泉等穴，大椎穴直刺1寸，捻转提插泻之，委中点刺放血，余穴用平补平泻法。

3. 金创痉

轻证：头晕乏力，烦躁不安，咀嚼无力，项强拘急，苦笑面容，四肢活动不利，反射亢进，苔腻，脉弦紧。

重证：全身肌肉强直性痉挛，牙关紧闭，苦笑面容，头项强直，角弓反张，面色青紫，呼吸急迫，大汗淋漓，苔白腻，脉弦紧。

【证机概要】诸种皮肉受损，创口未合，风邪湿毒侵入致痉。

【治法】祛风化痰定痉，或祛风解毒镇痉。

【处理】

轻证

（1）方药：玉真散加减。药用天麻、钩藤、白芷、胆南星、防风、白附子、半夏等。

（2）中成药：清开灵注射液40～60ml加入5%葡萄糖注射液或生理盐水250～500ml中静滴，每日2次。

（3）针刺：牙关紧闭取下关、颊车、合谷、内庭穴，用泻法，强刺激，留针20分钟。

重证

（1）方药：五虎追风散合茱萸散加减。药用蝉蜕、全蝎、蜈蚣、僵蚕、白芷、胆南星、半夏、木瓜、吴茱萸、天麻、朱砂。

加减法：若痰热壅盛加天竺黄、羚羊角粉；便秘加生大黄、玄明粉。

（2）中成药：安宫牛黄丸1丸化水服，每日2～4次。清开灵注射液40～60ml加入5%葡萄糖注射液或生理盐水250～500ml中静滴，每日2次。醒脑静20ml加入5%葡萄糖注射液或生理盐水250ml中静脉滴注，每日1次。

（3）针刺：牙关紧闭取下关、颊车、合谷、内庭穴，用泻法，强刺激，留针20分钟。角弓反张，取风府、大椎、长强、承山、昆仑穴，手法同上。四肢抽搐，取曲池、外关、合谷、阴陵泉、申脉、太冲穴，手法同上。

（二）虚证

虚弱或失血，或汗下太过，以项背强急，四肢抽搐，头晕目眩为主，兼见自汗，神疲，气短，舌淡红，苔薄而少津，脉细。

【证机概要】误治或它病引起津伤液脱，阴精耗散，筋脉失养致痉。

【治法】益气滋阴养血。

【处理】

（1）方药：四物汤合大定风珠。药用当归、川芎、白芍、阿胶、炙龟板、炙鳖甲、生地、火麻仁、五味子、生牡蛎、麦冬、鸡子黄、炙甘草、生晒参。

（2）中成药：参麦注射液100ml加入5%葡萄糖注射液或生理盐水100ml中静滴，每日1～2次；黄芪注射液10～20ml加入5%葡萄糖注射液或生理盐水100ml中静滴，每日1～2次；参芪注射液20～40ml加入5%葡萄糖注射液或生理盐水250ml中静滴，每日1～2次。

（3）针刺：取气海、关元、足三里、三阴交、血海、曲池穴，气海、关元直刺，进针0.5～1寸，用捻转补法，余穴用平补平泻法。

【综合诊疗】

痉证大多发病较急，变化迅速，各证候虽然临床症状相近，但从转归来看则各有区别，痉证的预后一般较差。痉证中的金创痉平均死亡率为20%～30%，重症死亡率为70%。

除上述虚实证外，尚有瘀血阻内、筋脉失于濡养的瘀血内阻证。症见形体消瘦，项背强直，四肢抽搐，头痛神疲，舌暗或有瘀斑，脉细涩。治宜活血化瘀、通络止痉，应用通窍活血汤，药用麝香、老葱、桃仁、红花、川芎、赤芍活血化瘀，加四君子汤健脾益气，以助活血化瘀之力。

西医治疗相关疾病的方法如下：

1. 抗菌药物治疗：使用敏感的抗菌药物以清除病原体。

2. 金创痉

（1）伤口未愈合者需及时彻底清创，以防止破伤风杆菌在腐败的组织内繁殖。清创宜在镇静剂、肌肉松弛剂、抗毒素、抗生素应用后 1～2 小时进行。术后用 3% 过氧化氢或 1∶4000 的高锰酸钾溶液湿敷，伤口不宜缝合或包扎。伤口深者可在创口周围用 1 万～2 万 U 抗毒素浸润后再行扩创。

（2）抗毒素（TAT）皮试阴性后，成人或年长儿童一次静滴 1 万～10 万 U 抗毒素，新生儿或幼儿一次用 1500～10000U。对确实无法彻底清创的一次用 5 万～10 万 U，或连续多次给药。如有人体破伤风免疫球蛋白（TIG）供应，可替代 TAT。

（3）应用抗生素，杀灭伤口内可能存在的破伤风杆菌繁殖体及其他细菌。

（4）镇静，抗抽搐。地西泮，成人每天 40～60mg 分 4～6 次肌注，中重型患者可增至每天 100～400mg（2～8mg/kg），分次静注或滴注。儿童每次 0.5～1mg，每日 3～4 次。苯巴比妥成人 0.1～0.2g（儿童 3～5mg/kg），每 8～12 小时肌注 1 次。氯丙嗪，可减轻肌痉挛，成人每次 25～50mg，儿童 0.5～1mg/kg，肌注或静滴，每日 3～4 次。也可与地西泮、苯巴比妥交替使用。10% 水合氯醛 20～25ml 鼻饲，或 20～40ml 灌肠，4～5 小时一次。

【预防与调护】

1. 痉证属危重症，患者宜处单人病房，避免声、光、风、振动等外界刺激。室内应有给氧、输液、气管切开及插管等装置和急救药物。

2. 痉证发作时，要专人守护，注意观察肢体抽搐情况及神志、瞳孔、发热、二便等变化情况，防止窒息、骨折、褥疮等并发症。

3. 饮食宜清淡、新鲜。

第四节　猝心痛

猝心痛发作突然，以胸骨后或左胸前区发作性憋闷、压迫性钝痛，向左肩背或左前臂内侧放射为特点，为心系急症。疼痛剧烈，多伴汗出、焦虑，持续时间较长超过 15 分钟以上者称真心痛；疼痛程度较轻，持续时间较短，在 3～5 分钟以内者称厥心痛。本病多发生于中老年人，男性多发，四季均可发病，但以冬春季为多见。

西医的急性冠脉综合征（不稳定型心绞痛、急性心肌梗死）等可参照本病进行救治。

【病因病机】

本病的发生多与寒邪内侵、情志失调、饮食不当、年高体虚等因素有关。或由失治、误治，五脏阴阳失调；或久患心脏之疾，复因寒冷，喜怒无常，饮酒过度，陡生气血逆乱之疾，造成心体受伤，脉络不畅，营气不从，逆陷于心而血瘀于中。或气滞于内，热结不散，

痰水相结，痰阻脉络。病之轻者为厥心痛，病之重者，血脉不通而为真心痛。

1. 寒凝心脉　素禀阳虚，或药用过于苦寒，伤及阳气，或年老阳衰，寒自内生，或感受寒凉邪气，导致体内阴寒内盛。大寒犯心，寒为阴邪，易伤经络、血脉阳气，造成心脉绌急，津血凝滞，清气不入，浊气不出，心脉痹阻而成猝心痛。

2. 痰浊闭阻　饮食不节，恣食膏粱厚味，或烟酒成癖，致脾胃运化失健，聚湿生痰，痰浊内阻，造成心脉营卫不行，痰瘀闭阻而成。

情志内伤，忧思气结，津液敷布不畅，聚而生痰；郁怒伤肝，肝失疏泄，"肝气滞则气乏"，心气乏则血脉不畅，津血内瘀，外渗而生痰，痰瘀闭阻心脉，而猝心痛；也有易喜伤阳，心气内虚，鼓动血脉无力，瘀阻生痰，闭阻心脉，不通而痛。

3. 脏气虚衰　年老气虚，久病脏损，造成脏腑功能气化不足，津血亏损，血失气煦，气失血濡，从而引起心气不足，心阴亏虚。尤以心肾失调者多见。如肾阴亏损，水不济火，心阴不足，心脉失养，脉络绌急；肾阳虚衰，命火不足，相火不生，君火失充，心气心阳必不足，心脉失于温煦，亦可造成心脉绌急而生猝心痛。

总之，猝心痛病机与寒凝、气滞、血瘀有关。其病性虚实夹杂，虚为气血阴阳亏虚，实为寒凝气滞，心血瘀阻，痰浊闭塞。临床以虚实夹杂者多见。其病位在心，与五脏相关。

Ⅰ 厥心痛

【诊断与鉴别诊断】

一、疾病诊断要点

1. 多见于中老年人，常由体力劳动或情绪激动（如愤怒、焦虑、过度兴奋等）所诱发，饱餐、寒冷、吸烟等亦可诱发。

2. 疼痛部位多位于胸骨后、左胸前区，范围约拳头大小，也可遍及前胸，可放射至左臂内侧直至无名指、小指。

3. 疼痛性质多为钝痛，伴压迫、憋闷、紧缩、烧灼等不适感。疼痛剧者常伴出汗、焦虑，偶伴濒死的恐惧感觉。

4. 疼痛出现后常逐步加重，在3~5分钟内渐渐消失，一般不超过15分钟。在停止活动后即缓解；或含服硝酸甘油后在几分钟内缓解。

5. 舌脉诊察特点：舌质淡青紫，苔白，脉弦有力、结代，或脉虚无力、结代。

二、证候诊断要点

厥心痛属虚实夹杂之证，临证之时当辨明虚实。

1. 实证　以胸骨后或左胸前区憋闷，压迫性剧烈疼痛，胸痛彻背为主症。阴寒偏盛者兼见心痛遇寒加重，面色苍白，手足厥冷，舌苔白，脉沉紧；血瘀偏盛者，兼见心痛入夜更甚，舌质紫暗有瘀点，脉弦有力；痰浊偏盛者，兼见胸闷如窒而痛，肢体沉重，肥胖痰多，苔浊腻，脉滑。

2. 虚证　以胸骨后或左胸前区憋闷，压迫性剧烈疼痛，向背部放射为主症。阳气虚衰偏重，兼见心悸，汗出，畏寒肢冷，舌淡紫暗，脉微欲绝；气阴两虚偏重，兼见心悸气短，倦怠懒言，舌红苔白，边有齿痕，脉细无力；心肾阴虚偏重，兼见心烦不寐，心悸盗汗，腰酸头晕，舌红少苔，脉细涩。

三、鉴别诊断要点

1. 胸痹　胸痹虽也有胸痛、胸闷、憋气等与厥心痛相似的症状，但其病情相对稳定，即每日和每周疼痛发作次数大致相同，诱发疼痛的劳累强度相同，疼痛时限相仿，缓解方式相同。而厥心痛病情不稳定，如疼痛发作次数增多，疼痛程度加重，可发展为真心痛。

2. 急性胃脘痛　古代文献中常将胃痛和心痛混称。但胃痛发作部位多在心窝部，其发病与饮食有关，多伴嗳气、吞酸、纳呆，不伴心悸、胸闷等症状。

3. 脏躁　本证亦可出现心胸痞闷疼痛，但本病多见于青壮年，女性多见，常在活动后症状减轻。其症状变化不定，常伴多疑善虑，失眠多梦，善太息等症状。

4. 真心痛　见"真心痛"节。

四、相关检查

1. 心电图　厥心痛的心电图检查可出现心肌缺血性改变，如 ST 段下移，T 波低平或倒置。

2. 血清标志物　血清肌酸磷酸激酶、谷草转氨酶、乳酸脱氢酶、肌红蛋白、肌钙蛋白等正常或虽有增高但在正常高值的 2 倍以下。

3. 超声心动图　可了解心室壁的活动情况及心功能。

4. 冠状动脉造影　可显示出不同的血管病变情况。

【急救处理】

一、常规处理

厥心痛是常见危急病证，发病后应尽早到医院救治。

卧床休息和吸氧，避免情绪激动，饮食应少量多餐，以易消化、低盐、低脂为宜。

开辟静脉通路。

二、辨证救治

1. 实证

以胸骨后或左胸前区憋闷，压迫性剧烈疼痛，胸痛彻背为主症。阴寒偏盛者，兼见心痛遇寒加重，面色苍白，手足厥冷，舌苔白，脉沉紧；血瘀偏盛者，兼见心痛入夜更甚，舌质紫暗，有瘀点，脉弦有力；痰浊偏盛者，兼见胸闷如窒而痛，肢体沉重，肥胖痰多，苔浊腻，脉滑。

【证机概要】寒凝阳遏，痰瘀交结，心脉痹阻，心失煦濡。

【治法】散寒祛痰，化瘀通脉。

【处理】

（1）方药：栝蒌薤白白酒汤合丹参饮加减。药用紫丹参、檀香、全瓜蒌、薤白等。

加减法：寒凝甚加桂枝、细辛；瘀血较重加桃仁、三七；痰浊甚者加半夏。

（2）中成药：冠心苏合丸：芳香温通，主要用于寒凝气滞，心脉不通所致的猝心痛。复方丹参滴丸：活血化瘀，理气止痛，主要用于瘀血阻脉引起的猝心痛。速效救心丸：行气活血，祛瘀止痛，主要用于气滞血瘀引起的猝心痛。麝香保心丹：芳香温通，益气强心。复方丹参注射液：理气活血止痛，用于气滞血瘀引起的猝心痛。每次 10～20ml，用 250ml 液体稀释后，静脉滴注。

（3）针刺：膻中、内关，用泻法。也可按压至阳穴。

2．虚证

以胸骨后或左胸前区憋闷，压迫性剧烈疼痛，向背部放射为主症。阳气虚衰偏重，兼见心悸，汗出，畏寒肢冷，舌淡紫暗，脉微欲绝；气阴两虚偏重，兼见心悸气短，倦怠懒言，舌红苔白，边有齿痕，脉细无力；心肾阴虚偏重，兼见心烦不寐，心悸盗汗，腰酸头晕，舌红少苔，脉细涩。

【证机概要】阳气虚衰，心失温煦；气阴两虚或心肾阴虚，心失濡养。

【治法】阳气虚衰证治宜益气温阳，活血通络；气阴两虚证，治宜益气养阴，活血通络；心肾阴虚证治宜滋阴益肾，养心安神。

【处理】

（1）方药：阴虚用生脉散加减，药用人参、麦冬、五味子、丹参、桃仁、檀香、炒葶苈子、三七。阳虚用参附汤加味，药用人参、制附片、桃仁、丹参、薤白、三七。

（2）中成药：麝香保心丸、益心气口服液、滋心阴口服液、生脉散冲剂口服。生脉注射液 30～60ml，加入 5% 葡萄糖注射液 250～500ml 中，静脉滴注。参附注射液 20～40ml，加 25% 葡萄糖注射液 20～40ml 中，静脉注射。

（3）针灸：内关透外关、心俞、足三里，针刺得气后留针 15 分钟，或艾灸 5～15 分钟。

【综合诊疗】

厥心痛相当于现代医学的不稳定型心绞痛，病情较重，如患者胸痛发作频繁，持续时间较长，一般需中西医结合治疗。在密切监护下，尽快控制症状，防止发生心肌梗死。需取血测血清心肌酶和观察心电图变化以除外急性心肌梗死，并注意胸痛发作时的 ST 段改变。胸痛时可先含硝酸甘油 0.3～0.6mg，如反复发作可舌下含硝酸异山梨酯 5～10mg，每 2 小时 1 次，必要时加大剂量，以收缩压不过于下降为度，症状缓解后改为口服。如无心力衰竭可加用 β 受体阻滞剂和（或）钙通道阻滞剂。胸痛严重而频繁或难以控制者，可静脉滴注硝酸甘油，以 1mg 溶于 5% 葡萄糖注射液 50～100ml 中，开始时 10～20μg/min，必要时逐步增加滴速；也可用硝酸异山梨酯 10mg 溶于 5% 葡萄糖注射液 100ml 中，以 30～100μg/min 滴速静脉滴注。病情稳定后进行选择性冠状动脉造影，考虑施行冠状动脉腔内血管成形术（PT-

CA）或主动脉 - 冠状动脉旁路手术治疗。

Ⅱ　真心痛

【诊断与鉴别诊断】

一、疾病诊断要点

1. 多见于中老年人，多数患者有先兆症状，表现为既往无胸痛者在发病前数日有乏力，胸部不适，活动时有心悸、气急、烦躁、胸痛等前驱症状；原有胸痹心痛史者近日胸痛发作频繁，程度加重，持续较久，含服硝酸甘油不能缓解。

2. 疼痛是最先出现的症状，疼痛部位和性质与厥心痛相同，但多无明显诱因，且常发生于安静时，程度较重，持续时间较长，可达数小时或数天，休息和含服药物多不能缓解。伴有烦躁不安、出汗、恐惧，或有濒死感。少数患者无疼痛，一开始即表现为大汗淋漓、烦躁不安。部分患者疼痛位于上腹部，也有患者疼痛放射至下颌、颈部、后背上方，易被误诊，需注意鉴别。

3. 疼痛时可伴有恶心、呕吐和上腹胀痛。病情危重者，可伴有心悸，头晕，昏厥，或烦躁不安，面色苍白，皮肤湿冷，脉微细数，大汗淋漓，神识昏蒙，或喘息气短，咳嗽，颜面发绀等。

4. 舌、脉特点：舌质淡青紫，苔白，脉细数、结、代，或脉微欲绝。

二、证候诊断要点

真心痛属危急重症，辨治须分清虚实。

1. **实证**　胸痛剧烈，痛无休止，形寒肢冷，汗出，心悸气短，舌质紫暗，苔薄白，脉沉紧或结代。

2. **虚证**　胸痛彻背，心悸，大汗淋漓，四肢厥冷，面色苍白，唇甲淡白或青紫，舌淡白或紫暗，脉微细。

三、鉴别诊断要点

1. **厥心痛**　厥心痛与真心痛均属猝心痛的范畴，但前者病情相对较轻，疼痛多能在数秒钟至 15 分钟内缓解；真心痛疼痛持续时间较长，可达数小时或数天，休息和含用药物多不能缓解，常伴有烦躁不安、出汗、恐惧，或有濒死感。

2. **急性腹痛**　脾心痛、胆胀等疼痛剧烈时应与疼痛部位不典型的真心痛相鉴别，这类疾病多有明显的消化道症状，疼痛部位多在胃脘部或偏右上腹，而无胸闷、心悸等表现，心电图检查多无异常发现。真心痛多有心电图异常。

四、相关检查

1. **心电图**　可出现心肌损伤、坏死的特征性改变。其动态性改变为：数小时之内超早

期 ST 段斜形上抬，T 波高尖但不对称。数小时之后，ST 段呈弓背向上抬高与直立 T 波融合成单相曲线。再后，出现宽而深的病理性 Q 波，ST 段渐回基线，T 波倒置。

2. 血清标志物 血清肌酸磷酸激酶、谷草转氨酶、乳酸脱氢酶、肌红蛋白、肌钙蛋白等增高在正常高限指标的 2 倍以上。

3. 血象变化 发病 24 ~ 48 小时后白细胞总数可增加至（10 ~ 20）×10⁹/L，中性粒细胞增多，嗜酸性粒细胞减少或消失；血沉增快，可持续 1 ~ 3 周。

4. 超声心动图 超声心动图检查可通过观察心室壁的动作、心室的射血分数等来判断心肌缺血。

5. 冠状动脉造影 冠状动脉造影是显示冠状动脉粥状硬化性病变最有价值的方法。

【急救处理】

一、常规处理

真心痛是危急重症，一旦发病应尽早送有条件的医院救治。

1. 卧床休息，保持环境安静，减少探视，防止不良刺激，解除焦虑，持续吸氧。
2. 24 小时心电及其生命体征监测。
3. 开辟静脉通路。
4. 动态观察心电图的变化。

二、辨证救治

1. 实证

胸痛剧烈，痛无休止，形寒肢冷，汗出，心悸气短，舌质紫暗，苔薄白，脉沉紧或结代。

【证机概要】寒凝心脉，胸阳不展。

【治法】祛寒活血，宣痹通阳。

【处理】

（1）方药：当归四逆汤加减。药用桂枝、当归、川芎、细辛、干姜、炙甘草。

加减法：阴寒甚者加附子；瘀血较重者加三七、桃仁；气滞重者加檀香、薤白；痰重者加全瓜蒌、半夏。

（2）中成药：冠心苏合丸：芳香温通，主要用于寒凝气滞，心脉不通而致的猝心痛。复方丹参滴丸：活血化瘀，理气止痛，主要用于瘀血阻脉引起的猝心痛。速效救心丸：行气活血，祛瘀止痛，主要用于气滞血瘀引起的猝心痛。麝香保心丹：芳香温通，益气强心。复方丹参注射液：20 ~ 30ml，用 250ml 液体稀释后，静脉滴注。生脉注射液：30 ~ 60ml，加入5% 葡萄糖注射液 250 ~ 500ml 中，静脉滴注。

（3）针灸：针刺膻中、内关，用泻法。或按压至阳穴。

2. 虚证

胸痛彻背，心悸，汗出，四肢不温，甚者厥冷，面色苍白，唇甲淡白或青紫，舌淡白或

紫暗，脉微细。

【证机概要】阳气虚衰，心失温煦。

【治法】回阳救逆，敛阳固脱。

【处理】

（1）方药：四逆汤合生脉散加味，药用熟附子、干姜、炙甘草、人参（另煎）、麦冬、五味子、丹参。

（2）中成药：麝香保心丸、益心气口服液口服。参附注射液 20 ~ 40ml，加 25% 葡萄糖注射液 20 ~ 40ml 中，静脉注射，或用 50 ~ 100ml 加入 500ml 液体中静脉滴注。

（3）针灸：内关透外关、心俞、足三里，针刺得气后留针 15 分钟，或艾灸 5 ~ 15 分钟。

【综合诊疗】

真心痛相当于现代医学的急性心肌梗死（AMI），本病临床病情危重，变化快，并发症多，应十分重视。临床常需中西医结合治疗，其诊治要点如下。

1. 镇痛　可选用哌替啶（度冷丁）50 ~ 100mg 肌肉注射，或吗啡 5 ~ 10mg 皮下注射，必要时 1 ~ 2 小时后再注射一次，以后每 4 ~ 6 小重复应用。应用吗啡时应注意其对呼吸功能的抑制。

2. 溶栓

（1）适应证：①持续胸痛半小时以上，经用硝酸甘油不能缓解，心电图相邻两个或两个以上导联 ST 段抬高 ≥0.2mV。②发病时间小于 6 小时，6 ~ 12 小时仍有明显 ST 段抬高伴或不伴有缺血性胸痛者。③年龄小于 70 岁。70 岁以上 AMI 病人因人而异，可以放宽上限。④血压低于 180/100mmHg。

（2）禁忌证：①既往有出血性卒中，半年有缺血性中风史。②已知的颅内肿瘤或恶性肿瘤患者。③两周内有活动性内脏出血（月经除外）。④可疑的主动脉夹层瘤。⑤严重的肝肾功能不全。⑥各种血液病、出血性疾病。⑦血压高于 180/100mmHg，不能控制。⑧不能压迫的血管穿刺。⑨对溶栓药过敏者。

（3）溶栓药物：尿激酶（UK）、链激酶（SK）、重组链激酶（r – SK）、重组组织型纤溶酶原激活剂（rt – PA）等。

（4）静脉溶栓方案实施：药物及用法：①UK100 万 ~ 200 万单位，于半小时内静脉滴注完。②r – SK150 万单位，于 60 分钟内静脉滴注完。③rt – PA 目前有几种用药方法，Braunwald 的经验：先静脉推注 15mg，继之 30 分钟内静滴 50mg，最终剂量 100mg。④辅助药物：溶栓前口服阿司匹林每日 0.3g，3 天后改为 100mg，长期服用。肝素：用 UK 则从溶栓后 6 ~ 8 小时开始用低分子肝素。使用 rt – PA 时，溶栓前先用 5000U 肝素静推，溶栓后静脉滴注低分子肝素维持。

治疗前后观察指标：①溶栓前常规记录 12 导联心电图，并加做 V_7 ~ V_9 和 V_3R ~ V_5R 导联心电图；溶栓开始后 3 小时内每半小时记录一次 ECG（12 ~ 18 导联），以后每天 7 次。②胸痛减轻的时间及消失的时间。③再灌注心律失常出现的时间、种类并及时记录心电图。④

CK、CK－MB 等心肌酶谱于发病 8 小时起每 2 小时复查一次，直至发病 24 小时，以后每天复查一次。⑤注意有无出血现象。⑥注意住院期间并发症和转归。

（5）血管再通评价

临床指标：①溶栓后 2 小时内胸痛明显缓解。②溶栓后 2 小时内心电图 ST 段抬高最明显的导联 ST 段迅速下降 50%。③溶栓 2 小时内出现短暂的再灌注心律失常。④CK、CK－MB 等高峰前移，分别至发病后 16 小时和 14 小时以内。有两项或两项以上上述指标者（仅 1、3 除外）判为再通，如前三项发生在 3 小时以内者，判定为延迟再通。

冠脉造影指标：根据开始溶栓治疗后 90 分钟时造影显示的冠状动脉畅通率和灌注分级评价，即 TIMI 分级Ⅱ级和Ⅲ级者为血管再通。TIMI 分级如下：0 级：无灌注。冠脉闭塞远端无前向造影剂充盈。Ⅰ级：有渗透而无灌注。有造影剂渗透至闭塞远端，但滞留而不能使闭塞远端的整个冠脉床充盈。Ⅱ级：部分灌注。造影剂通过闭塞处才能使远端冠脉充盈，但造影剂充盈速率和（或）清除速率均较无闭塞冠脉的相应区域缓慢。Ⅲ级：完全灌注。闭塞远端造影剂充盈和近端一样迅速，且造影剂由受累血管床排空也和同一冠脉或对侧冠脉未受累的其他血管床一样迅速。

3. 经皮穿刺腔内冠状动脉成形术 经溶解血栓治疗，冠状动脉再通后又再堵塞，或虽再通但仍有重度狭窄者，如无出血禁忌可紧急施行本法扩张病变血管或随后再安置支架。近年也有用本法直接再灌注心肌者。

4. 控制心律失常 一旦发现室性期前收缩或室性心动过速，立即用利多卡因 50～100mg 静脉注射，每 5～10 分钟重复一次，至期前收缩消失或总量已达 300mg，继以 1～3mg/min 的速度静脉滴注维持（100mg 加入 5% 葡萄糖注射液 100ml，滴注 1～3ml/min），情况稳定后改用口服美西律 150mg，每 6 小时一次，维持。对缓慢的心律失常可用阿托品 0.5～1mg 肌肉或静脉注射。

5. 泵衰竭

（1）控制休克：血容量不足者，用右旋糖酐 40 或 5%～10% 葡萄糖注射液静脉滴注。补充血容量后血压仍不升，当选用血管活性药物如多巴胺、阿拉明等。

（2）治疗心力衰竭：主要是治疗急性左心衰竭，用多巴酚丁胺按每分钟 5～20μg/kg 体重静脉滴注，亦可选用血管扩张剂减轻左心室的负荷。洋地黄制剂易引起室性心律失常，因此在梗死发生后 24 小时内尽量避免使用洋地黄制剂。

6. 极化液 氯化钾 1.5g，胰岛素 8U，加入 10% 葡萄糖注射液 500ml 中，静脉滴注，每日 1～2 次，7～14 日为一疗程。可促进心肌摄取和代谢葡萄糖，使钾离子进入细胞内，恢复细胞膜的极化状态，以利于心脏的正常收缩，减少心律失常。

【预防与调护】

猝心痛的护理主要在于阻断病机恶化之势，利于病情向愈。

1. 动静结合 急发期要尽量卧床休息，以减少"劳则气耗"之弊。但病情稳定后，亦不可过逸，防止"逸则气滞"，适当活动可以疏通气血，保持二便通畅。

2. 调节情志 保持乐观的情绪，勿过怒过喜，树立战胜疾病的信心。

3．饮食有节　勿过饥过饱，"多食则气滞"，"过饥则气虚"。当本"心苦缓，食酸以收之，心欲软，食咸以软之，食甘以泻之"的原则，选择赤小豆粥、莲子、狗肉、羊肉等饮食。

4．环境安静　室内空气流通，防寒保暖。

第五节　心　悸

心悸是由于气血阴阳亏虚，或水饮瘀血停滞，心脉不畅，心失所养，而引起的以心慌不安，心跳剧烈，不能自主为主要表现的病证。心悸因惊恐、劳累而发，时作时止，病情较轻者为惊悸；若心中悸动连绵不休，气短身虚，病情重者为怔忡。惊悸日久不愈者可转为怔忡。本病可见于任何年龄，但以中老年者居多，四季均可发病，以冬春为多见。

西医各种心血管疾患、部分神经症和一些药物引起的心律失常可参照本病救治。

【病因病机】

内外病因致心脏体用俱病，引起心脉失守，心神不宁，发为心悸。

1．外邪侵袭　六淫之邪，疫毒之气，从肌表外袭，或从口鼻而入，穿卫入营，随血深入，犯于心之用则轻，损于心之体则重。若邪犯胃肠，阳明为多气多血之经，邪动气血，内邪犯心，若失治误治，邪气留恋，损伤心体。亦有误用或过量使用某些毒害心肌的药物，药毒"淫精于脉"，或直接经血脉损伤心脏，耗气伤阴，心脉失养，心之藏真受损，发为心动悸。

2．情志内扰　七情失节，五志过极，尤其是抑郁愤怒，怒则肝气郁闭，疏泄不畅，致使肝气不得施泄于心，心阳失于肝气之疏，心气内乏，心神失主而生心悸。"心胆气通"，胆气内郁，少阳生发之气不能疏泄于心，致使心胆失调，也可引起心气内乱，发为心动悸。

3．脏腑虚损　素体虚弱，或烦劳过极，思虑过度，阴血暗耗；或房事失节，肾气受伤，心肾失交；或始贵后贱，始富后贫，脱营失精；或饮食劳逸失调，脾胃亏虚，气血生化匮乏；或失血过多，或产后未复，气血亏损；或大病久病，失于调养等，均可造成脏腑虚疲，心失所养而成本病。

总之，心悸或因邪实心脉失守，或因脏腑虚损心脉失养，病性虚实夹杂，病位在心在脉，与五脏相关。

【诊断与鉴别诊断】

一、疾病诊断要点

1．主症特点：自觉心慌不安，心跳剧烈，突发突止，不能自主。

2．脉搏特点：脉搏节律或（和）频率异常，脉律不整，或脉率过数、过缓，脉象见结、代，或数、疾、促，或缓、迟等变化。

3. 心悸诱因：情志刺激（如惊恐）、紧张、劳累过度、饮酒饱食常可诱发。

4. 心悸可发生于任何年龄，以中老年多见。既往多有胸痹心痛、水肿、喘证、妇女绝经前后诸证等病史。

临床依据脉搏节律或（和）频率异常而分为三种类型。①脉率过速：静息状态，脉搏频率超过 100 次/分钟以上者，或运动中超过 160 次/分钟以上，出现数脉、疾脉或促脉者。②脉率过缓：静息状态，脉搏频率低于 60 次/分钟以下，或睡眠状态脉率低于 40 次/分钟以下，出现缓脉或迟脉者。③脉律不齐：无论在静息或活动状态，脉律不整，出现结脉或代脉者。

二、证候诊断要点

心悸为本虚标实证，临证应当掌握标本，分清虚实。本虚为气血不足，阴阳亏损，标实系气滞、血瘀、痰火、水饮，临床表现多为虚实夹杂。

1. **实证**　心悸时发时止，心跳剧烈，胸闷烦躁，失眠多梦，便秘尿赤，舌红苔黄腻，脉象弦滑。兼痰瘀互结者，心悸伴有胸憋闷痛，舌质紫暗。

2. **虚证**　心悸不安，胸闷气短，动则尤甚，面色苍白，形寒肢冷，舌淡苔白，脉虚弱，或沉细无力。兼水饮凌心者，症见胸闷痞满，渴不欲饮，小便短少，下肢浮肿，伴有眩晕，恶心呕吐，舌淡苔滑，脉沉细而滑。

三、鉴别诊断要点

1. **真心痛**　真心痛常与心悸同时出现，除见心慌不安外，必以心痛为主，多呈心前区或胸骨后刺痛，牵及肩胛背部，甚者心痛剧烈不止，唇甲紫绀，或手足青冷至节，呼吸急促，大汗淋漓。

2. **奔豚**　奔豚也因惊恐得之，发作之时，亦觉心胸躁动不安。其鉴别要点在于：心悸自觉心中剧烈跳动，发自于心；奔豚乃上下冲逆，发自少腹。如《难经·五十六难》曰："发于小腹，上至心下，若豚状或上或下无时"，称之为肾积。《金匮要略·奔豚气病脉证治》："奔豚病从少腹起，上冲咽喉，发作欲死，复还止，皆从惊恐得之。"

四、相关检查

1. **心电图**　心电图检查有助于心悸的诊断。阅读心悸病人的心电图时要特别注意 P 波的形态和时限，P 波与 QRS 波的关系，P－P 间时限与 R－R 间时限以及二者之间的关系，从而了解是否为窦性心律，有无早搏、心动过速、心动过缓、传导阻滞、颤动与扑动等。

2. **心脏超声检查**　可发现相应的心脏器质性改变。

【急救处理】

一、常规处理

心悸系内科常见疾患，临床表现轻重缓急不同，对于心悸重危患者，必须及早积极救治。有时需持续心电监护，直至心悸症状完全缓解，生命体征平稳。

卧床休息，吸氧，保持环境安静，避免情绪激动，可根据原发心脏病的性质给予适宜的饮食。

开辟静脉通路。

二、辨证救治

1. 实证

心悸时发时止，心跳剧烈，胸闷烦躁，失眠多梦，便秘尿赤，舌红苔黄腻，脉象弦滑。兼痰瘀互结者，心悸，伴有胸憋闷痛，舌质紫暗。

【证机概要】痰火炽盛，上扰心神；痰瘀互结，心脉痹阻。

【治法】清热化痰，化瘀通络。

【处理】

（1）方药：黄连温胆汤加减，药用黄连、半夏、竹茹、瓜蒌、橘皮、枳实等。

加减法：兼瘀血者加桃仁、赤芍、丹参；兼伤阴者加生地、麦冬。

（2）中成药：复方丹参滴丸口服。丹参注射液，每次 20～30ml，加入 5% 葡萄糖注射液 250ml 中，静脉滴注。

（3）针灸：针刺神门、心俞，用泻法。

2. 虚证

心悸不安，胸闷气短，动则尤甚，面色苍白，形寒肢冷，舌淡苔白，脉虚弱，或沉细无力。兼水饮凌心者，症见胸闷痞满，渴不欲饮，小便短少，下肢浮肿，伴有眩晕，恶心呕吐，舌淡苔滑，脉沉细而滑。

【证机概要】心阳虚损，心失温煦；阳虚水泛，饮邪凌心。

【治法】温补心阳，化气利水，安神定悸。

【处理】

（1）方药：桂枝甘草龙骨牡蛎汤加减，药用桂枝、炙甘草、龙骨、牡蛎、黄芪、人参。

加减法：兼见水饮内停者，加葶苈子、茯苓、泽泻；若心阳不振，以心动过缓为著者酌加麻黄、细辛、补骨脂、附子，重用桂枝。

（2）中成药：心宝：温补心阳，通脉定悸。补心气口服液：益心安神。参麦注射液：益心气，补心阴。每次 20～30ml，加入 5% 葡萄糖注射液 250ml 中，静脉滴注。参附注射液：温补心阳。每次 20ml，加入 5% 葡萄糖注射液 250ml 中，静脉缓慢滴注。

（3）针灸：针刺神门、丰隆、内关，用补法。

【综合诊疗】

心悸相当于现代医学的各种心律失常，在临床实际中，如遇危急患者，特别是一些严重的心律失常，应中西医结合，积极控制病情。西医措施主要根据心律失常的临床类型选用针对性强的抗心律失常药物以纠正心律失常。

对于因器质性心脏病引起的频发房早或交界性早搏，如症状明显者可选用 β 受体阻滞剂、维拉帕米、普罗帕酮、洋地黄类、胺碘酮等药物治疗，以防发展成快速性室上性心律失常。

急性心肌梗死出现室早，首选利多卡因，每次 50～100mg 静注，无效则隔 5～10 分钟重复给药，但 1 小时总量不宜超过 300mg，有效后以 1～4mg/min 静滴维持，一般用 2～3 日。稳定后可改用美西律，每日 3 次，每次 100～200mg，口服；或普罗帕酮（心律平），每日 3 次，每次 150～200mg，口服。

对于洋地黄毒性反应所致的室早，应立即停用洋地黄，可予以苯妥英钠和氯化钾等治疗。

阵发性室上性心动过速的治疗：①升压药：通过升高血压反射性地兴奋迷走神经，使心动过速终止。适用于无冠心病、高血压病而血压偏低的患者。可选用苯福林 0.5～1mg 或甲氧明 10～20mg，稀释后静注。用药时监测血压和心率，以收缩压不超过 21.3～24kPa 为限，一旦心动过速停止，即停止用药。②抗心律失常药物：首选维拉帕米 5～10mg 稀释后静注，或普罗帕酮 70mg 稀释后静注，并监测心率，或心电监护，发作一旦停止，即停止用药。③洋地黄制剂：有器质性心脏病伴心功能减退者尤为适用。但已知有预激综合征者忌用。常用西地兰静注。④其他治疗：经以上措施不能终止发作时，可酌情选用同步直流电转复或心导管射频消融治疗。

对于二度莫氏 II 型和三度房室传导阻滞伴有过于缓慢的心室率或心源性脑缺氧综合征者，应用以下药物或措施，以提高心室率。异丙肾上腺素，每 4 小时一次，每次 5～10mg，舌下含化，病情重者用 5% 葡萄糖注射液 500ml 加异丙肾上腺素 1mg，静滴，控制滴速使心率维持在 60～70 次/分钟。但应注意过量会引起室性心律失常。阿托品，每 2～6 小时一次，每次 0.3～0.5mg，口服，或每次 0.5～1mg，肌注或静注，主要用于迷走神经张力过高所致者。人工心脏起搏器，适用于药物治疗无效或二度 II 型和三度房室传导阻滞伴心源性脑缺氧综合征或心力衰竭的患者。

因心动过缓（三度房室传导阻滞、病态窦房结综合征）导致晕厥（阿-斯综合征）者，应考虑安装临时或永久性心脏起搏器。

【预防与调护】

心悸的护理主要在于阻止病情恶化，终止发作，使其恢复正常。

饮食有节，忌食辛辣厚味，戒烟、酒、浓茶等。注意气候变化，避免外邪侵袭。

心悸重症患者应卧床休息，保持环境清静，避免精神刺激。轻症患者，可做适当户外活动，以不觉劳累为度。

治疗获效后应坚持服药，巩固疗效，预防复发。

第六节　哮　病

哮病是以哮鸣有声，气促胸闷，甚则喘息不能平卧为临床表现的一类疾病。本病记载首见于《素问·阴阳别论》篇："……起则熏肺，使人喘鸣"。本病四季均可发病，但以冬春季多见。

西医学的支气管哮喘、喘息性支气管炎等可参照本病进行救治。

【病因病机】

哮病的发生与外邪侵袭、饮食不当及素体虚弱有关，"伏痰"夙根是本病发生的根本。

1. 外邪侵袭 外感风寒、风热之邪壅阻肺气，气不布津，或吸入烟尘花粉，影响肺气宣降，津液凝聚成痰，伏藏于肺，成为哮病的夙根。以哮病而言，伏痰为其主因，故认为痰为本病之"夙根"。夙根"伏痰"遇外感六淫之邪引触，痰随气升，肺气宣降失常，而发本病。

2. 饮食不当 过食生冷，或酸咸肥甘，或海膻发物，可致脾失健运，痰浊内生，上伏于肺而为"夙根"伏痰，遇感引触，痰随气升，气因痰阻，相互搏结，壅塞气道，肺管狭窄，通畅不利，肺气宣降失常，引动停积之痰，而致痰鸣如吼，气息喘促。《证治汇补·哮病》说："哮即痰喘之久而常发者，因内有壅塞之气，外有非时之感，膈有胶固之痰，三者相合，闭拒气道，搏击有声，发为哮病。"

总之，哮病急性发作病位主要在于肺，关乎脾肾。病性寒热虚实夹杂。《医学实在易·哮证》说："一发则肺俞之寒气，与肺膜之浊痰，狼狈相依，窒塞关隘，不容呼吸，而呼吸正气，转触其痰，鼾有声。"发作期以邪实为主。病因于寒（素体阳虚，痰从寒化）者，因寒痰而致冷哮；病因于热（素体阳盛，痰从热化）者，因痰热而致热哮；"痰热内郁，风寒外束"则成寒包热哮；痰浊伏肺，肺气壅实，风邪触发，则为风痰哮；反复发作，正气耗伤或素体肺肾不足，则为虚哮。

【诊断与鉴别诊断】

一、疾病诊断要点

以呼吸急促，喉中哮鸣有声，胸膈窒塞，咳痰不爽，甚则胸高胁胀，呼吸困难为临床特征。常反复发作，每因季节交替，气候变化或饮食不当而诱发。

二、证候诊断要点

本病为急性肺系疾患，因邪引伏痰，壅塞气道而致。

1. 实证 喉中痰鸣如吼，胸高胁胀，或咳嗽频作，痰黄黏稠，或痰白泡沫，咯吐不爽，心烦汗出，面赤口苦，口干便秘，或面色晦暗，甚或面青唇紫，形寒肢冷，舌淡暗，苔白滑，脉弦滑紧，或舌红，苔黄厚腻，脉弦滑数。

2. 虚证 倦怠纳差，气促喘急，咳嗽声低，痰白泡沫，咳吐不爽，面色萎黄或晦暗，甚或面青唇紫，形寒肢冷，尿少浮肿，舌淡暗，苔白水滑，脉濡软。

三、鉴别诊断要点

1. 咳嗽 为邪气干肺，肺气上逆而致的常见病。初起咳嗽症状较轻，呈渐进性加重，严重时可有痰鸣气喘，与哮病发作性呼吸困难，喉间痰鸣，哮声重而咳声轻有别。

2. 支饮 饮为稀薄之痰，常因寒而生，水饮留伏，支撑胸膈，上迫于肺，而为支饮。故临床特征为痰涎量多而稀，胸闷咳喘，腰背疼痛，常因受寒而加重，与哮病发作性呼吸困难、哮吼声重、常无疼痛有别。

3. 喘证 喘证为临床常见急症。与哮病比较，其病理侧重点有异，喘证关键于"气"，哮病关键于"痰"，"哮以声响名，喘以气息言，喘促喉间如水鸡声者谓之哮，气促而连续不能以息者谓之喘"（《医学正传·哮喘》）。哮必兼喘，而喘未必兼哮。

4. 肺胀 肺胀为多种慢性肺系疾患（包括哮病）反复发作，迁延不愈，导致肺气胀满，不能敛降的一种病证。病机关键为气、水、血互结，已从单一肺系疾患，扩展为心肺肾同病，临床特征为胸闷痰多，咳喘，心悸，口唇紫绀，水肿等。哮病病理以邪引伏痰，闭阻气道为关键，暂无瘀血阻络征象，而以呼吸困难，喉间痰鸣为主要临床表现。

四、相关检查

1. 周围血象 血中白细胞及中性粒细胞数均增加，可见嗜酸性粒细胞增多，红细胞计数或比容可增加。

2. 痰液检查 可见脱落的呼吸道纤毛柱状上皮细胞及炎性细胞，中性粒细胞增多，嗜酸性粒细胞增多。非细胞成分主要为脱氧核糖核酸纤维及酸性黏多糖纤维增多。

3. 胸部 X 线检查 可见肺纹理增多、模糊、紊乱及扭曲变形，呈条索状、网状、颗粒状和斑点状阴影；肺门阴影增大、模糊；肺透亮度增加。

4. 肺功能检查 可见阻塞性通气功能障碍；肺内残余气体量占肺内总气体量的比例明显增加；屏气试验时间缩短；第一秒用力呼气量（FEV_1）、第一秒用力呼气量占用力肺活量比值（$FEV_1/FVC\%$）、最大呼气中期流速（MMEF）、呼气峰值流速（PEF）均减少。

5. 血清趋化因子测定 哮病急性发作期白介素（IL）1、6，巨噬细胞炎症蛋白 -1α（$MIP-1\alpha$）明显高于缓解期，经治疗以后，随着哮病症状消失，$MIP-1\alpha$ 可降至正常，IL -1、IL -6 亦明显下降，但仍高于正常水平。监测其动态变化，能较好地反映出气道炎症的反应过程。

【急救处理】

一、常规处理

1. 卧床休息，吸氧，保持大小便通畅。
2. 动态监测呼吸、心率、血压、神志。
3. 动态监测动脉血气情况。

二、辨证救治

（一）实证

1. 寒哮

呼吸急促，哮鸣有声，咳痰不爽，面色晦暗，口不渴，畏寒肢冷，舌淡苔白滑，脉弦

紧滑。

【证机概要】寒痰郁肺，气道不畅。

【治法】温通散寒，化痰开肺。

【处理】

（1）方药：小青龙汤加减。药用炙麻黄、桂枝、芍药、干姜、细辛、法半夏、五味子、川朴、杏仁、甘草。

加减法：哮剧者加服紫金丹或六神丸；瘀血者加当归、桃仁、莪术；痰甚者加制南星、白芥子。

（2）针灸：针刺大椎、中府穴，火罐拔吸 15 分钟。隔姜灸神阙、大椎、命门、涌泉穴。

（3）其他疗法：石菖蒲 12g，葱白 3 根，生姜 30g，艾叶 50g，共捣烂炒热，用白布包好，在肺俞穴处反复摩擦。

2. 热哮

气粗息涌，喉中痰鸣声粗，胸闷胁胀，咳痰色黄，或白而黏稠，心烦汗出，面赤口苦，口干便秘，舌红，苔黄厚腻，脉滑数。

【证机概要】痰热壅肺，肺失宣肃。

【治法】清热宣肺，化痰定喘。

【处理】

（1）方药：定喘汤合三子养亲汤加减。药用炙麻黄、黄芩、桑白皮、杏仁、法半夏、款冬、苏子、白果、白芥子、莱菔子、川朴、甘草。

加减法：便秘加芦荟或生大黄；痰盛加海浮石、地龙、鱼腥草；气阴两虚加麦冬、人参叶、功劳叶。

（2）中成药：蛇胆川贝液 1 支，每日 3 次。急支糖浆 10ml，每日 3 次。鲜竹沥口服液 10ml，每日 3 次。复方丹参注射液 40ml 加入 5% 葡萄糖注射液 250ml 中静滴，每日 1 次，连用 5~7 日。

（3）针灸：梅花针点刺大椎、曲池、丰隆穴，火罐拔吸 15 分钟。

（二）虚证

气促胸闷，喉中哮鸣有声，痰少或痰多，无力咳出，倦怠乏力，神疲自汗，纳谷不香，大小便不通，舌淡胖，有齿痕，苔白，脉濡滑。

【证机概要】脾肺亏虚，痰浊中阻。

【治法】健脾益肺，化痰平喘。

【处理】

（1）方药：四君子汤合三子养亲汤加减。药用人参、炒白术、茯苓、苏子、莱菔子、白芥子、陈皮、葶苈子、甘草。

加减法：舌暗加丹参、桃仁；哮剧加川朴、杏仁、紫石英；痰多加猴枣散。

（2）中成药：固本咳喘片 4 片，每日 3 次。温阳片 4 片，每日 3 次。银杏叶片 2 片，每日 3 次。黄芪注射液 30ml 加入 5% 葡萄糖注射液 250ml 中静脉滴注，每日 1 次。

（3）针灸：针刺定喘、天突、肺俞、内关、足三里、丰隆，用补法。发作时可先针定

喘，用震颤手法并适当留针。

【综合诊疗】

哮病系内科常见病，中医对轻中度的支气管哮喘急性发作期辨证治疗具有较好的临床疗效，根据病情必要时给以氧疗等一般治疗措施。

重度支气管哮喘，又称之为"哮喘持续状态"，临床病情危重，需要中西医结合治疗，如补液、纠正酸中毒、抗生素的使用等，并发急性呼吸衰竭要早期气管插管行机械通气治疗。此时病情的发展中医多归属于"脱证"的范畴，也称为"喘脱"，当根据病情参见"脱证"进行救治。

【预防与调护】

哮病的特征是外邪干肺引动宿痰而致的发作性痰鸣气喘疾患，故预防调理围绕避诱因和扶正气两方面进行。

1. 避诱因

（1）尘土与螨：不宜使用呢绒原料制作的软椅、沙发和窗帘；保持室内温暖和通风；经常清洗床罩、被套、枕巾，煮沸效果更好；室内湿度控制在50%左右以减少螨的繁殖。

（2）花粉：花粉飘散季节的午间和午后避免室外活动，有条件者使用高效粒子空气过滤系统以清除致敏花粉。避免在室内种植菊科植物。

（3）动物皮毛：不在居室内养狗、猫、兔等宠物；被褥、枕芯避免用动物皮毛、羽绒等材料；避免使用羊毛地毯、毛衣等。

（4）禁止吸烟。

（5）预防和治疗感冒、咳嗽。

（6）避免有毒气体吸入，如各种油漆、橡胶水、二甲苯、杀虫剂、煤气、液化气、化妆品。

（7）避免进食过甜过咸食品，及可能诱发本病的食物如鱼、虾、蟹等。

2. 扶正气

（1）注意情绪调摄和适当体育锻炼。

（2）体虚正气不足者，可常以人参叶10g，沙参12g，麦冬12g，黄芪12g，大枣4枚，煎水茶饮，匡扶正气，抵御外邪。

第七节 风温肺热病

风温肺热病是肺热病与风温病的合称，以发热、咳嗽、胸痛等为主要临床表现，属于中医外感热病的范畴。西医的急性肺炎、支气管周围炎和急性支气管炎等急性肺部感染疾病，均可参照本病进行救治。

【病因病机】

风温肺热病多因机体正气不足，营不内守，卫不御外，抗病能力低下，暴感风热之邪而发。其感染途径是从口鼻而入，先犯上焦肺卫；若失治误治，邪气深入，一为顺传于肺胃，一为逆传心包。叶天士在《外感温热篇》中指出："温邪上受，首先犯肺，逆传心包。"为风温的传变及辨治规律提供了理论依据。

1. 热在肺卫 风热犯肺，卫气郁阻，肺气不宣，邪正相争于外，则发热恶寒，头痛身楚；肺气不清，失于宣肃，则咳嗽咳痰。

2. 痰热壅盛 热入气分，热毒壅肺，肺失宣降，热灼肺津，炼液为痰，故咳黄痰；热伤肺络，则咳铁锈色痰或痰中带血；痰热交阻，气血阻滞，则胸痛。

3. 热陷心包 外感风热病邪，逆传心包，邪热内炽，燔灼营血，上扰神明，或痰热互结，蒙蔽心窍，而见神昏、谵语、舌謇等症。

4. 气阴两伤 风温热邪，久羁不解，易深入下焦，下灼肝肾，导致真阴欲竭，气阴两伤。

5. 阴竭阳脱 若邪热深盛，邪正剧争，正气溃败，骤然外脱，则阴津失其内守，阳气不能固托，终则阴阳不能维系，形成阴竭阳脱。

总之，风温肺热病机关键在于痰、热、毒互结于肺，病位在肺，与心、肝、肾关系密切。病性虚实夹杂，初病为阳、热、实证，后期则虚实夹杂或以虚为主。

【诊断与鉴别诊断】

一、疾病诊断要点

1. 男女老幼均可发罹患，多在冬春季节发病，具有起病急、传变快、病程短的特点。

2. 以身热、咳嗽、烦渴、气急、胸痛为主症，兼见咽干、纳差、便秘、头身疼痛，病重者可见高热烦躁、神志昏蒙或四肢厥冷等。

二、证候诊断要点

本病的证候特征由肺卫受邪，宣降失常所导致，以热、咳、痰、喘为风温肺热病最主要的症状。

1. 初期以实证为主，为外邪袭表，邪在肺卫，症见发热，恶寒，咳嗽，鼻塞流涕等。

2. 中期虚实夹杂，以痰热壅肺为主要证候，症见身热，咳嗽，痰量多质黏，色黄或红，胸闷，苔黄腻等。

3. 晚期以虚证为主，气阴两伤则见干咳少痰，口燥咽干，五心烦热等症；阴竭阳脱证可见体温骤降，神志恍惚，面白，肢冷汗出，呼吸急促或表浅，痰涎壅盛等症。

三、鉴别诊断要点

本病应与风热感冒、肺痈、悬饮、急痨等相鉴别。

1. 风热感冒 风热感冒也多由风热病邪引起，临床也出现发热、咳嗽、咳痰等症状，但其病情轻，发热多不高，或不发热，病位一般局限在卫分，极少传变。风温肺热病则起病急骤，寒战高热，热势甚壮，汗出后亦不易迅速退清，咳嗽胸痛，头痛较剧，甚至出现神志昏迷、惊厥、谵妄等症，如治疗不当，可产生严重后果。

2. 悬饮 悬饮主要由水饮之邪引起，临床表现为胸痛、咳嗽、胸闷、憋气，郁而化热而多见发热症状，但本病初期，胸痛多重，饮停胸胁时，喘息胸闷重，发热多为中低度热。胸部 X 线片可鉴别。

3. 肺痈 肺痈也为外感邪气引起，初期症状与风温肺热病相似，但其发病更急，常突然出现恶寒或寒战，高热，午后热甚，咳嗽胸痛，咯吐黏浊痰，继则咳痰增多，咳痰如脓，有腥臭味，或脓血相兼，随着脓血的大量排出，身热下降，症状减轻，病情好转，经数周逐渐恢复。如脓毒不净，则持续咳嗽，咯吐脓血臭痰，低热，盗汗，形体消瘦，转入慢性过程。对于少数难于确诊的病例，可结合 X 线胸部透视检查或摄片。

4. 急痨 风温肺热与急痨均具有发热及肺系症状，一般肺痨患者的发热午后突出，伴盗汗等结核中毒症状，血沉加速，结核菌素试验呈强阳性。痰培养、PCR 发现结核杆菌，胸部 X 线检查对于二者的鉴别有重要意义。

四、相关检查

1. 血常规检查 病毒性疾病外周血白细胞总数正常或偏低，细菌性肺炎则白细胞总数和中性分类升高。

2. 病原学检查 采取急性期病人鼻咽分泌物，运用呼吸道病毒检测方法检测病毒抗原或病毒核酸，呼吸道分泌物涂片染色或培养检测细菌学情况。

3. 双份血清抗体检测 病毒性肺炎恢复期血清病毒抗体滴度 >4 倍急性期血清病毒抗体滴度，则为阳性，或早期病毒特异性 IgM 抗体阳性。

4. X 线检查 可见肺部炎性表现，如肺纹理增粗、节段性均匀片状影等。

【急救处理】

一、常规处理

1. 一般措施 卧床休息，多饮水，进食易消化食物。

2. 刮痧 在背部沿督脉和膀胱经部位、腋窝及肘窝等处，自上而下，先轻后重，刮至局部皮肤出现红紫色痧点。

二、辨证救治

（一）初期
热在肺卫
发热，咳嗽，头痛，恶风寒，口渴，痰多，无汗，苔白或微黄，脉浮数，亦可见弦滑。
【证机概要】 风热犯表，肺卫郁阻。

【治法】辛凉疏散，辛以疏风，凉以散热。

【处理】

（1）方药：银翘散加减。药用金银花、连翘、杏仁、薄荷、芦根、桔梗、甘草、桑叶、牛蒡子。

加减法：无汗者，加荆芥；心烦者，加山栀；喘促者，加炙麻黄、生石膏；痰多者，加贝母；头痛者，加菊花、蔓荆子；咽痛明显者，加山豆根、板蓝根。

（2）中成药：瓜霜退热灵4~6粒，每日3次，口服。

（3）其他疗法：针刺大椎、曲池、合谷，也可取十宣穴点刺放血。

（二）中期

1. 痰热壅肺

发热，痰多痰鸣，痰黏或黄或白，咳嗽，胸闷气粗，舌红，苔黄或白或腻，脉弦滑而数。

【证机概要】邪热内侵，痰热壅肺。

【治法】清热化痰。

【处理】

（1）汤药：麻杏石甘汤合千金苇茎汤加减。药用炙麻黄、杏仁、生石膏、黄芩、连翘、虎杖、白花蛇舌草、鱼腥草、全瓜蒌、冬瓜仁、贝母、桔梗、甘草、芦根。

加减法：腑实便秘者，加大黄、全瓜蒌；痰黄稠者，加胆南星、天竺黄；痰中带血者，加仙鹤草、焦山栀；痰鸣者加射干；胸闷甚者，加广郁金、金沸草；热甚者，加山栀、金银花。

（2）中成药：穿琥宁注射液400mg加入5%葡萄糖注射液500ml中静脉滴注，每日1~2次。双黄连粉针剂1.2g，加入5%葡萄糖注射液250ml中静脉滴注，每日1~2次。鱼腥草注射液100ml，静脉滴注，每日1次。

（3）其他疗法：针刺曲池、肺俞、丰隆穴，痰黏难咳者，加天突穴。

2. 热陷心包

神昏，谵语，发热夜甚，咳喘气促，痰鸣肢厥，舌红绛，苔干黄，脉数滑。

【证机概要】热入心包，痰热阻窍。

【治法】清热豁痰开窍。

【处理】

（1）方药：以清营汤合菖蒲郁金汤为代表方。药用羚羊角粉、生地、连翘、石菖蒲、广郁金、牛蒡子、天竺黄。

加减法：舌绛者，加丹皮；舌干者，加石斛；苔黄者，加黄连；尿赤者，加白茅根、芦根。

（2）中成药：安宫牛黄丸1丸，口服或鼻饲，每日1~2丸。清开灵注射液40ml加入5%葡萄糖注射液250ml中静滴，每日1~2次。醒脑静注射液20ml加入5%葡萄糖注射液250ml中静滴，每日1~2次。

（3）其他疗法：针刺人中、内关、涌泉穴。

（三）后期

1. 气阴两伤，余邪未净

发热或不发热，或自觉发热，咳嗽，痰不多而黏，口燥渴，舌红裂，苔黑或焦，脉数细。

【证机概要】气阴两伤，余邪未除。

【治法】养阴清热。

【处理】

（1）方药：以沙参麦冬汤为代表方。药用北沙参、麦冬、生地黄、甘草、石斛、天花粉、玄参、白芍、杏仁、阿胶、太子参。

加减法：纳呆者，加谷芽、麦芽；腹胀者，加佛手、香橼皮。

（2）中成药：养阴清肺糖浆 20ml，每日 3 次。生脉注射液 40ml 加入 5% 葡萄糖注射液 250ml 中静脉滴注，每日 2~3 次。

（3）其他疗法：针刺关元、气海，或灸关元、百会等穴。

2. 阴竭阳脱

高热骤降，大汗肢冷，颜面苍白，呼吸急促，痰涎壅盛，唇甲青紫，神志恍惚，舌红少津，脉微欲绝。

【证机概要】邪热炽盛，正气衰败，阴竭阳脱。

【治法】益气养阴，回阳固脱。

【处理】见"脱证"一节。

【**综合诊疗**】

1. 对症治疗 高热者，给予物理降温或用小剂量解热药物；呼吸困难者，给予吸氧；咳嗽明显者，可用镇咳药及祛痰药；胸痛明显者，可用可待因等。

2. 抗菌药物治疗 青霉素 G 为肺炎链球菌肺炎的首选抗生素；金黄色葡萄球菌肺炎抗菌药物治疗时可应用青霉素钠盐、红霉素、庆大霉素、林可霉素、头孢菌素、稳可信等；肺炎克雷白杆菌肺炎首选氨基糖苷类与头孢菌素；军团菌肺炎首选红霉素；大环内酯类抗生素对肺炎支原体肺炎有特效；病毒性肺炎对症治疗为主，严重者加强支持疗法。

【**预防与调护**】

1. 一般护理 让患者安静卧床休息；保持室内空气新鲜，避风寒；测量体温、脉搏，每日 4 次；查看舌苔，每日 1 次；饮食宜清淡，忌油腻及鱼虾腥荤等生痰助热之品，禁烟酒。

2. 辨证施护

邪在肺卫：恶寒者保暖，酌加衣被；汤药宜热服，并辅以热饮料，取微汗，忌大汗；观察病人出汗部位、性状及体温变化；汗出多者以干毛巾擦拭，忌用冷毛巾或冷水擦身；观察病人饮水多少，喜冷喜热，咳嗽轻重，痰量性状，二便情况，以判断邪之进退。

痰热壅肺：嘱多饮开水或芦根水或清凉饮料；喘憋者吸氧；咳痰不爽者，取侧卧位，以手掌轻轻拍背，或饮鲜竹沥水，鼓励病人将痰咳出；服泻下药后，观察大便次数、性状及体

温变化。

热陷心包：定时翻身，保持皮肤清洁，宜用温湿毛巾擦身，预防褥疮；如皮肤灼热泛红，心烦胸闷，甚或耳聋，为欲发斑疹之兆，应及时报告医生；已发斑出疹者，注意斑疹透发情况、色泽及相应症状，以判断顺逆；喘促而痰多者，吸氧，必要时吸痰；密切观察神志、呼吸、体温、脉搏、血压变化。

阴竭阳脱：病人体温骤降，汗出肢冷，血压下降，为阴竭阳脱之危象，应立即报告医生，并尽快开辟静脉通路，准备急救用品，配合医生密切观察患者神志、呼吸、脉搏、血压的变化，并随时给以相应的处理。

气阴两伤，余热不尽：风温肺热病后期，气阴两伤，余热不尽，嘱病人饮食清淡，安静休息，不可贪凉贪食，以防病情反复。

第八节　气　胸

气胸是胸膜腔进入气体，造成浊气痹肺的常见急症。《素问·大奇论》说："肺气壅，喘而两胠满。"本病起病猝暴，来势凶险，易发生于阴虚火旺体质，或继发于肺胀，或因针刺、胸穿等损伤而致。无明显季节性。

西医的气胸可参考本节救治。

【病因病机】

气胸之发生是肺体受伤，浊气干犯于清虚之地，肺气壅遏。

1. 肺虚邪入　素禀肺虚，或久病肺虚，复因用力憋气，或剧咳，或感受外邪，或痨虫蚀肺等，造成肺膜破损，无力屏障气血，致使浊气内犯于清虚至阳之地，肺气壅遏而痹阻，百脉受累而发生气胸。

2. 外伤损肺　胸部外伤，或肺部病理活检，或针刺不当等外伤，直伤肺体，肺脏真气受损，浊气直犯于清虚至阳之娇肺，浊阴闭阻，肺气宣降失司，百脉行而不畅，发生气胸之病。

总之，气胸的发生或因肺体本虚，或因外伤所致，其病位在胸肺，病性属实邪气闭。

【诊断与鉴别诊断】

一、疾病诊断要点

1. 病人突然发生剧烈胸痛，伴呛咳，继而呼吸困难，且呈进行性加重，或无胸痛而见进行性呼吸困难。

2. 病侧胸部饱满，肋间隙变宽，叩之如鼓，大汗淋漓，四肢不温，口唇青紫，重者血压下降，神志不清。

二、证候诊断要点

本病病人多属浊气壅肺之实证，亦可见内闭外脱之象，超过3个月以上者，则见虚象。

本病以实为主。

1. 实证 突发剧烈胸痛，呛咳阵作，憋闷如窒，呼吸困难，面唇青紫，脉多数实。

2. 内闭外脱证 实证病情进展，伴见大汗淋漓，四肢不温，气息浅促或微弱，神志不清，舌质隐青或青紫，脉微欲绝。

3. 虚证 病程超过 3 个月，气喘，动则尤甚，冷汗自出，神疲乏力，脉虚无力。

三、鉴别诊断要点

1. 肺胀 常有咳喘病史，胸廓呈桶状，叩之呈过清音，自觉胸中胀满，痰涎壅盛，上气咳喘，动则尤甚，甚则面晦唇暗，颜面浮肿。胸部 X 线可鉴别。

2. 真心痛 突发剧烈胸痛，憋闷，甚则大汗淋漓，气短神怯，唇甲青紫，四肢不温，与气胸相似，但本病常有心脏病史，劳累、情志、感寒为诱因，心中悸动、恐惧突出，胸透肺部多无明显变化，心电图、心肌酶多有特异性改变。

3. 缠腰火丹 胸部剧烈疼痛，呼吸受限，入晚更甚，呈闪电样、刀割样刺痛，入睡困难，胸胁、腰部呈现群集样皮疹时诊断更易明确，胸透正常，常因感冒引发。

四、相关检查

胸部 X 线检查示透光度增高，内无肺纹理，可见"气胸线"，重症病人病侧肺呈球块状阴影，或见液气胸征象。

【急救处理】

一、常规处理

临床首先要排除浊气，恢复肺体肺用，防止合并症发生，并积极治疗原发病。

1. 一般处理 气胸是常见危重症之一，禁止随意搬动病人，应卧床休息，避免精神紧张与过度屏气，适当使用通腑降浊、降逆镇咳药物，如大黄粉、甘草片等。吸氧。

2. 排气治疗

（1）注射器排气法：取患侧锁骨中线第二肋间，常规消毒，铺洞巾，行局麻至胸膜。注射器以胶管与针头连接，便于抽气后夹紧，防止空气进入，针头刺入 4~5cm，便可抽气。

（2）胸腔闭式引流术：适用于各类气胸。穿刺点同上。多使用套管针，刺入后将针芯取出，马上将胶管插入侧孔，送至胸膜内 2~3cm，固定胶管，拔出套管针，胶管末端接水封瓶，松开钳夹于胶管的血管夹，见到水封瓶中有气泡冒出即可。此方法缓解症状迅速，肺复张快，疗程短。在肺复张后观察 24 小时，病人无呼吸困难，病侧呼吸有恢复，即可拔出引流管。若伴有液（血）气胸时，穿刺点选择患侧腋后线第八肋间。包裹性液（血）气胸应用 B 超定位选取穿刺点。

二、辨证救治

1. 实证（浊气闭肺）

突发胸部闷窒剧痛，呛咳阵作，气短，病胸饱满，口唇爪甲青紫，舌质隐青，脉数。

【证机概要】肺膜受损，浊气犯肺，清浊交混，气机痹阻。

【治法】通腑泻浊，健脾降逆。

【处理】

（1）方药：桃核承气汤为主方。药用桃仁、桂枝、炙甘草、芒硝（冲）、大黄（后下）、青皮、沉香。

加减法：湿热蕴郁明显，合龙胆泻肝汤（龙胆草、黄芩、栀子、泽泻、木通、当归、生地黄、柴胡、生甘草）；瘀血阻肺，合血府逐瘀汤（桃仁、红花、当归、生地黄、川芎、赤芍、牛膝、桔梗、柴胡、枳壳、甘草）。

（2）中成药：可选用血府逐瘀口服液、龙胆泻肝丸口服。

（3）针剂：选用川芎嗪 40～80mg，加入 250ml 液体，静脉滴注。穿琥宁 200～400mg，加入 250ml 液体，静脉滴注。

2.　内闭外脱

胸闷剧痛，呼吸急促困难，唇甲青紫，四肢不温，神志不清，血压下降，脉疾数。

【证机概要】浊气闭肺，清浊交阻，阴阳之气不相顺接。

【治法】开闭固脱。

【处理】

（1）方药：阳闭为主，用安宫牛黄丸；阴闭为主，用苏合香丸；脱证突出，合参附汤（人参、附子）；瘀血突出，合桃核承气汤（桃仁、大黄、桂枝、炙甘草、芒硝）。

（2）中成药：六神丸含服，生脉口服液口服等。脱证，多配合参附注射液 50～100ml，加入 250ml 液体静脉滴注；内闭神昏，选醒脑静注射液 10～20ml，加入 250ml 液体，静脉滴注。

3.　虚证（肺虚气逆）

胸闷胀痛，心慌气短，干咳少痰，咳声无力，倦怠乏力，面唇淡紫不泽，脉虚数。

【证机概要】浊气久稽，肺气衰耗。

【治法】补肺降逆。

【处理】

（1）方药：生脉散为主方，药用人参、麦冬、五味子、白及、蛤蚧。

加减法：咳甚，加百部以清肺止咳。

（2）中成药：可选取蛤蚧定喘丸、平喘固本丸。

（3）针灸：针刺人中、素髎、合谷、太冲，用补法。

（4）穴位注射：肺胀伴气胸者，可予氨茶碱 1ml，双侧足三里穴位注射。

【综合诊疗】

对于反复发作性的气胸，长期裂口不闭合，漏气不止，肺功能不良，可采用胸膜粘连术；对于支气管胸膜瘘，大量血（液）气胸，或双侧自发性气胸，复发性（张力性）气胸，长期漏气，肺不张不恢复的病人，应进行外科手术。若病人合并休克、心脏功能不全，提示病情危重，需住 ICU 监护，并加以综合急救。

【预防与调护】

本病变化甚速，需密切注意病情变化，防止合并症的发生。

1. 尽量少搬动病人，卧床休息，不要用力屏气。

2. 嘱病人精神放松，避免情绪激动。

3. 保持室内空气清新，氧气管道畅通，避免接触刺激性气味，适当予以镇咳治疗。

4. 饮食清淡，忌食生冷、刺激性食物，可予润肠通便之核桃仁、萝卜、芹菜等以通腑肃肺，降浊利气。

5. 密切注意病情变化，必要时进 ICU 监护。

第九节　中　暑

中暑是指在长夏季节，感受暑热之邪，伤气耗津而骤然发生的以高热、汗出、烦渴、乏力或神昏、抽搐等为主要临床表现的急性热病。对暑病的论述始于《素问·刺志论》，称之为"伤暑"。其后，又有"中热"、"冒暑"等名。"中暑"则首见于宋·朱肱的《类证活人书》。中暑发病具有明显的季节性，多发于长夏季节，男女老幼皆可罹患。西医学中的各型中暑及各种高热损害等，均可参考本节内容诊治。

【病因病机】

中暑以伤于暑邪为外因，正气亏虚为内因，饥渴劳累为诱因。

1. 外伤暑邪 暑邪为患，有明显的季节性，多发于盛夏季节。如《景岳全书》："暑本夏月之热病，然有中暑而病者，有因暑而致病者，此其因有不同，而总由于暑，故其为病，则有阴阳之证，曰阴暑，曰阳暑"。盛暑炎热之时，烈日暴晒过长，或在高温夹湿环境中劳作、远行，暑热蒸腾，人在气交之中，外伤暑热，传于阳明，津耗阴伤，总致气阴两亏。如《医门法律·热湿暑三气门》云："夏月人身之阳，以汗外泄；人身之阴，以热而内耗，阴阳两俱不足。"若暑热鸱张，可引动肝风，进而耗竭气阴，变生各种急危重症。若正不胜邪，暑热迅速内陷心包，蒙蔽心神而致神志昏愦。

阴暑一证，多因避暑贪凉，以致寒袭肌腠，抑遏卫阳；或不慎口腹，恣啖生冷，损伤中阳，脾失健运，发生暑月伤寒之证。

2. 正气亏虚 年老体衰，平素脾胃虚弱，妇人产后或小儿形体未充，正气亏虚，不耐暑热，暑热外袭，耗气伤津，变生诸证；或素体强健，长途跋涉，劳累过度，饥渴过久，少寐疲乏之时，正气内虚，外感暑热，亦可发病。

总之，暑热之邪，易耗气伤津，气阴两伤，暑热鸱张，而致种种变证。病位在肺、心与心包络，累及肝、脾、肾诸脏，病性虚实夹杂，既有暑热内盛，又有气阴两虚。

【诊断与鉴别诊断】

一、疾病诊断要点

1. 具有明显的季节性，多发于夏季气候炎热之时。

2. 病前常有在高温环境中劳作或在炎炎烈日下长途行走等诱因。

3. 发病突然，其轻者以汗出、乏力、口渴、恶心呕吐及胸闷、心悸为特征；其重者则以高热、汗出、烦渴、乏力，甚或神昏、抽搐为主症。

二、证候诊断要点

本病乃感受暑热之邪，兼之正气虚弱，两虚相得而成。其轻者耗气伤津，气津两伤；其重者可致暑热内闭，或内陷心包，蒙蔽心神，或暑热鸱张，引动肝风，或暑热伤阴，阳亢风动，发为暑风。临床以阳热实证较多，也有虚实兼见者。

1. **阳暑** 以汗多、口渴、多饮、发热、面红为主症，兼见乏力等。

2. **暑厥** 以突然昏倒，不省人事为主症，可兼见手足痉挛，高热无汗等。

3. **暑风** 以高热神昏，手足抽搐，角弓反张，牙关紧闭为诊断要点。

三、鉴别诊断要点

1. **中风** 发病迅速，突然出现半身不遂、口舌歪斜、言语謇涩等症状，重者可出现昏迷。中暑重症也可出现昏迷，但多伴见高热、汗出，且无半身不遂、口舌歪斜、言语謇涩等症状。

2. **疫毒痢** 疫毒痢和中暑都发生于夏季，发病急骤，出现发热、神昏、抽搐等临床症状。但疫毒痢大便外观为黏液脓血样，镜下可见大量脓细胞及红细胞，并有巨噬细胞，这是其鉴别要点。

四、相关检查

根据病情，可选择性进行检查，如血常规、尿常规、血气分析、肝肾功能等。

【急救处理】

一、常规处理

1. 发病后应立即将患者抬到阴凉通风处，脱离炎热环境。

2. 迅速降温，可以用冷水或酒精擦浴，也可将冰袋置于患者头颈、腋下、腹股沟等处。

3. 用4℃5%葡萄糖生理盐水1000ml快速静滴；或用冰水灌肠、洗胃。

4. 呼吸困难者，给予吸氧，甚者早期气管插管行机械通气治疗。

二、辨证救治

1. 阳暑

头昏头痛，心烦胸闷，口渴多饮，全身疲软，汗多，发热，面红，舌红，苔黄，脉

浮数。

【证机概要】暑为阳邪，耗气伤津。

【治法】清暑益气生津。

【处理】

（1）方药：王氏清暑益气汤加减。药用西洋参、石斛、麦冬、黄连、竹叶、荷梗、知母、甘草、粳米、西瓜翠衣。

加减法：湿邪重者加厚朴、扁豆花；热甚者加石膏。

（2）中成药：藿香正气（水）胶囊：芳香化湿，主要用于暑湿伤人，中暑之初期。十滴水：健胃，祛风，清凉，用于由中暑引起的恶心呕吐、腹痛泄泻等。仁丹：清热开窍，祛暑解毒，用于中暑呕吐，胸中满闷，恶心，头晕目眩等。清暑益气丸：祛暑利湿，补气生津，用于体弱受暑引起的头晕身热、四肢倦怠、自汗心烦、咽干口渴。生脉注射液：益气养阴生津，主要用于气阴两亏证。

2. 暑厥

昏倒不省人事，手足痉挛，高热无汗，体若燔炭，烦躁不安，胸闷气促，或小便失禁，舌红，苔燥无津，脉细促。

【证机概要】暑热内闭，内陷心包，蒙蔽心神。

【治法】清热祛暑，醒神开窍。

【处理】

（1）方药：清营汤加减。药用水牛角、生地、玄参、麦冬、丹参、黄连、银花、连翘、竹叶心。

加减法：兼见抽搐者加羚羊角、钩藤；口渴较甚者加西洋参、天花粉。

（2）中成药：安宫牛黄丸：清热解毒，镇惊开窍，用于热病邪入心包，高热惊厥，神昏谵语。清开灵注射液：清热解毒，镇静安神，用于多种热病神昏。醒脑静注射液：清心开窍，息风镇惊，主要用于昏迷、抽搐、发热。

3. 暑风

高热神昏，手足抽搐，角弓反张，牙关紧闭，皮肤干燥，唇甲青紫，舌红绛，脉细弦紧或脉伏欲绝。

【证机概要】暑热炽盛，热极生风；或暑热伤阴，阴虚风动。

【治法】清热养阴息风。

【处理】

（1）方药：羚羊钩藤汤加减。药用羚羊角、霜桑叶、川贝母、鲜生地、双钩藤、滁菊花、生白芍、生甘草、淡竹茹、茯神木。

加减法：若抽搐较重者加全蝎、蜈蚣、僵蚕；口渴明显者加西洋参、玄参、石斛等。

（2）中成药：紫雪散：清热解毒，止痉开窍，主要用于暑热炽盛，热极生风所致的暑证。《局方》至宝丹：清热解毒，开窍定惊，用于暑热炽盛，热极生风所致的暑证。清开灵注射液：清热解毒，镇静安神，用于暑热生风所致的暑风。醒脑静注射液：清心开窍，息风镇惊，主要用于暑风而见昏迷、抽搐者。生脉注射液：益气养阴，用于阴虚风动所致的

暑风。

（3）针灸：针刺人中、合谷、十宣，用泻法。

【综合诊疗】

重症中暑属临床危重病之一，变化快，病情险恶，临床除常见高热、神昏、抽搐等症状外，也可发生厥脱，若症见四肢厥冷、大汗淋漓、脉微欲绝等，可参考"脱证"进行治疗。若高热、抽搐持续不解，可以采用"人工冬眠疗法"进行治疗。另外，尚有"阴暑"一证，乃暑月伤寒，证见发热恶寒、胸闷、恶心呕吐、腹痛腹泻等，治应清暑化湿，疏风散寒，可予新加香薷饮。

【预防与调护】

避免在烈日下长途行走或在高温环境中长时间劳作。摄取适量的水分和盐，摄取足够的营养。对重症中暑患者要重点观察神色、瞳神、呼吸、体温、脉搏、血压、汗液、大小便、舌脉的变化。

第十节　疫毒痢

疫毒痢是以发病急骤，高热，下利脓血，腹痛剧烈，里急后重，甚或神昏、抽搐、厥脱等为临床表现的，并且具有传染性的急性危重病证。本病的发病往往有食物不洁史，或与疫毒痢患者接触史，发病较急，病程相对较短。多发于夏秋季节，男女老幼皆可罹患，但多见于2～7岁的儿童。西医学中的急性中毒型细菌性痢疾可参照本节内容诊治。

【病因病机】

疫毒痢为感受湿热疫毒之邪，蕴结肠胃，郁遏营卫，营泣卫郁，邪毒与气血相搏，肠道脉络受损，腐败化为脓血。若体质素虚，禀赋不足，脾胃虚弱，或久病、大病之后，适逢饥饿、劳累、感寒等，则更易诱发。

1. 湿热疫毒，蕴结肠胃　夏秋季节，天之暑气下迫，地之湿气上蒸，湿热秽浊疫毒易于滋生，人处湿热熏蒸之中，若起居不慎，贪凉饮冷，暴饮暴食，或进不洁食物，湿热疫毒之邪，从口而入，直趋中焦，蕴结肠胃，潜伏膜原，郁遏营卫，与气血相搏，气机郁阻，大肠传导失司，热毒内炽，熏灼肠道，脉络受伤，气血凝滞，损及肠道脂膜，腐败化为脓血。正如《诸病源候论》云："岁时寒暑不调，而有毒疠之气……为其所伤，邪与血气相搏，入于肠胃，毒气蕴积，值大肠虚，则变痢血。"

2. 邪毒炽盛，内陷心肝　疫毒之邪，伤人迅速，症状相似，易于传变。热毒极盛，充斥三焦，弥漫气血，疫毒内陷心包，蒙蔽心神，或热盛化火，内窜营分，进迫厥阴、少阳，引动肝风，甚则耗竭气阴，阳气暴脱，阴阳离决而危及生命。

总之，疫毒痢病因为湿热疫毒，病位在阳明肠胃，与五脏相关。病性虚实夹杂，以实为主，常现内陷心肝之危候。

【诊断与鉴别诊断】

一、疾病诊断要点

1. 多发于夏秋季节。有食物不洁史，或与疫毒痢患者接触史。

2. 男女老幼皆可罹患，但多见于2～7岁的儿童。

3. 发病急骤，以高热、下痢脓血、神昏、抽搐，或出现厥脱等为主要临床表现。有时病初下痢脓血可缺如。

二、证候诊断要点

本病皆因湿热疫毒，蕴结肠胃，以及邪毒炽盛，内陷心肝而成。临床证候以邪实为主，但可呈现厥脱之证。

1. 毒热炽盛 以痢疾伴有高热、口渴、烦躁为诊断要点。

2. 热毒内闭 以下痢脓血、高热为主，伴有烦躁、神昏谵妄等症，也可出现四肢厥冷等厥脱现象。

3. 热毒动风 临床表现为痢下紫色脓血，高热不退，烦躁谵妄，同时伴手足抽搐等风动征象。

三、鉴别诊断要点

1. 中暑 疫毒痢和中暑都发生于夏季，临床都以发病急骤、发热、神昏、抽搐等为主症。但中暑病前常有在高温环境中劳作或在炎炎烈日下长途行走等诱因，而疫毒痢有食物不洁史，或与疫毒痢患者接触史。疫毒痢大便外观为黏液脓血样，镜下可见大量脓细胞及红细胞，并有巨噬细胞；而中暑则无脓血便。另外，中暑男女老幼皆可罹患，而疫毒痢多见于2～7岁的儿童。

2. 暑温 暑温发生于夏季，发病急骤，临床以高热为主，随着病情的发展也可见神昏、抽搐等症状，与疫毒痢相似，但有无脓血便是其鉴别要点。

四、相关检查

1. 血象 白细胞总数及中性粒细胞有中等度升高。

2. 粪便检查 常需直肠拭子或生理盐水灌肠采集大便检查才发现黏脓便，镜下可见大量脓细胞和红细胞，并有巨噬细胞。培养可检出致病菌。

3. 其他检查 荧光抗体染色技术为快速检查方法之一，较细菌培养灵敏。乙状结肠镜检查可见肠黏膜弥漫性充血、水肿，大量渗出，有浅表溃疡，有时有假膜形成。

【急救处理】

一、常规处理

疫毒痢发病急骤，病势凶险，常危及生命，故一旦发现应立即抢救。

1. 建立静脉通路。
2. 实行 24 小时生命体征监测。
3. 高热患者，应立即用冷盐水灌肠，一则降温，再则可获取大便送检；同时，也可用冷敷、酒精擦浴或冰袋降温。
4. 呼吸困难者，给予吸氧，病情重者，紫绀明显，宜早期气管插管行机械通气。
5. 对疫毒痢患者要进行隔离，以防传染。

二、辨证救治

1. 毒热炽盛

发病急骤，壮热恶寒，腹痛剧烈，里急后重明显，痢下紫色脓血，口渴烦躁，舌质红绛，苔黄燥，脉濡滑数。

【证机概要】感受湿热疫毒之邪，蕴结肠胃，熏灼肠道。

【治法】清热解毒，凉血止痢。

【处理】

（1）汤药：白头翁汤加减，药用白头翁、秦皮、黄连、黄柏。

加减法：腹痛，里急后重明显者，加木香、槟榔、白芍；积滞不下，腹痛拒按者，加大黄、芒硝、厚朴、枳实。

（2）中成药：香连浓缩丸：清化湿热，行气止痛，主要用于湿热内滞之痢疾。葛根芩连微丸：解表，清热，解毒，用于痢疾，身热烦渴。加味香连丸：祛湿清热，化滞止痢，主要用于湿热凝结引起的痢疾，腹痛下坠。

（3）药物灌肠：先行清洁灌肠，再用白头翁汤保留灌肠。

2. 热毒内闭

高热，烦躁，神昏谵妄，或表现为四肢厥冷，面色苍白，渐至厥脱，舌红绛，苔黄燥，脉弦数或虚数。

【证机概要】热毒极盛，内陷心包，蒙蔽心神。

【治法】清热解毒，醒神开窍。

【处理】

（1）汤药：大承气汤合白头翁汤加减。药用大黄、厚朴、枳实、芒硝、白头翁、秦皮、黄连、黄柏。

（2）中成药：安宫牛黄丸：清热解毒，镇惊开窍，用于热病邪入心包，高热惊厥，神昏谵语，口服或鼻饲。清开灵注射液：清热解毒，镇静安神，用于多种热病神昏。醒脑静注射液：清心开窍，息风镇惊，主要用于昏迷、抽搐、发热。

（3）其他疗法：先行清洁灌肠，再用大承气汤合白头翁汤加冰片保留灌肠。

3. 热毒动风

高热不退，烦躁谵妄，手足抽搐，神昏，舌质红绛，苔黄燥起刺，脉弦数。

【证机概要】邪热炽盛，毒热充斥，引动肝风。

【治法】清热解毒，凉血息风。

【处理】

（1）汤剂：羚羊钩藤汤合白虎汤。药用水牛角、羚羊角、生石膏、知母、钩藤、菊花、生甘草、粳米。

（2）中成药：紫雪：清热解毒，止痉开窍，用于热病，高热烦躁，神昏谵语，惊风抽搐。安宫牛黄丸也可常规使用，昏迷病人可鼻饲使用。清开灵注射液、醒脑静注射液等药物静脉滴注。

（3）其他疗法：先行清洁灌肠，然后可用羚羊钩藤汤合白虎汤保留灌肠。

【综合诊疗】

疫毒痢相当于西医学的急性中毒型细菌性痢疾，病情危重，变化迅速，且具有传染性，因此，应引起足够的重视。中西医结合治疗，合理使用抗生素。亦有突发高热神昏或腹痛无痢者，当给以灌肠，明确诊断。

若高热、抽搐持续不解，可以采用"人工冬眠疗法"进行治疗。

若发生厥脱，证见四肢厥冷、大汗淋漓、脉微欲绝等，可参见"脱证"进行治疗。因疫毒痢本身的特点，在发生脱证时可重点应用莨菪类药物，如654-2，以提高临床疗效。

【预防与调护】

疫毒痢要隔离观察，并及时填写疫情报告卡。对来自托幼机构、自来水厂及饮食行业的患者更应早期隔离，早期彻底治疗，力求达到临床治愈后方可出院。

要密切观察并及时记录患者的体温、呼吸、脉搏、血压、瞳神、神志、大便次数、粪便性质、小便量等变化。

要采取有效措施切断传播途径，重点搞好"三管一灭"（即管好水、粪和饮食以及消灭苍蝇），养成饭前便后洗手的习惯。

第十一节　急　黄

急黄是以突然起病，身目俱呈金黄色，高热，烦渴，胸腹胀满，恶心呕吐，尿少色如柏汁，甚则神昏谵语，吐衄，便血，或肌肤斑疹为临床表现的一类急危重症，属黄疸之重症。"急黄"病名首见于《诸病源候论》。

本病发病急，来势猛，传染性强，男女老幼均可发病，亦可造成局部或较大范围的流行。现代医学的急性黄疸性肝炎、急性重症肝炎、亚急性肝坏死等，均可参照本病救治。

【病因病机】

湿热疫毒郁蒸肝胆脾胃，内阻胆道，胆汁不循常道，外溢肌肤而迅速发黄。热毒引动肝风，内陷营血，蒙蔽心包而成危候。

1. 湿热疫毒　湿热疫毒之邪多由口鼻而入，毒入于里，郁而不达，深入膜原，湿热交蒸，疫毒内结，侵犯肝胆，肝体受损，肝失疏泄，胆失通降，胆汁不循常道，渗入营血，弥漫三焦，充斥表里，循经上目，下注膀胱，而致面目、肌肤、小便俱黄。

2. 嗜酒过度，饮食不节　嗜酒过度，饮食不节，脾胃内伤，运化失常，水谷不化精微，反生痰湿，内阻中焦。湿浊化热，熏蒸肝胆，复感时疫，致肝失疏泄，胆汁不循常道而成急黄。

此外，也有因药源性而致者。

总之，急黄的病因以湿热疫毒为主，病性多为实热，病位在肝胆，与脾胃相关。

【诊断与鉴别诊断】

一、疾病诊断要点

1. 急性起病，病情发展迅速。
2. 具有很强的传染性，可造成局部或小范围人群之流行。
3. 一年四季均可发病，但以春夏及夏秋之交发病为多，男女老幼皆可罹患。
4. 骤然起病，身目俱黄，小便发黄且短少，或色黄如柏汁。

二、证候诊断要点

本病皆因时令热毒，或天行疫疠而致。临床证候表现为身目俱黄，小便黄且短少，或色黄如柏汁，发热恶寒，甚则烦热口渴，神昏谵语，衄血便血，肌肤斑疹，脘腹胀闷，胁痛，舌红而绛，苔黄燥或腻，脉弦数或细数。

三、鉴别诊断要点

1. 阳黄　虽然亦见发热，身黄，小便黄，口渴，恶心呕吐，但其病发展较急黄慢，且无大的传染性，与急黄之发病急骤，迅速发展变化且有较强的传染性有明显的区别。

2. 阴黄　黄色晦暗，食少纳呆，有神疲畏寒，肢冷等表现，易与急黄相鉴别。

四、相关检查

外周血白细胞计数及中性粒细胞的百分率均有增高。

肝功能检查：谷丙转氨酶明显升高，常高于 500～2000U/L；血清胆红素升高，常高于 170mmol/L。

凝血酶原时间明显延长，大于正常对照的 1/3。

血氨常见不同程度的增高，出现昏迷时明显升高。

【急救处理】

一、常规处理

急黄是内科之急症，且属于传染病范畴，要早发现，及时住院，及时隔离。

1. 24 小时监测生命体征。

2. 卧床休息及吸氧，应予低脂、低盐饮食，适当增加葡萄糖进量，严格限制蛋白的摄入，补充维生素 B、C 等。

3. 避免使用对肝脏损害较大的药物，慎用镇静剂、利尿剂等，防止出现电解质紊乱及酸碱平衡紊乱。

二、辨证救治

1. 邪在气分

身目发黄，尿黄且短少，乏力纳呆，恶心呕吐，大便溏或便秘，发热恶寒，舌红，苔黄腻或白腻，脉滑数。

【证机概要】时令热毒，侵入人体，郁而不达，胆汁外溢而致。

【治法】清热利湿，解毒通便。

【处理】

（1）方药：茵陈蒿汤加减。药用茵陈、栀子、大黄、黄柏、黄芩、车前子、猪苓、茯苓。

加减法：有呕逆者加竹茹；脘腹胀闷加枳实、厚朴；有胁痛者加郁金、延胡索。

（2）中成药：5% 葡萄糖注射液 250～500ml 加茵栀黄注射液 20～40ml，每日 1 次，静脉滴注。

2. 邪在营血

身目发黄，迅速加深，高热烦渴，小便深黄，腹胀胁痛，神昏谵语，或鼻衄，齿衄，肌衄，呕血，便黑，身发斑疹，或出现腹水，嗜睡，舌红绛，苔黄褐干燥。

【证机概要】天行疫疠，湿热毒邪，燔灼营血，迫血妄行而致。

【治法】清营凉血。

【处理】

（1）方药：犀角散加减，药用水牛角、黄连、栀子、土茯苓、金银花、连翘。

加减法：有鼻衄、齿衄等可加仙鹤草、地榆炭、三七等。有神昏者可加石菖蒲。

（2）中成药：茵栀黄注射液 20～40ml 加入 5% 葡萄糖注射液 500ml 中，静脉滴注，每日 1 次。醒脑静注射液 20～40ml 加入 10% 葡萄糖注射液 500ml，静脉滴注，每日 1 次。

【综合诊疗】

急黄相当于西医学的重症肝炎、亚急性肝坏死等，是重症传染病。本病临床症状重，变化快，且有极强的传染性，一经发现，应引起重视。中西医结合治疗可取得较好的临床

疗效。

高血糖素（胰高糖素）－胰岛素治疗：两药联用能促进肝细胞再生，降低临床死亡率，常用剂量为：高血糖素（胰高糖素）1mg，胰岛素（正规胰岛素）10U，加入 10% 葡萄糖注射液 250ml，静脉滴注，2 小时内滴完，每日 2 次。

出现昏迷时，严格限制蛋白摄入量，慎用镇静剂，纠正氨中毒。补充足量葡萄糖。口服新霉素，静脉滴注谷氨酸钠。补充正常神经递质，应用支链氨基酸治疗。

【预防与调护】

急黄的护理主要是饮食护理及防止传染。

严格隔离，卧床休息。调节情志，保持乐观情绪，"怒则伤肝"，"肝喜条达"。

饮食护理：限制蛋白的摄入量，给以高热量、易吸收的食物，增加维生素 B、C 的摄入，中后期可逐渐增加蛋白的摄入量，鼓励多进食碳水化合物。恢复期可用茵陈 50g，煎水代茶饮。可常服茯苓粥、山药粥等健脾养胃，促进本病的康复。

第十二节　急性胆胀

急性胆胀是指以起病急骤，病势剧烈的右胁部疼痛为主的内科急症。其特点是突然发生的右胁肋部的剧烈的疼痛，疼痛以绞痛、灼痛、刺痛，痛引右侧肩背为主。本病首见于《灵枢·胀论》："胆胀者，胁下痛胀，口中苦，善太息。"

本病起病急，疼痛剧烈，常伴有恶心呕吐，亦有病人伴有黄疸。男女老幼皆可发病，一年四季均可罹患。现代医学的急性胆囊炎、急性胆总管炎、胆石症及胆道蛔虫症等，均可参照本病进行救治。

【病因病机】

急性胆胀多由外邪侵袭，或脾虚湿盛，或湿热蕴结，或气郁化火，热毒炽盛所致。

1. 外邪侵袭　外邪入侵，特别是湿热之邪最易侵犯肝胆，使肝胆失于疏泄条达而致胆胀。《灵枢·五邪》："邪在肝，则两胁中痛。"

2. 湿热蕴结　湿热之邪侵袭，或肝胆不舒，横逆犯脾，脾失健运生湿，湿久化热，使肝胆失于疏泄以致胆胀。

3. 热毒炽盛　情志不舒，气机郁滞，肝胆失于疏泄，横逆犯脾，脾失健运，湿热内生，火热之盛谓之毒，热毒壅盛，熏蒸肝胆而致。

总之，外感、湿蕴、气郁皆可化为火热之邪，侵犯肝胆，影响气血运行和气机畅达，肝胆失于疏泄而致胆胀腹痛。病位在胆，与肝、脾相关。病性虚实夹杂，以实热为主。

【诊断与鉴别诊断】

一、疾病诊断要点

1. 突然起病，疼痛较剧烈，以右胁肋部的刺痛、绞痛、胀痛为主，常向右肩背部放射。经常在暴怒及食用大量脂肪餐后发生。

2. 一年四季均可发生，男女老幼均可罹患。

二、证候诊断要点

1. **外感证**　右胁肋部疼痛，不发热，腹软，舌质淡，苔薄，脉弦紧者。

2. **湿热证**　右胁肋部疼痛，伴恶寒发热，身目俱黄，舌质红，苔黄腻或厚，脉弦滑或洪数。

3. **热毒证**　右胁肋部疼痛，伴高热，腹胀而满，口干渴，舌质红或绛，苔黄燥或有芒刺，脉弦滑或细数。

三、鉴别诊断要点

1. **胃脘痛、寒疝、霍乱、绞肠痧**　均有剧烈的脘腹疼痛，可波及胁下，但大多兼有严重的腹泻，疼痛部位多在脘腹部，切按时可有明显触痛。

2. **厥心痛、真心痛**　亦有出现上腹部疼痛的，但多伴有胸闷，心电图检查及血清标志物检测可明确诊断。

3. **急性脾心痛**　多有胁痛，恶心呕吐，可伴有黄疸，与本证极为相似，血清淀粉酶及超声检查可作鉴别。

四、相关检查

1. **血白细胞计数及分类**　血白细胞总数及中性粒细胞的百分率均有增高。若白细胞总数超过 $20 \times 10^9/L$ 时，应考虑到急性胆总管坏死。

2. **肝功能检查**　谷丙转氨酶可升高，血清胆红素亦升高。

3. **影像学检查**　B 型超声显示胆囊增大，囊壁增厚，亦可见胆总管扩张，如有结石可发现结石。CT 扫描对于本病的诊断有一定的帮助，可显示结石、炎症及胆总管扩张情况。

【急救处理】

一、常规处理

卧床休息，饮食应以低脂、低盐为主，适当补充能量，注意水、电解质平衡问题。避免使用对肝脏有较大损害的药物。重症病人需要监测生命体征。

二、辨证救治

1. 外感证

右胁肋部疼痛，呈绞痛、胀痛或牵痛，不发热，腹软，舌质淡，苔薄，脉弦紧。

【证机概要】六淫及疫疠之气留滞，经脉不利，郁而不达。

【处理】

（1）方药：小柴胡汤加减，药用柴胡、半夏、党参、甘草、黄芩、生姜、大枣。

（2）中成药：独一味，每次 2 粒，每日 3 次，口服。胆石通胶囊，每次 2 粒，每日 3 次，口服。

（3）其他疗法：针刺期门、支沟、阳陵泉、太冲、丘墟等穴。耳针取肝、胆、胸、神门穴。

2. 湿热证

右胁疼痛，伴恶寒发热，身目俱黄，小便黄浊，舌质红，苔黄腻或厚，脉弦滑或洪数。

【证机概要】湿热蕴结，肝胆气机不畅。

【处理】

（1）方药：龙胆泻肝汤加减，药用龙胆草、栀子、党参、柴胡、车前子、泽泻、当归、川木通、生地、甘草。

加减法：黄疸重者加金钱草、茵陈；疼痛重加川楝子、延胡索。

（2）中成药：茵栀黄注射液 40~80ml 加入 5% 葡萄糖注射液 250~500ml，每日 1 次，静脉滴注。

3. 毒热证

右胁灼痛，恶寒高热，腹胀而满，口干渴，小便短赤，大便燥结，舌质红或绛，苔黄燥或有芒刺，脉弦滑或细数。

【证机概要】热毒炽盛，内陷营血。

【处理】

（1）方药：清营汤加减，药用水牛角、生地、金钱草、茵陈、丹皮、丹参、玄参、赤芍、黄连、银花、连翘、大黄。

（2）中成药：安宫牛黄丸，每次 1 丸，每日 3 次，口服。茵栀黄注射液 40~80ml，加入 5% 葡萄糖注射液 250~500ml，每日 1 次，静脉滴注。

【综合诊疗】

急性胆胀相当于现代医学的急性胆囊炎、急性胆总管炎、胆石症等。急性胆总管炎，病情重，变化快，可危及病人生命，应当引起重视。中西医结合治疗可取得较好的临床疗效。

1. 抗感染 应给以足量的抗生素治疗。

一旦出现感染性休克，则按感染性休克处理，除抗生素合理使用外，迅速给以容量复苏，早期目标性治疗，血管活性药的使用，同时可给予参附注射液静脉滴注，可重复使用。观察病人生命体征，观察病人尿量，防止出现多脏器功能障碍综合征。

2. 支持疗法 保持病人体液平衡，静脉补充液体和营养，可适当补充氨基酸及电解质。

【预防与调护】

卧床休息，但胆石症病人要适当活动。调节情志，保持乐观的情绪。

给以高热量易吸收的食物，增加维生素的摄入，鼓励病人多饮水。

第十三节 急性脾心痛

急性脾心痛多因暴食诱发，以腹痛、恶心、呕吐、发热、黄疸等为主要临床表现。本病始见于《灵枢·厥病》篇。

西医学的急性胰腺炎，可参照本节内容救治。

【病因病机】

脾心痛的发生多因胆胰气化不足，饮食不节，情志失调，蛔虫内扰等造成气滞湿阻，毒结火盛，火毒内迫营血，逆陷胰腺，潜伏膜原，毒血壅滞，甚则热盛肉腐而成。

1. 胆胰失调 先病于胆，胆气受损，胆汁不能通降于小肠，反逆于胰，淤积脉络，营气不清，化生腐浊，损伤胰腺而成；或胰腺本气自病，气化不通，胰液不能外泄而内蓄，既犯胆府，又郁阻生热，热毒内迫营血而成。

2. 饮食不节 暴饮暴食，食填中脘，郁而成腐，腐浊之气沿循中道，逆犯于胰；或酗酒无度，脾胰受损，肝胆受伤而成。酒者，五谷之精英，性热质寒有大毒，先渗于胃而后入胆，胆伤不通降，酒毒内蓄，穿肠透脾，浸及于胰，胰为邪伤，气机升降郁滞，营血水津聚而不散遂成本病。

3. 情志失调 恚怒伤肝，肝气横逆，横克脾土，波及于胰；或忧思气结，脾气受抑，中焦气化不行，胰液游溢受阻，不能通泄于外，反结于内，清者不升，浊者不降，清浊相扰，经络血脉壅滞，津血内结，营气逆陷，为肿为胀，为腐为死。

4. 蛔虫内扰 蛔虫内踞肠间，扰动气机不舒，小肠不能济泌别汁，邪结在内，不能下导于大肠，反逆行于脾胰之器，津血内结，为瘀为痰为饮，发为本病。

总之，胆胰气化不足，气滞湿阻，毒火内盛是急性脾心痛发病的重要原因。其病位在胰腺，与脾、胃、肝、胆、小肠密切相关，病性多属邪热实证。

【诊断与鉴别诊断】

一、疾病诊断要点

1. 病人素有胆疾、胃病或蛔虫病史。
2. 多因暴饮暴食、酗酒、情绪激动等诱发。
3. 呈突然发作的中上腹或左上腹疼痛，向左侧腰背部放射，可阵发性加剧，拒按或可触及包块，伴恶心，呕吐、发热。严重者，出现寒战高热、黄疸、腹痛加剧以及肌肤紫斑，甚或发生厥脱。

二、证候诊断要点

本病的病因较为复杂，有饮食不节、情志不畅、蛔虫上扰及创伤等，然其病机总属气机逆乱，热毒炽盛。临床以邪实为主。但若热毒内陷，伤阴损阳，正虚邪陷，亦可发生厥脱。

1. 胆胰湿热　突发中上腹胀闷疼痛，伴有恶心，呕吐，发热，或黄疸等胆系症状。

2. 热毒炽盛　腹痛加剧，且出现寒战高热、黄疸以及肌肤紫斑，严重者可发生厥脱。

三、鉴别诊断要点

1. 急性胆胀　以右胁下剧烈绞痛为主症，常突然发病，阵发性加剧，牵及右肩胛，多伴见寒战发热，恶心呕吐，厌食油腻。胆俞多有压痛。B超示胆囊增大，胆囊壁粗糙。

2. 真心痛　虽可见上腹部剧痛，但以突发剧烈的胸骨后疼痛、憋闷压迫感为主。发病年龄多在40岁以上。心电图、血清标志物均有明显异常，血、尿淀粉酶正常，胰腺B超、CT无异常。

3. 急性胃痛　急性胃痛是以上腹部疼痛为主要临床表现的一种急性疾病，可伴有恶心、呕吐，但其腹痛以钝痛、隐痛为常见，且疼痛程度一般不如脾心痛剧烈。血、尿淀粉酶及胰腺B超、CT均正常。

四、相关检查

1. 淀粉酶　约75%患者发病24小时内淀粉酶超过正常值上限3倍，并持续3~5天或更长时间。一般认为血淀粉酶发病7~12小时开始升高，48小时达高峰，以后逐渐下降，此时尿淀粉酶开始升高。测定淀粉酶准确性高，影响因素少，以血淀粉酶为主，尿淀粉酶仅作参考。

2. 血清脂肪酶　血清脂肪发病24小时之内升高，持续时间较长（7~10天）。超过正常上限3倍有诊断意义，其敏感性、特异性与淀粉酶相同，二者有补充作用。

3. 周围血象　白细胞计数常升高，80%的病人白细胞在（10~25）×10^9/L，严重病例可出现核左移现象。

4. 超声波检查　超声波检查对诊断和鉴别水肿型和出血型急性胰腺炎有一定帮助。

5. CT检查　对了解急性胰腺炎的严重程度，附近器官是否累及，可提供详细资料。

【急救处理】

一、常规处理

1. 禁食，予胃肠减压。
2. 建立静脉通道，保持水、电解质及酸碱平衡。疼痛剧烈者，应立即止痛。

二、辨证救治

1. 胆胰湿热

突发中上腹胀闷疼痛，阵发性加剧，伴恶心，呕吐，发热，或黄疸，口苦口腻，舌质红

赤，苔黄腻或黄燥，脉弦滑数。

【证机概要】湿热阻滞，不通则痛。

【治法】清热利湿止痛。

【处理】

（1）方药：龙胆泻肝汤加减，药用龙胆草、泽泻、川木通、车前子、当归、柴胡、生地黄、黄芩、栀子、生甘草。

加减法：腹痛甚，大便不通者，加大黄、芒硝、延胡索等；呕吐频繁者，加服红灵丹；高热不退者，加服安宫牛黄丸；有黄疸者，加茵陈、金钱草。

（2）中成药：消炎利胆片：清热利胆，止痛，主要用于湿热阻滞所致的黄疸，同时具有排石功效。清开灵注射液：清热解毒，可清泄胆胰热邪。40~60ml，加入10%葡萄糖注射液500ml中，静脉滴注。茵栀黄注射液：清热利湿，退黄，可用于湿热蕴毒引起的黄疸。30~60ml，加入10%葡萄糖注射液500ml中，静脉滴注。

（3）针灸：针刺足三里、下巨虚、阳陵泉。呕吐者加内关；疼痛甚者加上脘、中脘。

2. 热毒炽盛

腹痛加剧，按之痛甚，且出现寒战高热、黄疸以及肌肤紫斑，严重者可发生厥脱，舌质红绛，苔黄燥，脉弦数。

【证机概要】热毒内生，熏灼胆胃，灼伤血络，充斥于内外。

【治法】清热解毒，佐以通络。

【处理】

（1）方药：大承气汤加减，药用大黄、厚朴、枳实、芒硝。

加减法：高热不退，加服安宫牛黄丸；黄疸较重者，加茵陈、金钱草；肌肤紫斑明显者，可加水牛角、生地、丹皮、玄参等。

（2）中成药：清开灵注射液40~60ml，加入10%葡萄糖注射液500ml中，静脉滴注。

（3）其他疗法：可用大承气汤或大柴胡汤煎剂200~400ml保留灌肠，每日1~2次。

【综合诊疗】

急性脾心痛相当于西医学的急性胰腺炎。本病发病突然，变化迅速，病势凶猛。一般经过及时有效的治疗，多数病人可以转危为安。但若出现下列情况之一者，应考虑手术。①急性脾心痛在治疗过程中出现全腹疼痛，或上腹部绷急疼痛，且有压痛、反跳痛，伴高热、黄疸者；②发病急、进展快、出现厥脱倾向者；③由胆系疾患引起的急性脾心痛，经非手术治疗反而加重者。

【预防与调护】

急性脾心痛的轻症患者一般不需禁食，宜给予流质或半流质饮食，但应禁食肥甘、生冷、黏腻及刺激性食物，且易少食多餐，忌暴饮暴食、酗酒。重症患者则应禁食，同时还应进行胃肠减压术。

要密切观察病情变化，监测体温、呼吸、脉搏、血压等变化，注意皮肤色泽、肤温、腹痛等情况的改变，发现问题，及时报告，以采取必要的措施控制病情的进一步发展。

平时要调节情志，保持心情舒畅，避免郁怒。

手术病人要做好各种手术护理。

第十四节　暴　吐

暴吐是指邪毒犯胃，胃气不宁，暴逆上冲而引起的急性呕吐的病证。

西医学的幽门梗阻、急性胃炎以及颅内压升高的其他疾病所致急性呕吐，均可参考本节内容进行治疗。

【病因病机】

本病多由邪毒犯胃，聚结阳明，造成中焦不治，脾气不升，胃气不降，阴阳否隔，引起胃气暴逆，上冲而成。

1. 外邪侵袭　外感六淫邪毒，或秽浊之气侵袭中焦，致使邪毒犯胃，胃气不宁，脾气不升，胃浊不降，清浊相干，浊气逆乱上冲而发。

2. 饮食所伤　暴饮暴食，或过食生冷、油腻、不洁食物，或误食毒物，伤胃害脾，造成食滞中脘，或毒结于胃，致使胃失和降，气逆上冲。

3. 寒湿困脾　外感寒湿秽浊之气，或过食生冷，或素体中阳不振，脾失运化，致使水湿痰饮结聚中焦，壅迫胃气上逆，则呕吐暴作。

总之，不论外感寒湿秽浊之气，抑或猝受暑热疫毒之邪，一旦壅迫胃腑，失却和降，即可夹食夹痰上逆外涌为患，所以《古今医统·呕吐哕门》说："猝然而呕吐，定是邪客胃腑，在长夏暑邪所干，在秋冬风寒所犯"。《三因极一病证方论·呕吐叙论》总结说："呕吐虽本于胃，然所因亦多端，故有寒热、饮食、血气之不同"。然暴吐既为势急之呕吐，无疑更多的是因于邪实，少数才因于正虚，正如《景岳全书·呕吐》所说："所谓邪者，或暴伤寒凉，或暴伤饮食，或因胃火上冲，或因肝气内逆，或以痰饮水气聚于胸中，或以表邪传里聚于少阳、阳明之间，皆有呕证，此皆呕之实邪也；所谓虚者……必胃虚也。"

【诊断与鉴别诊断】

一、疾病诊断要点

本病以突然发作的剧烈呕吐为特征。

多因外邪侵袭、饮食所伤所致。

本病四季皆可发生，但以夏秋季多发。

二、证候诊断要点

本病皆因胃气暴逆所致，临床证候上常见虚实两端。

1. 实证 暴吐如喷，呕声洪亮，或腹中雷鸣，肠鸣音亢进，呕吐物多为食物、痰涎，甚或夹有胆汁，气味较重，舌红，苔白或黄厚腐腻，脉弦滑或濡数。

2. 虚证 起病急骤，呕吐不止，呕吐物多为清水、痰涎，气味较轻，或见面色苍白，两目下陷，舌淡苔薄白，脉沉缓。

三、鉴别诊断要点

1. 急性胆胀 急性胆胀虽可出现剧烈呕吐，但以右胁下剧烈绞痛为主症，常突然发病，阵发性加剧，疼痛可放射至右肩胛及腰背部，多伴见寒战发热，厌食，黄疸等。胆俞多有压痛。每因情志郁怒、过食油腻、虫积等诱发。且中年女性多见。

2. 急性脾心痛 急性脾心痛虽可出现频繁呕吐，但多猝发于饱食、饮酒或情绪激动时，以持续剧烈的中上腹或左上腹胀痛为主，多向左腰背部放射，仰卧加剧，甚至波及全腹，伴有寒战高热等，可迅即出现厥脱危象。血、尿淀粉酶及血清脂肪酶明显升高。

3. 时疫霍乱 该病是以上吐下泻交作，吐、下物如米泔水样，无腹痛为主症，起病急骤，来势凶险，常迅即出现津液损伤，肢冷脉微等脱象，且有强烈的传染性。大便培养可确诊。

四、相关检查

1. X 线检查 胃肠钡餐透视，能协助诊断幽门梗阻、胃扭转、十二指肠壅积症及肿瘤等消化道疾病；高位小肠单纯性梗阻时，X 线可有"阶梯状"征象。

2. 呕吐物检查 隐血试验及镜检等。食物中毒、化学药品及酒精等中毒时，呕吐物毒理学分析可找出病因。

3. 胃镜检查 能明确诊断呕吐是急慢性胃炎、胃癌，还是胃、十二指肠溃疡等所致。

【急救处理】

一、常规处理

1. 卧床休息，24 小时监测生命体征。
2. 开辟静脉通路，及时补液，注意纠正水、电解质及酸碱平衡紊乱。
3. 除食物中毒、化学药品及酒精等中毒外，即可指掐或针刺内关、中脘等穴以止吐。
4. 若为喷射状呕吐，当配用脱水剂，或予生大黄煎汤保留灌肠。

二、辨证救治

1. 实证

突然呕吐，或暴吐如喷，呕声洪亮，或腹中雷鸣，肠鸣音亢进，呕吐物多为食物、痰浊，甚或夹有胆汁，气味较重。多兼有恶寒，发热，或头身不适，脘腹胀满、疼痛，大便秘

结。舌红，苔白或黄厚腐腻，脉浮滑有力或见弦滑濡数。

【证机概要】外邪犯胃，胃失和降。

【治法】解表化浊，和胃降逆。

【处理】

（1）方药：藿香正气散为代表方，药用藿香、厚朴、茯苓、陈皮、紫苏叶、半夏、生姜、白芷。

加减法：兼有阳明腑实，加生大黄、枳实；兼有湿热者，加黄连、黄芩、鲜竹茹；兼有食滞，加焦山楂、炒麦芽、鸡内金；兼有疫疠秽浊之邪者，加草蔻仁、菖蒲以辟秽止呕。

（2）中成药：藿香正气水，每次10ml，每日3次，口服。十滴水，每次1ml，每日4~6次，含服。

（3）其他疗法：针刺内关、中脘，用泻法。或穴位按压足三里。

2.虚证

起病急骤，呕吐不止，水入或多食即吐，呕吐物多为清水、痰涎，气味较轻，脘腹痞胀，腹中冷痛，大便溏薄，面色无华，倦怠乏力，口干少饮，四肢欠温，甚或厥冷，精神不振，或见面色苍白，两目下陷，或转筋。舌淡，苔薄白，脉沉细或迟缓。

【证机概要】脾胃虚寒，升降失司。

【治法】温中祛寒，和胃降逆。

【处理】

（1）方药：附子理中丸为代表方，药用附子、党参、白术、干姜、炙甘草。

加减法：兼有外感寒邪，加藿香、苏叶；兼有痰饮，呕吐清水痰涎，加茯苓、桂枝、法半夏；气虚重者，加红人参，同时加重党参用量。

（2）中成药：附子理中丸，每次6g，每日3次，口服。香砂养胃丸，每次9g，每日3次，口服。

（3）其他疗法

针灸：针刺中脘、足三里，用补法。艾灸神阙、足三里穴，每次30分钟，每日2次。

外敷疗法：大蒜、吴茱萸共捣为膏，敷涌泉穴，每次15分钟，每日2~4次。

单方：生姜绞汁，每次1ml，每日4~6次，含服。

【综合诊疗】

暴吐若由中毒所致者，应采取因势利导之法，及时探吐以驱毒外出，反复给水，然后探吐，力求洗净胃中毒物。若因暴饮暴食、酒食不节而致呕恶、胸脘懊恼不适，也可采用探吐法以吐出胃中食物，不必急于止吐。

因暑湿秽浊引起的急性呕吐，首选药为红灵丹，次为玉枢丹或行军散。此三种药可以口服，每次0.1~0.3g，用少量温开水送服，也可将药粉倒在口中或舌下，少量多次，含化后咽下。有寒湿征象者，可用藿香正气丸，每次3~5g，吞服，或用15g布包后煎浓汁，趁热饮其药汁。也可用辟瘟丹，每日2~3次，每次0.2~0.5g。上述诸药均属应急之品，待呕吐止后，续服1~2次即可停药。

呕吐控制后，据证拟方内服，以防再吐。凡属外邪所致胸脘痞闷，恶心，伴有恶寒身热，头痛肢楚，舌苔薄白者，治当疏散表邪，化浊和胃。常用药如藿香、苏叶（或梗）、陈皮、法半夏、厚朴、蔻仁、茯苓、生姜、炒枳壳等，夏暑宜用香薷。如由温热病邪所致，吐止而身热汗出不解，当及时辨证用药。若因猝犯寒邪，或脾胃素虚，外内俱寒，舌白，脉细缓者，可用温胃祛寒和胃法，《局方》温中良姜丸或《济生方》丁香半夏丸加减。如因饮食所伤，胃气壅滞，上逆为吐，法当消食和胃，宜保和丸加减。热甚者配入黄连、黄芩。伴有脘腹胀痛，舌黄，便秘者，应加大黄、元明粉以通导腑气。瓜果冷饮所伤，加丁香、肉桂，或七香饼。饮酒所伤者，加枳椇子、葛花，并可用枳椇子煎水代茶饮服。呕吐后脾胃气虚者，香砂六君子汤加减。若吐伤胃阴，干呕不止，中脘嘈杂，口干，舌红少苔者，宜麦门冬汤加减，常用药如麦门冬、法半夏、太子参、橘皮、白芍、枇杷叶、冬瓜子、茯苓、甘草、石见穿等，养胃和中，善后调理。

病人暴吐伤津，气阴两伤者，予生脉注射液40～60ml加入5%葡萄糖注射液500ml内静脉滴注，或配合输液疗法。如高热神昏，暴吐，属热毒内陷者，除救治剧烈呕吐外，宜清热解毒，开闭醒脑，临床可选用玉枢丹，每次0.5～1g，每日2～3次，温开水送服，同时静脉滴注清开灵注射液以解毒透营，清心开窍。暴吐不止，津脱阳亡者，急投卫生防疫宝丹或配合参附注射液静脉滴注，生津和胃，回阳固脱。如呕吐伴呕血，是呕吐的一种变证，属危候，宜参照"急性出血"进行治疗。

对呕吐剧烈，或应用上述治疗方法疗效不著的患者，应及时采用西医对症治疗。可选用中枢性镇吐剂冬眠灵25mg，肌肉注射；灭吐灵25mg，肌肉注射。镇静剂常用安定5mg，每日3次口服。解痉剂常用阿托品0.3～0.6mg，每日3次，口服。维生素B_6每次10～20mg，每日3次，口服；或50mg肌注，对止呕有辅助治疗作用。

对暴吐不止，体液大量丢失的患者，应注意配合支持疗法，以纠正水、电解质、酸碱平衡失调。除每天最低需水量1500ml外，还需补足呕吐所损失的水分和电解质，原则上呕吐量的一半补以生理盐水，另一半补5%葡萄糖注射液，且在补液中每1000ml应补氯化钾2～3g。同时根据病情及生化测定指标，纠正酸碱平衡紊乱。

本病转归与致病原因、患病久暂、体质强弱和治疗情况密切相关。一般而言，邪浅病轻，治疗及时，多可邪去正安，呕吐自止；邪毒炽盛，内陷心营，或失治误治，常气血津液骤然亏损，多发生脱证，预后不良。

【预防与调护】

暴吐病人需常规急诊留观，密切注意病情变化，并做好相应记录，直至呕吐缓解为止。

1. 多进淡盐开水，口服补液。
2. 呕吐时可轻拍患者背部，以助呕吐物的排出。
3. 注意口腔清洁，呕吐后用温水漱口，及时清理呕吐物，以避免恶性刺激。
4. 转筋，用吴茱萸、食盐适量炒热，局部热敷。
5. 服中药时宜少量多次分服，温度不宜高于38℃，服药前在舌面滴生姜汁数滴，可防止呕吐。呕吐后一般不立即进食，应休息4～8小时后方可酌情给予流质饮食。病势控制后，

可给半流质素食，忌荤腥油腻。

6. 重症患者绝对卧床，头转向一侧，以防呕吐物吸入气管引起窒息。神志不清、呕吐不利者，使用吸引器时动作要轻巧准确，避免损伤口腔黏膜。

7. 密切观察病情变化，如见头痛剧烈，呈喷射状呕吐，或呕吐物中带血，血量增多并伴腹痛拒按，烦躁不安或嗜睡，呼吸深快，血压下降等表现，应立即报告医生，并做好抢救准备。

第十五节　暴　泻

暴泻是以突然暴迫下注如水，腹痛肠鸣，甚或抽搐、厥脱为主要临床表现的一类疾病，又称"暴注"、"注下"、"洞泄"等。四季皆可发病，但以夏秋季节多见。

西医学的急性肠炎、过敏性结肠炎、肠功能紊乱、食物中毒等病可参照本节内容进行治疗。

【病因病机】

《景岳全书·泄泻》称"泄泻之本，无不由于脾胃"，而"泄泻之暴病者，或为饮食所伤，或为时气所犯，无不由于口腹"。可见暴泄之证乃由内外因素损伤脾胃所致，而长期饮食失调、劳逸失度以及各种慢性疾病所造成的脾胃亏虚，又为内外因素损脾伤胃之发病机转奠定了基础。

1. 外感湿邪困脾　《杂病源流犀烛·泄泻源流》谓："湿盛则飧泄，乃独由于湿耳。不知风、寒、热、虚虽皆能为病，苟脾强无湿，四者均不得而干之，何自成泄？是泄虽有风、寒、热、虚之不同，要未有不源于湿者也。"即六淫之邪必夹湿而困脾，脾困失运，水谷势必混杂而下为暴泻，正是宗此而引出"无湿不成泻"之说。

2. 饮食内伤脾胃　《景岳全书·泄泻》："饮食不节，起居不时，以致脾胃受伤，则水反为湿，谷反为滞，精华之气不能输化，乃致合污下降而泻痢作矣。"可见暴饮暴食或恣食肥甘或误食不洁之物，皆能损脾胃而发为暴泻。

3. 脾肾虚寒　平素脾胃虚寒，受纳失权，致使中阳不振，中气下陷，不能腐化水谷，运输精微，结果水反为湿，谷反为滞，水谷与糟粕混杂而下，发为暴泻。平素肾阳不足，命门火衰，火不生土，脾无肾阳的温煦，更易发洞泻。《景岳全书·杂证谟·泄泻》指出："肾为胃关，开窍于二阴，所以二便之开闭，皆肾脏之所主，今肾中阳气不足，则命门火衰……阳气未复，阴气极盛之时，则令人洞泄不止也"。

总之，外感湿邪，或饮食内伤，或由脾肾虚寒，脾胃运化失权，大肠传导失职，水谷与糟粕混杂而下，发为暴泻。暴泻病位在脾胃和大肠、小肠，与肝肾关系密切。病性以邪实为主。

【诊断与鉴别诊断】

一、疾病诊断要点

突然出现腹泻不止，泻下如注，次数增多，一日数次，甚则数十次，粪质稀薄，甚如水状，或夹不消化食物，或呈洗肉水样，或呈绿色，或色深黄而黏，多伴腹痛，神疲乏力，头晕气短，重者面色萎黄或苍白，两目下陷，口渴思饮，小便短少或无尿，四肢厥冷，或转筋、搐搦，舌淡红，苔白腻或黄腻，或垢浊厚腻，脉濡数或沉迟。

二、证候诊断要点

本病皆因脾胃不能分清水谷，大肠传导失职，暴注下迫所致，临床证候常见虚实两端。

1. 实证 腹泻清稀，甚如水样，腹痛肠鸣，脘闷食少，兼见恶寒发热，鼻塞头痛，肢体酸痛，苔薄白或白腻，脉濡缓。或腹痛腹泻，泻下急迫，或泻下不爽，粪便黄褐而臭，肛门灼热，烦热口渴，小便短赤，舌苔厚腻，脉滑数或濡数。

2. 虚证 腹泻清稀，或伴有完谷不化，肠鸣即泻，泻后则安，神疲倦怠，腰膝酸软，恶寒怕冷，腹部冰凉，舌淡胖，苔白润，脉沉细或细弱。

三、鉴别诊断要点

1. 痢疾 暴泻中的湿热证最需与痢疾鉴别。湿热泻虽有泻下急迫，泻而不爽，肛门灼热，粪色黄褐而臭，但少有痢疾的高热及严重腹痛，且大便无脓血，鉴别并不困难。大便常规及培养有助鉴别。

2. 霍乱 霍乱是吐泻兼作的病证，发病急，来势猛，大便为米泔样，津液迅速耗伤，迅即消瘦脱水，腹中挛痛，小腿转筋，极易出现面色苍白，目眶凹陷，汗多肢冷，厥脱等津枯液脱危候。实验室检查，粪便中找到霍乱弧菌，动力试验阳性，制动试验阳性，可资鉴别。暴泻中的寒湿证需与其鉴别，暴泻的泻下物为清稀水样，腹痛轻或无，无小腿转筋，脱水出现慢而轻。

四、相关检查

大便常规检查可见少许红、白细胞，大便培养致病菌阳性或阴性。如暴泻不止，应参考血气分析等有关检查指标。

【急救处理】

一、常规处理

卧床休息，24 小时监测生命体征。

开辟静脉通路，及时补液，注意纠正水、电解质及酸碱平衡紊乱。

暴泻易伤津耗气，故应立即采取高效、速效的手段以祛邪止泻，保津补液。治疗重在调

理中焦，分利湿浊。

对暴泻剧烈或延误治疗已出现津伤气脱的病人需采取急救措施，先灸关元、气海、足三里数十壮。

二、辨证救治

1. 实证

腹泻清稀，甚如水样，腹痛肠鸣，脘闷食少，兼见恶寒发热，鼻塞头痛，肢体酸痛，苔薄白或白腻，脉濡缓；或腹痛腹泻，泻下急迫，或泻下不爽，粪便黄褐而臭，肛门灼热，烦热口渴，小便短赤，舌苔厚腻，脉滑数或濡数。

【证机概要】寒湿或湿热困脾，中焦不能分清水谷，大肠传导失职，暴注下迫。

【治法】解表散寒除湿，或清热燥湿。

【处理】

（1）方药：藿香正气散加减，药用藿香、厚朴、茯苓、陈皮、紫苏叶、半夏、生姜、白芷。

加减法：湿热阻滞者，选用葛根芩连汤加味；兼有食滞，加焦山楂、焦神曲、炒谷麦芽。

（2）中成药：藿香正气水：每次 10ml，每日 2~4 次，口服。玉枢丹：每次 0.6g，每日 2 次，水磨服。苏合香丸：每次 1 丸，每日 3 次，口服。十滴水：每次 0.5ml，每日 3 次，含服。行军散：每次 0.5g，每日 3 次，口服。

（3）其他疗法：寒湿者，灸气海、关元、足三里数壮。湿热者，取中脘、天枢、足三里针刺，用泻法。

2. 虚证

腹泻清稀，或伴有完谷不化，肠鸣即泻，泻后则安，神疲倦怠，腰膝酸软，恶寒怕冷，腹部冰凉，舌淡胖，苔白润，脉沉细或细弱。

【证机概要】脾肾阳虚，寒湿内停，清浊相混，下注大肠。

【治法】温阳散寒除湿。

【处理】

（1）方药：附子理中丸加减，药用附子、党参、白术、干姜、炙甘草。

加减法：肾阳亏虚明显者，加肉桂、补骨脂；脾气亏虚明显者，加炙黄芪、淮山药；兼有气滞，加煨木香、陈皮；寒湿重者，加炒苍术、蜀椒。

（2）中成药：附子理中丸：每次 6g，每日 3 次，口服。香砂养胃丸：每次 9g，每日 3 次，口服。参附注射液 50~100ml 加入 10% 葡萄糖注射液 500ml 内，每日 2~3 次，静脉滴注。

（3）其他疗法

针灸：针刺中脘、足三里，用补法。艾灸神阙、足三里穴，每次 30 分钟，每日 2 次。

外敷疗法：大蒜、吴茱萸共捣为膏，敷涌泉穴，每次 15 分钟，每日 2~4 次。

【综合诊疗】

若病人水泻不止者，以桃花散（《伤寒论》）或诃子散（《明医指掌》）温涩止泻。转筋者，宜急投急救回阳汤（《医林改错》）加木瓜，或针刺承山、足三里、合谷，或炒盐敷脐部。口渴甚者，予缩脾饮（《汤头歌诀》）生津固脾。心烦不宁者，加交泰丸（《韩氏医通》）以交通心肾，安神定志。泻下如倾，形削尿少，肢冷脉微，津伤气脱者，予生脉注射液静脉滴注，并口服茯苓四逆汤（《伤寒论》）合浆水散（《保命集》）。吐泻已极，精神昏冒，气息奄奄者，改用急救回阳汤（《医学衷中参西录》），或5%葡萄糖生理盐水加入适量氯化钾静滴，一日液体入量不少于3000ml。或静滴生脉注射液或参附注射液扩充血容量，并应用多巴胺、阿拉明、阿托品血管活性药物等。

【预防与调护】

注意卫生清洁，禁食有毒、变质、不洁食物，饮食有规律，忌暴饮暴食。

中医治疗重在分利水湿，升清降浊，使邪去正安。不可盲目止泻，以防闭门留寇。

第十六节 急性胃脘痛

急性胃脘痛是以胃脘部突发剧烈疼痛，恶心呕吐，甚或厥逆为主要表现的一种病证。

急性胃脘痛为临床常见急症之一，乃与慢性胃脘痛相对而言。胃脘痛源出《内经》，并被称之为"心痛"，如《素问·六元正纪大论》即谓："木郁之发，民病胃脘当心而痛，上支两胁，膈咽不通，食饮不下"。至《丹溪心法·心腹痛》始谓"心痛即胃脘痛"。

现代医学中的急性胃炎、急性胃肠炎、胃黏膜脱垂症、胃及十二指肠溃疡急性穿孔、胃癌急性穿孔、急性胃扩张、急性胃扭转等疾病，均可参照本节所论诊治。

【病因病机】

急性胃痛发生常因外邪犯胃、饮食伤胃、情志不畅和脾胃素虚等因素，致胃气壅滞，胃失和降，不通则痛。

1. 外邪犯胃 外感寒、热、湿诸邪，内客于胃，致胃脘气机阻滞，不通则痛。如《素问·举痛论》说："寒气客于肠胃之间，膜原之下，血不能散，小络急引，故痛。"

2. 饮食伤胃 饮食不节，或过饥过饱，损伤脾胃，胃气壅滞，致胃失和降，不通则痛。五味过极，辛辣无度，肥甘厚腻，嗜饮酒浆，则蕴湿生热，伤脾碍胃，气机壅滞。如《医学正传·胃脘痛》说："致病之由，多由纵恣口腹，喜好辛酸，恣食热酒煎煿，复餐寒凉生冷，朝伤暮损，日积月深……故胃脘疼痛"。

3. 情志不畅 忧思恼怒，伤肝损脾，肝失疏泄，横逆犯胃，脾失健运，胃气壅滞，均致胃失和降，而发胃痛。如《沈氏尊生书·胃痛》所说："胃痛，邪干胃脘病也。……唯肝气相乘为尤甚，以木性暴，且正克也。"气滞日久或久痛入络，可致胃络血瘀，如《临证指

南医案·胃脘痛》说:"胃痛久而屡发,必有凝痰聚瘀"。

4. 素体脾虚　脾胃为仓廪之官,主受纳和运化水谷,若素体脾胃虚弱,运化失职,气机不畅,或中阳不足,中焦虚寒,失其温养而发生疼痛。

总之,急性胃痛的病变部位在胃,与肝、脾的关系密切。病性应分虚实,以实证为主。

【诊断与鉴别诊断】

一、疾病诊断要点

急性胃脘痛的发生无明显性别、季节差别,相对多见于青壮年。

发作前多有伤食、暴怒、外感等病因,病位不离胃、脾、肝,病性以实证多见。

临床上多突然起病,疼痛较剧,甚则辗转不宁。

二、证候诊断要点

本病皆因胃气郁滞所致,临床证候上常见虚实两端。

1. 实证　胃脘胀满,硬痛拒按,灼热嘈杂,口黏纳呆,嗳气酸腐,厌食欲吐,吐后反快,大便干结或不爽,得泻痛减,舌红苔黄腻,脉弦滑而数。

2. 虚证　胃脘猝然疼痛,时发时止,泛吐清涎,畏寒喜暖,时欲热饮,或吐泻兼作,舌淡苔白,脉沉细紧。

三、鉴别诊断要点

1. 胸痹　胸痹虽可以单纯表现为鸠尾部位剧痛、恶心呕吐乃至腹肌紧张等症状,酷似急性胃脘痛,然其患者多在 40 岁以上,多有胸部憋闷、气短、乏力等表现,而且多有类似发作史,同时心电图和血清谷草转氨酶多有异常改变。

2. 急性胆胀　急性胆胀是指以起病急骤,病势剧烈的右胁部疼痛为主的内科急症,其特点是突然发生的右胁肋部的剧烈疼痛,疼痛以绞痛、灼痛、刺痛、痛引右侧肩背为主。

四、相关检查

1. 血象　外周血象白细胞增多与核左移者,胃脘痛多属感染性疾病。

2. X 线胃肠检查　对胃黏膜脱垂症、胃及十二指肠溃疡急性穿孔、急性胃扩张、急性胃扭转等具有确切诊断价值。

【急救处理】

一、常规处理

卧床休息,暂时禁食。24 小时监测生命体征。开辟静脉通路。

针刺镇痛,或用耳针或用皮内埋针。

用温水袋或热敷灵局部热敷。

二、辨证救治

1. 实证

胃脘胀满，硬痛拒按，灼热嘈杂，口黏纳呆，嗳气酸腐，厌食欲吐，吐后反快，大便干结或不爽，得泻痛减，舌红苔黄腻，脉弦滑而数。

【证机概要】邪气犯胃，气血壅滞。

【治法】清热燥湿，和胃止痛。

【处理】

（1）方药：半夏泻心汤加减，药用半夏、黄连、黄芩、干姜、党参、炙甘草、大枣。

加减法：兼有外感，加苏梗、陈皮、防风；兼食积不化，加焦山楂、焦神曲、炒谷麦芽；兼气机壅滞，加枳实、厚朴；兼瘀血阻络，加丹参、檀香；兼阳明腑实，加大黄、枳实。

（2）中成药：延胡索乙素针：每次 2ml，肌注，每日 1～2 次。复方延胡注射液：每次 2ml，肌注，每日 1～2 次。鸡矢藤注射液：每次 2～4ml，肌注，每日 3 次。

（3）其他疗法：针刺内关、中脘、足三里穴，用泻法。

2. 虚证

胃脘猝然疼痛，时发时止，泛吐清涎，畏寒喜暖，时欲热饮，或吐泻兼作，舌淡苔白，脉沉细紧。

【证机概要】中阳不振，寒邪凝滞。

【治法】温阳散寒止痛。

【处理】

（1）方药：附子理中丸加减，药用附子、党参、白术、干姜、炙甘草。

加减法：疼痛明显，加吴萸、荜茇；兼有气滞，加香附、苏梗、木香；寒湿重者，加炒苍术、小茴香；兼瘀血阻络，加九香虫、失笑散。

（2）中成药：附子理中丸：每次 6g，每日 3 次，口服。香砂养胃丸：每次 9g，每日 3 次，口服。温中止痛口服液：每次 20～40ml，每日 3 次。健脾灵片：每次 4 片，每日 3 次。十香丸：每次 1 丸，每日 3 次。

（3）其他疗法：针刺中脘、足三里，用补法。艾灸中脘、足三里穴，每次 30 分钟，每日 2 次。

【综合诊疗】

西医对症治疗必须在明确诊断后施用。可肌肉注射阿托品 0.5mg，每 4～6 小时 1 次；654-2 10mg，肌肉注射，每 6 小时 1 次；疼痛严重，用上述药物仍不能缓解，可试用吗啡或杜冷丁。除积极针刺镇痛外，属寒者可用温针灸，配合隔盐或隔姜灸神阙、中脘等穴；耳针选交感、皮质下、胃等区，中等强度刺激，留针 10～30 分钟，每日 1 次。也可按照疾病性质选穴，用阿托品或 654-2 进行穴位注射。

伤食胃脘疼痛或中毒胃痛可用吐法，如探吐，或盐水、三圣散催吐等。

凡疼痛剧烈，可用以酒炒热的莱菔子、姜、葱药末包熨其中脘部位，利气宣痹防其厥。

凡合并幽门梗阻或休克表现的溃疡病或癌肿性急性胃穿孔，一般都考虑首选或中转手术治疗。如属炎性疾病者应积极抗感染、消炎治疗。外科急腹症则应及时手术治疗等。病人疼痛剧烈，导致亡阴或亡阳及阴阳欲脱，可用生脉注射液或参附注射液 20 ～ 40ml，加入液体中静滴，同时积极采用西药抗休克等治疗。病人如有吐泻、失血、高热者可采用支持疗法，可根据不同疾病的特点而补液或输血，纠正水、电解质及酸碱失衡。

【预防与调护】

素有慢性胃脘痛者除应认真治疗之外，并当加强锻炼，增强体质，适寒温，避外邪，调精神，制暴怒，节饮食，忌生冷，以防急性发作。一旦出现急性胃脘痛，又应及时就诊，积极治疗。

急性胃脘痛重症应予特护和床头交接班，主要应观察和记录体温、脉搏、血压、神志、面色、胃脘疼痛程度、范围及吐、泻、腹胀等情况的变化，并对胃脘剧痛、呕吐频繁者及时予以针刺处理。腹胀者予以腹部热敷，随时清除吐泻物。急性发作期多应暂时禁食，势缓之后也只宜清淡易消化饮食，尤忌辛燥刺激性食品，即便进入恢复期之后，也当禁酒戒烟。

第十七节　急　淋

急淋是指小便频数短涩，欲出未尽，尿道刺痛或灼痛，便时加重，小腹拘急为主要临床表现的病证。《金匮要略·消渴小便不利淋病脉证并治》篇对本病的症状作了描述："淋之为病，小便如粟状，小腹弦急，痛引脐中。"对于淋证历代医家有多种分类方法，《备急千金要方》提出"五淋"之名，后世多相沿袭。然"五淋"的内容多有出入。目前临床上多将淋证分为气淋、石淋、热淋、血淋、膏淋、劳淋六种类型。淋证中起病急骤者属急淋，又名猝淋、暴淋，以石淋、热淋、血淋为多见，其发病急，病情易反复，重时疼痛剧烈，难以忍受。

本病多发于中青年或生活无规律者。西医的急性膀胱炎、急性尿道炎、急性前列腺炎、泌尿系统结石等有尿路刺激症状的疾病，均可参照本病进行救治。

【病因病机】

急淋病因有虚、有实，以实证为多。实证主要是膀胱湿热和肝气郁滞、瘀血阻络，虚证主要责之于肾气亏虚。

1. **膀胱湿热**　湿热之邪多受自于外，亦可由内而生。感于外者，多因外阴不洁，秽浊之邪上犯膀胱，酿成湿热。生于内者，多因过食辛热肥甘之品，或嗜酒太过，脾胃运化失职，积湿生热，湿热流入膀胱。湿热邪气蕴结膀胱，气化失司，水道不利，发为淋证。

2. **肝气郁滞，瘀血阻络**　郁怒伤肝，肝气失于疏泄，久则气滞血瘀，络脉瘀阻；或气

郁化火，气火郁于下焦，以致膀胱气化不利，少腹作胀，小便艰涩疼痛而成淋证。

3. 肾气亏虚　或因先天畸形，禀赋不足，肾气虚弱，或因年迈、久病、体弱以及房劳、多产、产后，肾气亏乏，皆可使肾虚下元不固，小便淋沥不已而为淋证。若脾肾亏虚，膀胱气化失司，尿液积留，外邪易于侵袭膀胱，成为虚实夹杂之淋证。且淋证一旦发生，膀胱湿热邪气上犯于肾，或久病不已，又可使肾气受损，两者互相影响，以致病情缠绵难愈。

总之，急淋证的病因以湿热实证为主，病位在肾与膀胱。虚证多由肾气亏虚为主，且多虚实夹杂。

【诊断与鉴别诊断】

一、疾病诊断要点

多发生于中青年，既往可有此类病史。多因劳累、生活不节而诱发。以小便频数、疼痛为主症，有时仅以腰腹剧痛来诊。

1. 石淋　以疼痛为主，表现为尿道窘迫疼痛，或阵发性腰腹疼痛难忍，尿中有砂石排出。

2. 热淋　多见于青年女性，以尿频、尿急为主，小便灼热疼痛，多伴有发热。

3. 血淋　尿色红如洗肉水样，或夹有血块，尿痛。

二、证候诊断要点

本病多因湿热下注所致。正如《景岳全书·淋浊》篇所说："淋之初病，则无不由乎热剧，无容辨矣"。

1. 石淋　多为实证，疼痛较剧，以刺痛、绞痛为主，舌红，苔薄黄，脉弦或带数。

2. 热淋　多为实证，本病发病急，小便短数，灼热刺痛，溺色黄赤，伴有畏寒发热，热多寒少，或有口苦呕恶，腰痛拒按，大便可秘结，苔黄腻，脉濡数。

3. 血淋　实证见小便热涩刺痛，痛引脐中，尿色深红如洗肉水，或夹有血块，或见心烦，舌红苔黄，脉数；虚证见尿色淡红，尿痛涩滞不明显，神疲乏力，腰膝酸软，面色无华，舌淡红，苔薄白，脉细数。

三、鉴别诊断要点

1. 癃闭　癃闭为排尿困难，小便量少而无力，甚至点滴全无，常伴有小腹胀满。癃闭常有尿频，但无尿痛，每日排出尿量少于正常，重时无尿排出。淋证尿频，伴有尿痛，每日尿量多为正常。

2. 尿血　血淋、尿血均以小便出血，尿色红赤，甚至溺出纯血为共有的症状，但血淋兼有尿痛，故不痛者为尿血，痛者为血淋，二者不难鉴别。

3. 淋病　淋病多有不洁性生活史，症见尿痛，尿道口溢脓，红肿痒痛，实验室检查可见淋球菌，属性传播性疾病，不属于淋证的范畴。

四、相关检查

1. 实验室检查 血常规示：白细胞增高，以中性粒细胞增高为主（热淋）；尿常规示：白细胞 >5/HP；中段尿培养：可见致病菌生长；前列腺液镜检：卵磷脂明显减少，白细胞 >10/HP。

2. X 线检查 可见泌尿道结石。静脉肾盂造影对区别肾盂肾炎、肾结核、肾肿瘤有一定意义。

3. B 型超声波检查 可见双肾、输尿管、膀胱、尿道结石影像。

4. 器械检查 膀胱、尿道镜检查可诊断膀胱、尿道炎症，可发现结石、异物或其他病变。

【急救处理】

一、常规处理

1. 急淋是常见病、多发病，易反复发作，宜及早发现并及时而系统地治疗。
2. 发作时宜适当休息，多饮水。
3. 监测体温及血压的变化。

二、辨证救治

（一）石淋

尿中时有砂石排出，小便艰涩，或排尿突然中断，尿道疼痛，痛引下腹会阴，连及大腿内侧，或腰腹绞痛难忍，尿中带血，重时恶心呕吐，舌红苔薄黄，脉弦或带数。

【证机概要】湿热下注，炼液为石。

【治法】利湿通淋，化积排石。

【处理】

（1）方药：石韦散加减，药用石韦、金钱草、海金沙、王不留行、车前子。

加减法：尿痛剧烈者加白芍、甘草以缓急止痛。尿中带血者加小蓟、生地、白茅根以凉血止血。

（2）中成药：石淋通片：清除湿热，利尿排石。每次 5 片，口服，每日 3 次。排石颗粒：清热利水，通淋排石。每次 1 袋，口服，每日 3 次。

（3）其他疗法：针灸中极、膀胱俞、委阳、内关，用泻法。

（二）热淋

小便频数，灼热疼痛，尿急，溺色黄赤，少腹拘急胀痛，或有畏寒发热，口干口苦，或大便干结，舌苔黄腻，脉濡数。

【证机概要】湿热蕴结下焦，膀胱气化不利。

【治法】清热利湿通淋。

【处理】

（1）方药：八正散加减，药用萹蓄、瞿麦、川木通、车前子、滑石、生大黄、栀子、甘草梢、灯心草。

加减法：伴寒热、口苦者加柴胡、黄芩、黄柏、金银花；伴有血尿者加大蓟、小蓟、白茅根、仙鹤草，或用蒲公英60g煎水频服。

（2）中成药：八正合剂：清热，利尿，通淋。三金片：清热解毒，利湿通淋，益肾。热淋清胶囊：清热解毒，利尿通淋，清热凉血。清开灵注射液：清热解毒，每次40ml，用10%葡萄糖注射液或生理盐水500ml稀释后静脉滴注。

（3）其他疗法：针刺膀胱俞、中极、阴陵泉，用泻法。

（三）血淋

1. 实证

尿色深红如洗肉水，或夹有紫暗血块，尿频，尿急，小便热涩刺痛，排尿不畅，痛引脐中，舌红苔黄，脉数。

【证机概要】湿热下注，热伤血络。

【治法】清热通淋，凉血止血。

【处理】

（1）方药：小蓟饮子加减，药用生地黄、小蓟、滑石、川木通、蒲黄、淡竹叶、藕节、当归、栀子、炙甘草。

加减法：血瘀痛甚者另吞三七粉、琥珀粉以化瘀通淋止血。

（2）中成药：分清五淋丸：清湿热，利小便。热淋清胶囊：清热解毒，利尿通淋，清热凉血。金钱草冲剂：清热利湿。鱼腥草注射液：清热解毒，利尿通淋，每次100ml，静脉滴注。

（3）其他疗法：针刺中极、膀胱俞、血海、三阴交、劳宫，用泻法。

2. 虚证

尿色淡红，尿频、尿急症状不明显，神疲乏力，腰膝酸软，面色无华，舌淡红，苔薄白，脉细数。

【证机概要】阴虚内热，虚火灼络。

【治法】滋阴降火，补虚止血。

【处理】

（1）方药：知柏地黄汤加减，药用知母、黄柏、熟地黄、山萸肉、山药、茯苓、丹皮、泽泻。

加减法：血虚较甚者加阿胶、旱莲草，出血重者加小蓟草、仙鹤草。

（2）中成药：知柏地黄丸：滋阴降火。每次1丸，口服，每日2次。

（3）其他疗法：针刺中极、膀胱俞、血海、三阴交、复溜、太溪，或加足三里、气海，用补法。

【综合诊疗】

急淋相当于西医的急性泌尿道感染、泌尿系结石、急性前列腺炎等。急性泌尿道感染如能正确及时治疗,多能在短时间内治愈,若治疗不当或治疗不及时,易反复发作或转为慢性。急性肾盂肾炎反复发作转为慢性,可损害肾功能,导致高血压、尿毒症。泌尿系结石发病急,患者疼痛较剧,重时可致疼痛性休克,需中西医结合治疗,迅速缓解疼痛。

泌尿道感染多见于女性多为上行性感染,致病菌多为大肠杆菌,抗菌药物多选用磺胺类、头孢菌素类、氨基糖苷类或氟喹诺酮类。中医中药可在辨证论治的基础上加用 2～3 味清热解毒药,对尿菌转阴、脓尿消失有较好的效果。

泌尿系结石疼痛较剧时可选用阿托品及度冷丁。急性发作控制后,可选用体外震波碎石,经皮肾镜及经尿道、输尿管肾镜取石,手术取石等治疗,也可选用中西医结合总攻疗法。

出血较重者可选用维生素 K_3、安络血、止血敏、止血环酸等止血药物。

各型淋证之间可互相转化或同时并见。热淋可转化为血淋,石淋可并发热淋、血淋。

出现疼痛性休克参照"脱证"治疗。

【预防与调护】

急淋护理主要在于缩短病程,防止其反复发作。若病势缠绵不愈,可转为慢性。

1. 观察小便颜色变化,有无异物(结石、血块等)排出。正确收集尿标本。若尿道阻塞做好导尿准备。

2. 慎起居,适劳逸,节制房事,以免劳伤肾精。

3. 注意饮食,忌食肥甘辛辣之品。如为石淋,鼓励患者多饮水以利于排石。

4. 加强体育锻炼,提高机体抵抗力,防止外部感染。

5. 养成良好的卫生习惯,尤其注意外阴部的清洁卫生。

第十八节　急性出血

急性出血是指出血量较大,出血势较急,以及有广泛出血倾向的一类血证。本病发病急,病情重,病情变化迅速,并发症多(常见血脱、窒息等),不及时处理可危及生命。临床上急性出血主要见于咳血、呕血、便血。本节主要讨论急性咳血、呕血、便血。西医的支气管扩张、肺癌、肺结核、食道胃底静脉曲张破裂、胃溃疡、胃癌、结肠癌等出血,可参照本节内容论治。

【病因病机】

急性出血属于中医"血证"范围,乃血液不循常道,上溢于口鼻诸窍,下泄于二阴或渗出于肌肤所形成的疾患。早在《内经》中就有"血溢"、"血泄"、"衄血"、"咳血"、

"呕血"、"溺血"、"溲血"、"便血"等记载。

一、咳血

邪袭肺脏，肺络受损，络破血溢则咳血。

1. 外邪袭肺　肺乃娇脏，易为外邪侵袭，邪壅肺气，肺失宣降，上逆为咳，损伤肺络，或风热、疫毒之邪，热壅于肺，灼伤肺络，血溢气道而咳血。

2. 肝火犯肺　情志不遂，气郁化火，或暴怒气逆，肝气横逆，上逆犯肺，血随火动，而咳血。

3. 阴虚火旺　痨虫蚀肺，动热伤阴，或热病伤阴，久病阴亏，以致阴虚肺燥，虚火内炽，或因房劳过度，肝肾阴虚，水亏火旺，灼伤肺金而咳血。

4. 气虚不摄　或因饮食不节，损伤脾胃，或因劳倦过度，损伤正气，或因大病久病之后失于调养，正气亏乏，以致气虚而血无所主，血不循经，溢出肺络而咳血。

二、呕血

胃乃水谷之海，多气多血之腑，或因外邪犯胃，或因本气自伤，或因他脏影响导致胃络受伤而致呕血。

1. 外邪或突遭创伤，气血逆乱　或因突受暑热，或风寒化热，热伤营血，或突然遭遇外伤，或他脏突病，或精神突遭创伤，气机逆乱，血随胃气上逆，络破血溢而致呕血。

2. 饮食所伤，热结于胃　平素饮食不节，或饮酒过多，或嗜食辛辣炙烤之品，或恣食肥甘，而致燥热蕴结于胃，胃气失和，胃热内炽，扰动血络，血随胃气上逆而成呕血。

3. 情志内伤，肝火犯胃　忧思恼怒过度，或情志抑郁，肝气郁结，郁而化火，肝火犯胃，损伤胃络，迫血妄行，上逆而为呕血。

4. 劳倦久病，脾气虚弱　劳伤脾胃，或久病脾虚，脾气虚弱不能统摄血液，血液外溢，上逆而致呕血。

三、便血

邪蕴肠腑，肠络受损，或脾胃虚弱，气不摄血，血液下渗肠道而为便血。

1. 火热伤络　或因过食辛甘肥厚，暴饮暴食，胃中积热，或因感受外邪，化热扰胃，或因暴染重病，气机逆乱，化火伤络，迫血外溢，血液下渗肠道而成便血。

2. 湿热蕴结　由于感受湿热之邪，或湿浊蕴积，日久化热，或恣食肥甘，醇酒厚味，聚湿生热，湿热蕴结肠道，损伤肠道脉络，血液外溢而致便血。

3. 脾虚不摄　素体脾虚，或劳倦过度，久病失养，或饮食不节，损伤脾胃，以致脾气虚衰，失于统摄，气不摄血，血无所归，溢于肠道而致便血。

总之，急性出血的病因病机有虚实之别，实证责之于各种原因导致的火热熏蒸，迫血妄行，虚证责之于气虚不摄，血溢脉外，以及阴虚火旺，迫血妄行。实证和虚证虽各有不同的病因病机，但在疾病发展变化的过程中，又常常发生实证向虚证的转化。往往疾病的早期多表现为火盛气逆，迫血妄行之实证，但反复出血则会导致阴血亏损，虚火内生；或因出血过

多，气无所附，以致气虚阳衰，不能摄血。另外出血之后，离经之血不能及时排出体外，留积体内而为瘀血，瘀血又妨碍新血的产生和气血的正常运行，形成瘀血致血虚，血虚加重瘀血的恶性循环。

【诊断与鉴别诊断】

一、疾病诊断要点

（一）咳血

又称咯血、嗽血。血由肺内或气管而来，经气道咳嗽而出。其要点如下：

1. 以往多有肺痨、支气管扩张及肺癌病史。
2. 多因外感六淫、情志不畅、剧咳而诱发。
3. 咳嗽，咳血，血中夹痰或咳纯血鲜红，多伴有发热、胸痛。
4. 神情紧张，烦躁不安，面色潮红或无华，舌质淡红，苔薄黄，脉数或芤数。

（二）呕血

又称吐血。血由胃来，经呕吐而出。其要点如下：

1. 以往多有胃脘痛、鼓胀、胃癌、肝癌等病史。
2. 多因情绪激动，饮食不节、不洁及进食辛辣刺激、坚硬食物而诱发。
3. 恶心，呕血，呕血多是暗红色，常夹有食物残渣，重时频繁呕吐，呕血鲜红，伴黑便或便血。
4. 神情紧张，汗出，面色无华或青灰，舌质淡暗，脉滑数或芤数。

（三）便血

血从肛门排出体外，无论便前、便后皆为便血。其要点如下：

1. 以往多有胃脘痛、鼓胀、胃癌、肝癌、结肠癌、溃疡性结肠炎等病史。
2. 黑便或便血，大便次数增加或便下纯血。
3. 神情不安，面色不华或青灰，舌质淡，脉滑数。

二、证候诊断要点

各种原因导致的急性出血，其共同的病理变化可以归结为火热熏灼，迫血妄行及气虚不摄血、血溢脉外两类。火热熏灼属实，气虚不摄血属虚，故可概括为虚实两端。

（一）咳血

1. **实证**　多发于青壮年。咳血鲜红或血中夹痰，以起病急，病程短，咳嗽频作为特点，常伴有胸痛发热，烦躁易怒，口苦，舌质红，苔黄，脉滑数。

2. **虚证**　多发于年迈体衰者。咳血鲜红或淡红，或痰中带血，以起病缓，病程长，反复咳血，咳声低弱为特点，常伴有神疲气弱，自汗，口干咽燥，颧红，潮热盗汗，舌质红，脉细数。

（二）呕血

1. **实证**　常见于青壮年，或大量呕血的早期。多因饮食不节，情绪激动而诱发。起病

突然，病程短。呕吐频作，呕血色红或紫暗，常伴有口臭或口苦，烦躁，舌质红，苔黄，脉滑数。

2. 虚证 常见于年老体衰及反复发作的患者，或持续呕血不止者。多因劳累及情志不遂而诱发。胃痛绵绵或不痛，呕血时轻时重，色淡或暗，神疲乏力，心悸气短，面色苍白，汗出，舌质淡，脉细数。

（三）便血

1. 实证 常见于青壮年，或初次发病，或便血早期。多因饮食不节而诱发。便血紫暗或紫黑，或下血鲜红，常伴有胃脘胀闷而痛，口苦口干，或口中臭秽，舌燥苔黄，脉弦数或细数。

2. 虚证 常见于年老体衰，大病后期，或反复便血不止者。多因劳累而诱发。便血紫暗，持续不愈，时轻时重，脘腹疼痛隐隐，面色无华，神疲懒言，舌质淡，脉细。

三、鉴别诊断要点

1. 咳血与呕血 咳血多有肺痨、支气管扩张及肺癌等肺部疾病；呕血多有胃脘痛、鼓胀、黄疸、肝癌等病史。咳血前多有胸闷、胸痛、咽痒等先兆症状；呕血前多有恶心、胃脘胀痛等先兆症状。咳血血色鲜红，血中夹痰或痰中带血；呕血多血色紫暗，常夹有食物残渣；咳血多因外感六淫及情志不畅而诱发；呕血多因饮食不节、不洁及进食辛辣刺激、坚硬食物而诱发。

2. 便血与痔血 痔疮大便带血应与便血鉴别。痔血特点是便时出血，血色鲜红，血不与粪便相混或附在大便外面，多伴肛门异物感或肛门疼痛。做肛门及直肠检查时可见痔核。《张氏医通·诸血门·下血》云："若肛门射血如线，或点滴不已者，乃五痔之血。"

3. 便血与痢疾 痢疾多见于夏秋季节，有饮食不洁或与痢疾患者接触史，下痢赤白脓血，肛门灼热，腹痛，里急后重，小便短赤。

4. 咳血与心衰 心衰咳泡沫样血痰应与咳血鉴别，心衰多有胸痹、真心痛病史，以突发胸闷憋喘，呼吸困难，端坐呼吸，咳泡沫样血痰，血色淡红为主要表现。

四、相关检查

（一）咳血

1. 常规检查 血常规、血沉、痰培养、痰查抗酸杆菌或找癌细胞等，可协助寻找病因。

2. X 线检查 胸透或胸片对肺结核、支气管扩张、肺脓肿、肺占位性病变有诊断意义；支气管碘油造影可明确支气管扩张的类型和病变范围；胸部 CT 或 MRI 检查可发现微小、隐蔽病灶。

3. 病理检查 必要时做浅表淋巴结、胸膜或肺组织活检及纤维支气管镜检查以作出病理、病位及病变范围的诊断。

4. 心电图、超声心动图等检查 可排除心血管病所致的咳血。

（二）呕血与便血

1. 常规检查 血常规可见红细胞及血红蛋白下降，大便、呕吐物隐血试验阳性，血中

尿素氮浓度升高，肝功能可异常，肝炎相关抗原、抗体可阳性。

2.消化道钡餐透视 对胃及十二指肠溃疡、胃底及食道下端静脉曲张、胃及肠道占位性病变有诊断意义。

3.纤维胃镜检查 通过观察病变的形态、大小、范围及活检，诊断溃疡、肿瘤、胃底及食道下端静脉曲张，并可发现出血点。

4.B型超声波检查 了解肝硬化、脾大及腹水情况。

【急救处理】

一、常规处理

1.急性出血是内科常见危急病证，易造成窒息、脱证，一经发现必须立即诊治，减少搬动，避免情绪紧张。

2.大量咳血者应取患侧卧位，如咳血部位不明可取平卧位。呕血可取侧卧位。

3.立即开通静脉通路。

4.严密观察病人的出血量、神色、体温、血压、脉搏、尿量。

5.卧床休息，呕血者宜进流质饮食，大量呕血，尤其考虑外科止血者，应予禁食。

二、辨证救治

（一）咳血

1.实证

肝火灼肺证见咳嗽频作，咳血鲜红而量多，甚或从口鼻涌出，胸胁疼痛，烦躁易怒，口苦咽干，舌质红，苔黄，脉弦数。

肺热壅盛证见咯血鲜红，或痰血相间，起病急骤，咳吐黄痰而量多，胸满胸痛，气急，口渴心烦，便秘，或发热，舌质红，苔黄，脉滑数。

【证机概要】肝火炽盛，或肺热壅盛，损伤肺络。

【治法】清肝泻火，凉血止血，或清热泻肺，化痰止血。

【处理】

（1）方药：肝火灼肺者选用泻白散合黛蛤散，药用炒桑白皮、地骨皮、海蛤壳、青黛、甘草、生地、旱莲草、大小蓟。

加减法：肝火较甚者加栀子、丹皮、黄芩以清肝泻火；咯血较重者加白及粉、三七粉以止血；咯血量较多，纯血鲜红者可用犀角地黄汤加三七粉冲服。

肺热壅盛者选用泻白散合小陷胸汤，药用炒桑白皮、地骨皮、黄连、半夏、瓜蒌、丹皮、桃仁、仙鹤草、藕节。

加减法：痰热较重者可加黄芩、鲜竹沥、苇茎以清热化痰；发热较高者可加生石膏、柴胡，或改为泻白散合柴胡陷胸汤加减；大便干结者可加大黄以泻热通便，凉血止血。

（2）中成药：云南白药：止血活血。三七粉：活血止血。

（3）其他疗法

针刺：取三阴交、肺俞、尺泽、涌泉，用泻法。

穴位注射：取双侧内关、尺泽，用 0.25％ 普鲁卡因 1 ~ 2ml 作局部穴位封闭。

2. 虚证

咳嗽阵作，反复咳血，血色鲜红或淡红，咳嗽痰少，或干咳无痰，常伴有口干咽燥，潮热盗汗，颧红，舌质红，脉细数。

【证机概要】阴虚肺燥，虚火内炽，灼伤肺络。

【治法】滋阴清热，润肺止血。

【处理】

（1）方药：百合固金汤加减，药用生地黄、熟地黄、玄参、当归、白芍、百合、麦冬、贝母、生甘草、桔梗。

加减法：咳血重时去桔梗，加白及、茜草、仙鹤草；反复咳血者加阿胶、三七养血止血；潮热，颧红者加青蒿、鳖甲、地骨皮、白薇以退虚热。

（2）中成药：云南白药：止血活血。三七粉：活血止血。白及粉：收敛止血。生脉注射液：每次 60 ~ 100ml，用 250 ~ 500ml 5％ 葡萄糖注射液稀释后静脉滴注。

（3）其他疗法

针灸：针刺孔最、三阴交、肺俞，用补法。

穴位注射：取孔最、侠白，用仙鹤草素 2ml 穴位注射。

敷贴疗法：取新鲜大蒜 1 头，去皮捣泥，加硫黄末 6g，肉桂末 3g，冰片 3g，混匀后分敷于双侧涌泉穴，隔日更换 1 次。

（二）呕血、便血

1. 实证

胃脘胀痛，呕吐频作，呕血色红或紫暗，常夹有食物残渣，便血紫黑，口苦或口臭，烦躁，大便次数常增加，舌质红，苔黄，脉滑数。

【证机概要】胃热炽盛，灼伤阳络，脉膜破溢，或湿热下注，熏灼阴络，迫血妄行。

【治法】清热泻火，凉血止血。

【处理】

（1）方药：泻心汤加减，药用黄芩、黄连、大黄、乌贼骨、地榆、白及、小蓟。

加减法：胃气上逆而致恶心呕吐者，加代赭石、竹茹、旋覆花；胃热伤阴者加石斛、天花粉。便血为主的改为地榆散。

（2）中成药：大黄粉：清热凉血止血。十灰散：凉血止血。三七粉：活血止血。白及粉：收敛止血。云南白药：止血活血。紫地宁血散：凉血止血。

（3）其他疗法

针灸：针刺上脘、足三里、神门，便血者加三阴交、大肠俞，用泻法。

外敷疗法：以蒜泥敷涌泉穴，引热下行。

内窥镜下局部止血：经纤维胃镜检查，找到出血灶，选用云南白药、三七粉、大黄粉、白及粉等止血药，通过胃镜活检孔由塑料管注入。

2. 虚证

呕血缠绵不止，时轻时重，或下血紫暗，或色黑如漆，胃脘疼痛隐隐，面色无华，神疲懒言，舌质淡，脉细弱。

【证机概要】脾气亏虚，统摄无权，血液外溢。

【治法】益气健脾，摄血。

【处理】

（1）方药：归脾汤加减，药用红参、白术、黄芪、茯苓、当归、龙眼肉、酸枣仁、远志、木香、仙鹤草、白及。

加减法：偏于脾阳虚者加炮姜炭、制附子、灶心黄土。便血为主者，可选用黄土汤加减。

（2）中成药：白及粉：收敛止血。每次 3g，口服，每日 3 次。三七粉：活血止血。每次 3g，口服，每日 3 次。云南白药：止血活血。每次 0.25～0.5g，口服，每日 3 次。归脾丸：益气健脾，摄血。每次 1 丸，口服，每日 2 次。生脉注射液：益气养阴，用于气阴两虚者。60～120ml，加入 5% 葡萄糖氯化钠注射液 250～500ml 中静脉滴注，每日 1～2 次。

（3）其他疗法

针灸：针刺上脘、足三里、神门，便血者加三阴交、大肠俞，用补法。

内窥镜下局部止血：方法同呕血、便血实证，药选用云南白药、三七粉、白及粉等止血药。

【综合诊疗】

急性出血的实证和虚证其病因病理虽各有不同，但在疾病的发展变化中，常发生实证向虚证的转化。往往在血证的早期，或初发者多见实证，若反复出血或出血过多可致阴血亏损，气虚阳衰等虚证，也可因虚致实。且在疾病的虚实转化中，又常见虚实夹杂。如咳血阴虚肺燥者常夹有痰热阻肺，呕血、便血之脾气亏虚者常夹杂瘀血内停，临证时应随时根据虚实的变化或祛邪，或补虚，或扶正祛邪。

本节讨论的急性出血相当于西医的咳血、急性消化道出血。本病发病急，病情危重，变化快，易并发休克和窒息，临床上必须中西医结合治疗。因咯血和消化道出血治疗方法不同，分别简述如下。

一、咳血

1. 根据患者出血情况及并发症可酌情选择安络血、立止血、垂体后叶素、鱼精蛋白等止血药，及酚妥拉明、硝普钠、硝酸甘油等血管扩张药。

2. 大咳血不止可行人工气胸术压迫止血。

3. 支气管动脉出血可行支气管动脉栓塞术。

4. 出血部位明确，且无手术禁忌证者，可行外科手术治疗。

5. 大咳血窒息的处理：立即将患者置头低脚高位，拍背清除呼吸道积血，予气管插管或气管切开，行机械通气。

二、呕血、便血

1. 出血量的估计 出血量在 5ml 以上可见大便潜血试验阳性。出血量在 50~70ml 可见黑便。出血量在 250~300ml 可致呕血。出血量超过 500ml 病人可有头昏、乏力、心悸、心动过速和血压偏低。大量出血可引起急性周围循环衰竭、失血性贫血、氮质血症和发热。

2. 处理

（1）冰生理盐水或去甲肾上腺素生理盐水灌胃。

（2）凝血酶口服，或应用立止血、垂体后叶素等止血药。伴有消化性溃疡者可应用抗酸剂、H_2 受体阻滞剂及质子泵抑制剂。

（3）胃底静脉出血不止者可选用三腔管气囊压迫。

（4）急诊内镜下局部喷洒止血药，应用激光、微波、电凝止血及注射硬化剂和食管静脉结扎术。

（5）对于常规治疗无效，出血部位明确，又不宜手术治疗者可行栓塞止血。

（6）对于内科治疗无效，反复出血者，则行外科手术治疗。

咳血、呕血、便血者应注意补充血容量，视病情予以输液、输血。输液可选用生理盐水、血浆及血浆代用品等。如血红蛋白低于 70g/L，收缩压低于 90mmHg，或原有高血压者低于原来血压 50% 以上者，需输血。

出现"脱证"当中西医结合全力抢救，有关方法参见"脱证"一节。

【预防与调护】

急性出血的护理主要在于促进止血，预防复发，防止窒息和休克。

1. 尽量使患者安静休息，减少搬动及不必要的检查。

2. 调节情志，避免情绪波动，消除恐惧及忧虑。

3. 大呕血时宜禁食，可以进食时给予流质或半流质饮食，宜少食多餐，忌食粗纤维及辛辣刺激性食物。

4. 密切观察病情变化，及早发现休克，做好抢救窒息（包括气管插管、切开、吸痰、机械通气）的准备。

第四章
妇科急症

第一节　崩　漏

崩漏是指由于冲任不固，不能制约经血而引起的妇女不在行经期间，阴道突然大量出血，或淋沥出血不断者。一般来势急，突然出血，量多者，称之为"崩"；来势缓，出血淋沥，量少者，称之为"漏"。两者在疾病发展的过程中常常互相转化，呈现崩漏交替，因果相干，缠绵难愈，为妇科临床常见的急重症。

西医学中的无排卵型功能失调性子宫出血、生殖器炎症或生殖器肿瘤等引起的不规则阴道出血等，可参照本病进行辨证救治。

【病因病机】

1. 气虚失摄　素体脾肾亏虚，或劳倦思虑伤脾，房劳多产伤肾，以致脾肾气虚，冲任不固，不能制约经血，血失统摄，非时而下，发为崩漏。

2. 瘀热内结　七情内伤，肝郁气滞而血瘀；或经期、产后余血未净，邪客冲任，与血相结，瘀血停滞，新血不守，血不循经，非时而下，而致崩漏。

【诊断与鉴别诊断】

一、疾病诊断要点

1. 无周期的阴道出血为本病的诊断要点。表现为月经周期紊乱，出血时间可长可短，血量时多时少。可发生在短暂停经之后。

2. 常伴有不孕、癥瘕、带下等证候。可由精神刺激而诱发。

二、证候诊断要点

本病可分为虚实两种证候。

1. 虚证　经血非时而下，色淡质稀，头晕耳鸣，腰酸膝软，神疲体倦，气短懒言，舌淡，脉细弱。

2. 实证　经血非时而下，血色紫暗有块，小腹疼痛拒按，舌紫暗或有瘀点，脉涩或弦涩有力。

三、鉴别诊断要点

1. 月经先期伴月经过多　月经周期提前同时伴有月经量多，易与崩证混淆。鉴别要点在于其出血仍有一定的周期性，并且经期基本正常。

2. 月经过多伴经期延长　经血量多虽似崩证，但经期延长应在 2 周之内，且月经周期正常。

3. 月经先后无定期　月经周期先后不定，但在 1~2 周内波动，同时经期基本正常，与崩漏的无规则阴道出血显然有别。

4. 经间期出血　两者同为非经期出血，但经间期出血发生在两次月经的中间时期，一般在 2~7 天内能自然停止。

5. 胎漏　胎漏与漏证均是阴道少量出血，但胎漏有早孕反应，妊娠试验阳性，并有妊娠体征，B 超可以协助诊断。

6. 堕胎小产　曾有停经史、早孕反应，妊娠试验阳性，妇检及 B 超提示妊娠，出血伴有小腹阵痛，或有胚胎物排出。崩漏则无妊娠征象。

7. 异位妊娠　异位妊娠有早孕反应，妊娠试验阳性，或有停经后少腹疼痛的病史，B 超检查可在子宫腔以外部位发现孕囊。有盆腔内出血时，妇检宫颈有摇举痛，后穹隆穿刺阳性。崩漏则无上述阳性改变。

四、相关检查

1. 妇科检查　功能失调性子宫出血患者，妇检无明显器质病变发现。生殖器炎症者，可发现炎症体征。妇科肿瘤患者，可有子宫变化或附件包块。

2. 实验室检查　卵巢功能测定对功能失调性子宫出血有诊断意义。甲胎球蛋白、碱性磷酸酶、红细胞沉降率等测定对卵巢恶性病变的诊断有帮助。

3. 其他检查　盆腔 B 超可帮助诊断子宫及附件器质性病变。生殖器炎症、宫颈息肉或肿瘤可选择宫颈刮片、宫颈赘生物或子宫内膜活组织检查以明确诊断。

【急救处理】

一、常规处理

崩漏是妇科常见的急重病证，采用塞流、澄源、复旧的治崩三法。暴崩之际当以塞流止血为先，应在 6 小时内使出血量明显减少，24~48 小时内出血停止。

密切观察并记录阴道出血量，监测脉搏、心率和血压等生命体征。暴崩昏脱者血压下降，心率加快，面色苍白，必要时输液、输血、吸氧，或刮宫止血。

二、辨证救治

1. 虚证

经血非时而下，出血量多，淋沥不断，色淡质稀，头晕耳鸣，腰酸膝软，神疲体倦，气

短懒言，舌淡，脉细弱。

【证机概要】脾肾气虚，冲任不固，血失统摄，非时而下。

【治法】健脾益肾，固冲止血。

【处理】

（1）方药：固冲汤为代表方，药用白术、黄芪、煅龙骨、煅牡蛎、山茱萸、白芍、海螵蛸、茜草根、棕榈炭、五倍子、续断、旱莲草等。

加减法：出血量多者，加用人参益气摄血；久漏不止者，加藕节、炒蒲黄化瘀止血。

暴崩致脱时，证见阴道大量出血，面色苍白，肢冷汗出，气息微弱，脉细微欲绝，急用独参汤补气固脱，或用生脉散救治，益气敛阴固脱。

若见四肢厥冷，冷汗淋漓之亡阳之候，治宜回阳固脱，方用参附汤。

（2）中成药：生脉注射液 10～20ml 加入 50% 葡萄糖注射液中静脉推注，或 10～20ml 加入 10% 葡萄糖注射液 250～500ml 静脉滴注。失血性休克者，用参附注射液 50～100ml 加入 5% 葡萄糖注射液或生理盐水 500ml 静脉滴注。

（3）其他疗法

针刺：取断红穴，加艾温针。厥脱时取素髎、内关、涌泉穴，用补法。

艾灸：取关元、百会、膻中、气海穴，每次 15～30 分钟。

耳针：取肾上腺、皮质下、升压点、心穴。

2．实证

经血非时而下，量多，或淋沥不净，血色紫暗有块，小腹疼痛拒按，舌紫暗或有瘀点，脉涩或弦涩有力。

【证机概要】瘀滞冲任，血不循经，非时而下。

【治法】活血化瘀，固冲止血。

【处理】

（1）方药：逐瘀止崩汤为代表方，药用当归、川芎、三七、没药、五灵脂、丹皮炭、炒丹参、炒艾叶、阿胶、龙骨、牡蛎、乌贼骨等。

加减法：瘀而有热者，去艾叶，加地骨皮、旱莲草；气虚血瘀者，加党参、黄芪；寒凝血瘀者去丹皮，加炮姜炭。

（2）中成药：妇血康冲剂：化瘀止血，用于瘀血引起的出血。云南白药：活血化瘀止血，用于血瘀型崩漏。宫血宁胶囊：凉血收涩止血，用于崩漏止血。血府逐瘀胶囊：活血祛瘀，行气止痛，用于血瘀出血。血竭胶囊：活血化瘀，收敛止血，用于瘀血导致的出血。

（3）其他疗法

针刺：取关元、隐白、血海、水泉穴，用泻法。

水针：取关元、三阴交、中极、血海穴，用 5% 当归注射液，每穴注入 0.5ml，每日 1 次。

【综合诊疗】

崩漏出血相当于西医学的功能失调性子宫出血、生殖器炎症或生殖器肿瘤等引起的阴道出血。在临床上，往往将崩漏的论治与功能性子宫出血联系起来进行研究。功能性子宫出血

严重时出血量多，病情危重，并且由于无排卵而反复不规则出血，西医治疗以对症处理或激素治疗为主，而中药在止血和促排卵、调整月经周期方面，有较好的疗效。因此中西医结合、辨病与辨证结合，不仅能明显提高疗效，同时也减少了激素使用过程中的副作用和反跳现象。

无排卵型功能性子宫出血的治疗原则是止血和调整月经周期。患者往往由于出血量多或时间长而导致病情危重，或继发感染，因此要及时有效地止血，纠正贫血，改善全身状况，配合抗生素，预防感染。中药治疗崩漏，初用止血塞流以治标，继用澄源复旧以治本，用中药人工周期疗法促排卵调整月经周期。紧急情况之下，西医大剂量的性激素、输血、刮宫、手术等方法在必要时也可采用。

【预防与调护】

1. 消除患者的紧张情绪，避免过度劳累。保证充足的休息和睡眠，增加营养，加强体育锻炼，增加机体耐受能力。

2. 出血期间慎用或禁用辛辣香燥、生冷寒凉之品，禁房事。

3. 急性大出血时，应尽早入院接受治疗，记录出血量，尽快止血和纠正贫血，防止感染，做好输血或刮宫止血的准备。

4. 崩漏出血停止后，须继续辨证论治以调整月经周期。可酌加补肾药，以促进冲任功能恢复，常用健脾温肾法、调补肝肾法、清热滋阴益肾法等，可选用乌鸡白凤丸、六味地黄丸、人参养荣丸、归脾丸、清热固经丸、归肾丸、附桂八味丸、左归丸、右归丸等。

第二节　痛　经

凡在经期或行经前后，出现周期性小腹疼痛，或痛引腰骶，甚至剧痛晕厥者，称为痛经。

痛经有原发性痛经和继发性痛经之分，前者又称功能性痛经，而后者多继发于生殖器官的器质性病变，如子宫内膜异位症、子宫腺肌病、慢性盆腔炎、妇科肿瘤等，可参照本病进行辨证救治。

【病因病机】

1. **肾虚血亏** 先天肾气不足，或多产房劳，损伤肾气，以致冲任精血亏少，胞脉失于濡养，不荣则痛，发为痛经。

2. **气滞血瘀** 七情内伤，气郁血结，或经期、产后摄生不慎，感受寒、热、湿邪，邪客冲任，与血相搏，瘀结胞中，气血不畅，不通则痛，致成痛经。

【诊断与鉴别诊断】

一、疾病诊断要点

1. 有经行腹痛的病史，或有精神过度紧张、经期产后受寒等病史。
2. 每遇经期或经行前后小腹疼痛，随月经周期性发作，甚至出现呕吐、晕厥等症状。

二、证候诊断要点

1. 虚证　经期或经后，小腹隐痛喜按，月经量少，色淡质稀，头晕耳鸣，腰酸膝软，小便清长，面色晦暗，舌淡苔薄，脉沉细。

2. 实证　经前或经期，小腹胀痛，或冷痛，或灼痛，拒按，经行不畅，色暗有块，块下痛减，舌暗，或有瘀点，脉涩。

三、鉴别诊断要点

1. 异位妊娠　异位妊娠多有停经史和早孕反应，妊娠试验阳性，B超检查可在子宫腔以外部位发现孕囊或包块。妇检宫颈有摇举痛，后穹隆穿刺阳性。内出血严重时，可出现休克。痛经虽然疼痛剧烈，但无妊娠征象。

2. 胎动不安　胎动不安有停经史、早孕反应，妊娠试验阳性，在腹痛的同时，有妊娠体征，B超可以协助诊断。

四、相关检查

1. 妇科检查　功能性痛经者，妇科检查多无明显阳性体征，少数患者可有子宫极度屈曲，宫颈口狭窄。子宫内膜异位症骶韧带可有触痛性结节，或卵巢囊肿；子宫腺肌病多呈子宫均匀性增大，压痛；慢性盆腔炎者有盆腔炎症的征象。

2. 盆腔B超　对子宫内膜异位症、子宫腺肌病、慢性盆腔炎的诊断有帮助。

【急救处理】

一、常规处理

痛经疼痛剧烈时必须及早处理，可采用如外敷、针灸等各种方法，以止痛为先。

患者宜卧床休息，注意保暖，避免生冷刺激。精神放松，消除对痛经的紧张、恐惧心理。

注意经期卫生，防止上行感染。

二、辨证救治

1. 虚证

经期或经后，小腹隐痛喜按，月经量少，色淡质稀，头晕耳鸣，腰酸膝软，小便清长，面色晦暗，舌淡苔薄，脉沉细。

【证机概要】先天肾气不足，冲任精血亏少，胞脉失养，不荣而痛。

【治法】补肾填精，养血止痛。

【处理】

（1）方药：调肝汤为代表方，药用当归、白芍、山茱萸、巴戟天、甘草、山药、阿胶等。

加减法：腰酸痛剧者，加杜仲、寄生、狗脊补肝肾，强腰脊；痛引两胁者，加川楝子、延胡索疏肝行气止痛；月经量少者，加鹿角胶、枸杞、熟地补肾填精养血。

（2）中成药：鲜姜注射液4ml，即刻肌注，适用于寒痛伴呕吐者。

（3）其他疗法

针灸：针刺肾俞、脾俞、足三里、三阴交、大肠俞，诸穴浅刺。气血虚弱者加血海、膈俞、关元；呕吐者加内关，中强度刺激。寒证者加艾绒温针。

艾灸：艾条点燃后，在命门、肾俞、关元、足三里穴位上，由远而近，慢慢烘烤，令穴位局部红润，温热舒适为宜。

火罐：取关元、肾俞，呕吐加内关或中脘，拔火罐。

外敷：暖脐膏敷于神阙或关元穴，从经前7天起敷至经净。

推拿：患者仰卧，医者位于其右侧，自膻中至中极，抹其任脉，继之顺摩少腹部约5分钟，再指推、按揉胃俞、足三里、气海、关元、中极，推运中脘，振关元，拿揉血海、三阴交，然后令其俯卧，按揉脾俞、膈俞、肾俞及八髎穴，擦八髎穴及腰骶部。

2．实证

经前或经期，小腹胀痛，或冷痛，或灼痛，拒按，经行不畅，色暗有块，块下痛减，舌暗，或有瘀点，脉涩。

【证机概要】肝气郁结，或寒热湿瘀，瘀阻冲任，不通则痛。

【治法】活血化瘀，止痛。

【处理】

（1）方药：血府逐瘀汤为代表方，药用当归、生地、桃仁、红花、枳壳、赤芍、柴胡、甘草、桔梗、川芎、牛膝等。

加减法：痛经剧烈伴恶心呕吐者，加吴茱萸、半夏降逆止呕；便溏者，加巴戟天、白术温阳健脾。寒凝血瘀者小腹冷痛，加艾叶、小茴香，或用温经汤；热瘀者小腹灼痛，口渴舌红，加丹皮、栀子，或用清热调血汤。

（2）中成药：月月舒：温经化瘀，理气止痛，用于寒凝气滞血瘀痛经。金佛止痛丸：行气止痛，舒肝和胃，祛瘀生新，用于气滞血瘀痛经。田七痛经胶囊：通调气血，止痛调经，用于寒凝血瘀痛经。调经益母片：调经活血，祛瘀生新，用于血瘀痛经。血府逐瘀胶囊：活血祛瘀，行气止痛，用于气滞血瘀痛经。延胡索片：行气止痛。

（3）其他疗法

针刺：气滞血瘀取气海、太冲、三阴交；寒湿凝滞取中极、水道、地机，用泻法。热痛取血海、三阴交、足三里、阴陵泉，中强刺激，不留针，血海穴摇大其孔，以泻邪热。

艾灸：取中极、水道、地机，以雷火神针灸条，用雀啄悬灸法，逐穴施用，直至痛止，适用于寒湿凝滞型痛经。

　　耳针：寒痛取神门、内分泌区、生殖区；热痛取神门、子宫；气滞血瘀取子宫、皮质下区、肝区、肺区。经前3～5天起埋针。

　　外敷：麝香痛经膏穴位外贴。痛经发作时或经前3～7天，将膏外敷于气海、关元、三阴交或腹部疼痛部位，1～3日更换1次，痛经消失后除去，以行经时用效果最好。

　　中药保留灌肠：瘀血实证痛经用三棱、莪术、赤芍各15g，丹参30g，皂角刺12g；湿热蕴结痛经用红藤、败酱草各15g，紫草20g，黄柏、丹皮各12g，延胡索10g，煎液保留灌肠，每日1次，经期停用。

　　推拿：患者仰卧，推、揉气海、关元、中极，摩腹部。气滞血瘀者拿揉章门、期门，掐太冲；寒湿凝滞者加按大椎，拿风池，按揉曲池、丰隆。

　　激光穴位照射：双侧三阴交、子宫穴，每穴照射3～5分钟，经前5天每日1次，3个月为一疗程。

　　中药离子导入：桃仁、红花、三棱、莪术、当归、川芎各10g，浓煎取汁。每次用药液50ml，倒入纱布中，敷在下腹痛处，通过直流电离子透入理疗仪导入体内。每日1次，10次为一疗程。用于治疗瘀血性痛经。

【综合诊疗】

　　痛经为妇科痛证、急症之一，中医药对于生殖器官无器质性病变的功能性痛经，具有肯定的疗效。而近年来发病率具明显上升趋势的子宫内膜异位症、子宫腺肌症的顽固、重症、进行性的痛经，是中、西医均认为较为棘手的问题。因为其可导致不孕，故引起人们高度的重视，目前本病已成为妇科领域热门的研究课题。

　　西医治疗子宫内膜异位症以激素假绝经疗法或手术治疗为主，如类美通、达那唑、米非司酮等为临床常用药物，短期使用有一定的治疗效果，但也存在不同程度的副作用，远期疗效不满意，以及影响受孕等问题。中医活血化瘀为主的治疗方法，能迅速缓解症状，巩固疗效，减少激素用量，并能调整卵巢功能，不影响受孕。手术前服用活血化瘀之品，能软化异位结节，松解粘连，降低手术难度。术后服用，既有助患者康复，又能巩固疗效，防止复发。

【预防与调护】

　　1. 注意经期起居调摄，勿过劳累。注意保暖，避免经期受寒、冒雨、涉水、游泳、饮冷等，以防寒凉滞血，造成经行不畅，不通而痛。

　　2. 适度调理情志，保持情绪稳定，消除紧张恐惧心理，使气机畅达，经血流通，减轻痛经。

　　3. 防治痛经，须掌握治疗时机，一般于经前3～5天开始用药。虚性痛经者可在平时服用八珍益母丸、人参养荣丸、乌鸡白凤丸等补益中成药，经期采用煎剂调理。痛经治疗之后应注意巩固疗效，防止复发。

第三节 异位妊娠

异位妊娠是指孕卵在子宫体腔以外部位着床发育者，亦称宫外孕。但两者含义略有不同，异位妊娠除包括宫外孕，如输卵管妊娠、卵巢妊娠、腹腔妊娠、阔韧带妊娠之外，还包括宫颈妊娠、间质部妊娠及子宫残角妊娠，因此其含义更广泛。异位妊娠最常见的部位为输卵管妊娠，约占90%~95%，故本文以此为例叙述。输卵管妊娠破裂后，可造成急性腹腔内出血，发病急，病情重，处理不当即可危及生命，是妇产科常见急腹症之一。

中医文献中没有相当于本病的病名，其症状的描述记载于"少腹瘀血"、"妊娠腹痛"、"胎漏"、"胎动不安"及"癥瘕"等病证中。

【病因病机】

1. 瘀血内阻 情志内伤，气郁而致血瘀，或经期、产后余血未尽之时，邪毒内侵，以致胞脉不畅，孕卵阻隔，不能运达胞宫，或伤损脉络，血溢成瘀，瘀积成癥。

2. 气脱血崩 素体脾肾气虚，或房劳伤肾，劳倦伤脾，气虚运达无力，致使孕卵迟滞于胞宫之外，瘀阻冲任，损伤脉络，络伤内崩，阴血暴亡，气随血脱。

【诊断与鉴别诊断】

一、疾病诊断要点

有停经史及早孕反应，但也有约20%患者无停经史。

未破裂时腹痛不明显，有时出现一侧下腹疼痛。破裂时突然一侧下腹撕裂样剧痛，阴道少量出血，深褐色，或排出蜕膜管型。

可出现短暂的晕厥与休克，休克程度与腹腔内出血速度及量成正比，与阴道出血量无关。

二、证候诊断要点

本病可呈现实证和虚实夹杂两种证候。实证为血瘀证，包括输卵管妊娠未破损期和已破损期的包块型；虚实夹杂证包括输卵管妊娠已破损的休克型和不稳定型。

1. 实证 输卵管妊娠尚未破损，患者于停经后有早孕反应，或一侧下腹隐痛，妇检可触及一侧附件有软性包块，压痛，妊娠试验为阳性，脉弦滑。或输卵管妊娠破损后形成包块，腹痛逐渐减轻，可有下腹坠胀或便意感，阴道出血逐渐停止，脉细涩。

2. 虚实夹杂证 输卵管妊娠破损后引起大量内出血，出现休克征象。突发下腹剧痛，面色苍白，四肢厥冷，冷汗淋漓，恶心呕吐，血压下降或不稳定，有时烦躁不安，脉微欲绝或细数无力。或输卵管妊娠破损后不久，病情不稳定。腹痛拒按，腹部有压痛及反跳痛，但逐渐减轻，可触及界线不清的包块，兼有阴道少量出血，血压平稳，脉细缓。

三、鉴别诊断要点

胎漏、胎动不安两者都有停经后阴道出血或腹痛，有妊娠反应，妊娠试验阳性。但一妊娠在宫外，一妊娠在宫内，妇科检查和 B 超检查可以鉴别。

四、相关检查

1. 妇检　阴道后穹隆饱满，触痛；宫颈摇举痛；子宫稍大而软，内出血多时，子宫有飘浮感，一侧附件可触及边界不清的肿块，触痛明显。陈旧性宫外孕时，肿块边界较清楚，且不易与子宫分开。

2. 腹检　下腹部压痛及反跳痛，患侧明显。叩诊有移动性浊音。

3. 妊娠试验　阳性。

4. B 超　提示宫腔空虚，孕囊及胎心搏动位于宫外。

5. 后穹隆穿刺　可抽出不凝固血液。

【急救处理】

一、常规处理

1. 输卵管妊娠流产或破裂内出血休克时，患者需绝对卧床，尽量减少改变体位和增加腹压的因素，禁止灌肠和不必要的妇科检查。专人护理，严密观察病人的脉搏、血压、腹痛及血红蛋白等变化，以明确腹腔内是否仍在出血，并且应在有条件输血、输液及手术的条件下进行治疗。不稳定型有再次出血的可能，因此也要随时做好抢救休克和手术的准备。

2. 掌握手术指征，确定是否为非手术疗法适应证。

3. 积极杀死胚胎是非手术治疗的关键。B 超、妊娠试验监测胚胎是否存活，杀胚是否成功，防止再次破裂出血，或继发腹腔妊娠。

4. 维持水及电解质平衡；保持大便通畅，防止因大便燥结而引起病情加重。

二、辨证救治

1. 实证

输卵管妊娠尚未破损，患者于停经后有早孕反应，或一侧下腹隐痛，妇检可触及一侧附件有软性包块，压痛，妊娠试验为阳性，脉弦滑。或输卵管妊娠破损后形成包块，腹痛逐渐减轻，可有下腹坠胀或便意感，阴道出血逐渐停止，脉细涩。

【证机概要】血瘀气滞，胞脉不畅，孕卵阻隔，不能运达胞宫。或脉络破损，血溢成瘀，瘀积成癥。

【治法】活血化瘀，消癥杀胚。

【处理】

（1）方药：宫外孕Ⅱ号方为代表方，药用丹参、赤芍、桃仁、三棱、莪术等。

加减法：为增加杀胚作用，可加全蝎、蜈蚣；包块型因破血消癥药使用过久正气受伤

者，可加党参、黄芪等。

（2）中成药：桂枝茯苓胶囊：活血化瘀，缓消癥块，用于包块型。口服，每次3粒，每日3次，经期停服，3个月为一疗程。

天花粉蛋白注射液：未破损时用于杀胚。患者应无药物过敏史、过敏性疾病、急性炎症或高热等，用药前应常规检查血、尿、便、出凝血时间、胸透、肝肾功能、心电图等。先作皮试，阴性者可肌注0.2ml的试探量，注射后半小时测血压，2小时内无头晕头痛、胸闷气急、恶心呕吐、面色苍白、皮疹，同时体温、血压及脉搏均无异常者，可用天花粉结晶5mg，以生理盐水2ml溶解后肌注。用药后即服强的松，每日3次，每次5mg，共服3天，以减轻副作用。卧床24~48小时，严密观察体温、脉搏、呼吸、血压，记录自觉症状。

（3）其他疗法

外敷：为加快陈旧性宫外孕包块的吸收，可辅以消癥散外敷：千年健、追地风、花椒、羌活、独活、血竭、乳香、没药各60g，川断、五加皮、白芷、桑寄生、赤芍、归尾各120g，艾叶500g，透骨草250g。上药为末，每250g为1份，纱布包，蒸15分钟，趁热外敷，每日1~2次，10天为一疗程。

保留灌肠：适用于包块型。丹参、赤芍、香附各12g，三棱、莪术、皂刺各15g，败酱草30，浓煎取汁100ml，保留灌肠，每日1次，经期停用。

2．虚实夹杂证

输卵管妊娠破损后引起大量内出血，出现休克征象。突发下腹剧痛，面色苍白，四肢厥冷，冷汗淋漓，恶心呕吐，血压下降或不稳定，有时烦躁不安，脉微欲绝或细数无力。或输卵管妊娠破损后不久，病情不稳定。腹痛拒按，腹部有压痛及反跳痛，但逐渐减轻，可触及界线不清的包块，兼有阴道少量出血，血压平稳，脉细缓。

【证机概要】孕卵停滞于胞宫之外，胀破脉络，络伤内崩，阴血暴亡，气随血脱。

【治法】益气固脱，活血祛瘀。

【处理】

（1）方药：宫外孕Ⅰ号方为代表方，药用丹参、赤芍、桃仁等。

加减法：休克型加用生脉散；四肢厥冷者，酌加附子回阳救逆；大汗淋漓不止者，酌加山茱萸敛汗涩精气；内出血未止者，酌加三七化瘀止血；兼腑实证时加枳实、厚朴；不稳定型加党参、黄芪、当归。

（2）中成药：生脉饮10ml，每日3次，口服。人参注射液2~4ml，肌肉注射，或加入葡萄糖注射液中静脉注射或静脉滴注，每日1~2次。生脉注射液：2~4ml肌肉注射，每日1~2次，或10~20ml加入50%葡萄糖注射液中静脉推注，或10~20ml加入10%葡萄糖注射液250~500ml静脉滴注。参附注射液50~100ml加入5%葡萄糖注射液或生理盐水500ml静脉滴注。

（3）其他疗法：休克昏厥时，急刺人中、合谷、足三里、百会。

【综合诊疗】

异位妊娠是妇产科常见急腹症，如输卵管妊娠破裂，可发生内出血、休克，抢救不及时

可危及生命。过去西医采用手术治疗，自从中医药介入之后，经过多年临床实践，总结出一整套中西医结合非手术治疗宫外孕疗法，从而改变了本病必须手术治疗的状况，为治疗宫外孕开创了一个崭新的局面。

非手术疗法治疗宫外孕，关键在于及时有效地杀胚，除了中药制剂天花粉外，西药如米非司酮、氨甲蝶呤（MTX）、5－氟尿嘧啶（5－FU）等，亦可用于杀胚。输卵管妊娠破裂内出血休克时，必须采用中西医结合方法全力抢救。陈旧性宫外孕的包块，用中药内服、外敷、保留灌肠的综合疗法有明显优势。

【预防与调护】

1. 输卵管妊娠的发生与输卵管炎性病变有密切的关系，因此本病的预防重在积极治疗和预防输卵管炎症，减少宫腔手术，控制上行感染。对盆腔感染、盆腔肿瘤、盆腔子宫内膜异位症等疾病，应及时彻底地给予治疗。

2. 妊娠后尽早明确孕卵位置以避免误诊。对育龄妇女经期推迟伴不规则阴道出血者，B 超提示附件包块者，要高度警觉，动态观察，以防发展成危重病证。

3. 确诊本病之后，应保持情绪镇定，未破裂前要适当限制活动，谨慎进行治疗观察，密切关注胚胎情况，掌握手术指征。一旦破裂，应绝对卧床，专人护理，减少体位改变，不增加腹压，及时治疗，输血、给氧、抗休克。

4. 输卵管绝育术及再通术均应严格按照手术程序进行，避免通而不畅或卵子已受精而后结扎。

5. 正确掌握放环适应证和禁忌证，尽量避免带环受孕。

第四节　胎堕不全

凡妊娠 12 周内，胚胎自然殒堕，或人工殒堕，堕而不全者，称为胎堕不全。因胎物部分残留在宫腔内，故常引起腹痛和阴道出血持续不止，甚至大量出血。为妇产科常见急症之一。

西医学中不全流产、子宫复旧不良等，可参照本病进行辨证救治。

【病因病机】

禀赋虚弱，冲任不足，胎元不固，或孕后摄生不慎，劳力外伤，胎元受损，以致堕胎。然堕而不全，留而成瘀，瘀阻胞中，新血不能归经，甚者血出气伤，气随血脱。

【诊断与鉴别诊断】

一、疾病诊断要点

1. 有妊娠史，或胎漏、胎动不安病史，或有妊娠热病或外伤史。

2. 妊娠后阴道出血量多，阵发性小腹疼痛，或有胎物排出。或人工流产、药物流产后阴道出血持续不止，甚至大量出血。

二、证候诊断要点

1. **实证**　胎殒之后，尚有部分残留宫腔内；阴道出血持续不止，甚至大量出血，腹痛阵作；妇科检查：宫口开大，有时可见组织物堵塞于子宫颈口，子宫体积小于妊娠月份；舌淡红，苔薄白，脉细无力。

2. **虚证**　胎堕不全，出血过多，或暴下不止，面色苍白，头晕眼花，甚则晕厥，不省人事，手足厥冷，唇舌淡白，脉芤或微弱无力。

三、鉴别诊断要点

胎漏、胎动不安：妊娠后有腹痛或阴道出血，但妇科检查子宫颈口未开，子宫大小与停经月份相符，妊娠试验阳性，B超显像可见孕囊，有胎心，胎动反射存在，胚胎存活，有继续妊娠的可能。

四、相关检查

1. **妇科检查**　宫颈口已扩张，不断有血液自宫颈口流出，或见胎盘组织堵塞于宫颈口，或部分妊娠物已排出阴道内，子宫小于停经月份。

2. **实验室检查**　妊娠试验阴性。大量出血时，血常规检查有贫血象。

3. **B超检查**　提示有胎物残留。

【急救处理】

一、常规处理

若见流产后阴道大量出血，腹痛加剧，面色苍白，呼吸短促，或神识昏迷，大汗淋漓时，应及时进行输血补液、抗休克等抢救，密切观察患者血压、脉搏等变化，必要时可采用吸宫或钳刮术尽快清除宫内容物。

二、辨证救治

1. 实证

胎殒之后，尚有部分残留宫腔内；阴道出血持续不止，甚至大量出血，腹痛阵作；妇科检查：宫口开大，有时可见组织物堵塞于子宫颈口，子宫体积小于妊娠月份；舌淡红，苔薄白，脉细无力。

【证机概要】胎堕不全，留而为瘀，瘀阻胞中，新血不得归经。

【治法】活血祛瘀。

【处理】

（1）方药：脱花煎为代表方，药用当归、川芎、肉桂、牛膝、红花、车前子等。

加减法：出血多者可加炒蒲黄、血余炭等祛瘀止血。

（2）中成药：益母草膏：活血化瘀，用于堕胎不全，瘀血阻滞，阴道出血，腹痛等症。口服，每次20ml，每日3次。生化汤丸：活血祛瘀，用于治疗流产后胎物残留。口服，每次9g，每日3次。

（3）其他疗法：取合谷、三阴交、关元穴，以泻法为主，每日2次。能促进子宫收缩，用于血瘀型胎堕不全。

2. 虚证

胎堕不全，出血过多，或暴下不止，面色苍白，头晕眼花，甚则晕厥，不省人事，手足厥冷，唇舌淡白，脉芤或微弱无力。

【证机概要】胎堕不全，瘀阻胞中，血不归经，血出气伤，气随血脱。

【治法】补气固脱。

【处理】

（1）方药：人参黄芪汤为代表方，药用人参、黄芪、当归、白术、白芍、艾叶、阿胶等。

加减法：出血量多加炮姜炭、续断固肾止血。若暴下不止，突然晕厥，不省人事，病势危急者，可急用独参汤或参附汤益气固脱，回阳救逆。

（2）中成药：产宝口服液：补血益气，活血化瘀，用于促进流产后子宫复旧。口服，每日3次，每次20ml，2周为一疗程。益坤产复康片：益气养血，活血化瘀，用于流产后出血过多，气血亏损等。口服，每次6片，每日3次。

（3）其他疗法：休克昏厥时，急刺人中、合谷、足三里、百会。

【综合诊疗】

胎堕不全经过积极的处理和治疗，一般预后较好。但如果处理不及时，部分妊娠物残留于宫腔内，影响子宫收缩，可致阴道出血持续不止，甚或造成严重大出血而导致休克，危及生命。也可继发感染，甚至发生弥漫性血管内凝血。所以一旦确诊为胎堕不全，应积极采取措施，尽早使胚胎组织或胎盘组织完全排出，以免发生感染等流产并发症。

子宫收缩不良出血量多者，可用催产素促进子宫收缩，以利于妊娠产物排出，必要时手术清宫以清除宫内残留的妊娠产物。术后常规应用抗生素预防感染，常用青霉素或先锋霉素，同时加用甲硝唑类抗菌药物。

中医认为，流产之后多虚多瘀，应适时给予生化汤补气养血，祛瘀生新，有利于促进子宫复原，尽快恢复脏腑功能。

【预防与调护】

1. "小产重于大产"，堕胎后宜适寒温，避免外邪入中，忌房事，慎起居，维护五脏安和。

2. 保持心情平和，勿过度紧张，消除精神负担，配合治疗。

3. 注重孕前检查，及早发现流产的潜在因素，积极治疗。孕后禁忌房事，避免跌仆外

伤，以免伤动胎气。有堕胎史者，一旦发现怀孕宜及早保胎。

4. 药物流产要掌握适应证，并同时加用中药活血化瘀，能有效地预防术后胎物残留和减少阴道出血。

第五节 妇人腹痛

妇人不在行经、妊娠及产后期间发生小腹疼痛，甚则痛连腰骶者，称妇女腹痛，亦称"妇人腹中痛"。

西医学中的急性盆腔炎等引起的腹痛，可参照本病进行辨证救治。

【病因病机】

1. 湿热瘀结 经期、产后余血未尽，摄生不慎，湿热邪毒乘虚侵袭，与血搏结，客于胞宫，瘀阻冲任，留滞胞脉，正邪交争。

2. 邪毒内陷 经行、产后体弱胞虚，感染湿热毒邪，客于胞中，损伤冲任，以致正不胜邪，邪毒内陷，阴竭而阳微。

【诊断与鉴别诊断】

一、疾病诊断要点

1. 生育年龄妇女，多有经期不洁性交史，或产褥感染、流产、宫腔手术史，或放置宫内节育器。

2. 下腹疼痛，发热或高热，带下量多，黄色脓样，臭秽，或伴尿频急痛，里急后重等症。

二、证候诊断要点

（一）实证

1. 感染邪毒型 高热恶寒，或发热数日不退，下腹疼痛较剧，带下量多，色黄臭秽，阴中灼痛，口咽干燥，尿黄便结，舌质红，苔黄腻，脉弦数或滑数。

2. 湿热瘀结型 小腹疼痛拒按，灼热，或有积块，伴腰骶胀痛，低热起伏，带下量多，黄稠臭秽，小便短黄，舌红，苔黄腻，脉弦滑数。

（二）虚实夹杂证

面色灰暗，四肢厥冷，烦躁汗出，腹痛拒按，带下量多，黄稠臭秽，或见神志昏糊，舌红或淡，苔少，脉细微弱。

三、鉴别诊断要点

1. 宫外孕 宫外孕多有停经史，突然少腹撕裂样剧痛，自一侧向全腹扩散，多有休克。

后穹隆穿刺可抽出不凝血液。妊娠试验阳性。B 超提示一侧附件低回声区，其内有妊娠囊。

2. 肠痈 肠痈是持续性腹痛，从上腹部开始，经脐周转至右下腹。体温升高，盆腔检查无肿块触及，直肠指检右侧高位压痛。白细胞计数增高。B 超提示子宫附件区无异常图像。

四、相关检查

1. 妇科检查 阴道黏膜及宫颈充血，脓样分泌物多，宫颈举触痛，子宫略大，有压痛，双侧附件增厚，有压痛，或可触及包块。伴腹膜炎时，可有下腹肌紧张，压痛及反跳痛，肠鸣音减弱或消失。

2. 实验室检查 生殖器官炎症病变，血常规检查可见白细胞升高及核左移现象，感染严重时白细胞中有中毒颗粒。

3. 其他检查 B 超显示盆腔内有大量炎性渗出或有炎症包块形成。脓毒血症时血培养可发现致病菌。子宫腔棉拭子标本细菌培养可找到致病菌。后穹隆穿刺可抽出脓液。

【急救处理】

一、常规处理

1. 卧床休息，取半卧位，以利于子宫腔分泌物引流而使炎症局限。尽量避免不必要的妇科检查，以免感染炎症扩散。

2. 高热时可采用物理降温。同时增加营养，补充热量及水分，输液，纠正电解质及酸碱失衡。

3. 在急性盆腔炎引起感染性休克的危急阶段，必须立即进行抢救。

二、辨证救治

（一）实证

1. 感染邪毒型

高热恶寒，或发热数日不退，下腹疼痛较剧，带下量多，色黄臭秽，阴中灼痛，口咽干燥，尿黄便结，舌质红，苔黄腻，脉弦数或滑数。

【证机概要】邪毒入侵下焦，正邪交争。

【治法】清热解毒，利湿化瘀。

【处理】

（1）方药：银翘红酱解毒汤为代表方，药用金银花、连翘、红藤、败酱草、丹皮、生山栀、赤芍、桃仁、苡仁、延胡索、川楝子等。

加减法：高热恶寒者，加荆芥、防风、薄荷疏风清热；大便溏薄热臭，加葛根、黄芩、黄连清热解毒；大便秘结者，加生大黄泻热通便；带下臭秽者，加鱼腥草、黄柏清热利湿；热毒炽盛加紫花地丁、蒲公英、黄连、鸭跖草、白花蛇舌草。

（2）中成药：妇科千金片：清热解毒，强腰通络，补血益气，用于感染邪毒腹痛。口

服，每次 6 片，每日 3 次。金刚藤胶囊：清热解毒，消肿散结，用于感染邪毒妇人腹痛。口服，每次 4 粒，每日 3 次，2 周为一疗程。妇乐冲剂：清热凉血，消肿止痛，用于感染邪毒妇人腹痛。口服，每次 10g，每日 3 次，2 周为一疗程。双黄连粉针剂：3g 加 5% 葡萄糖注射液 500ml 静滴，每日 1 次，5~7 天为一疗程。穿心莲注射液：2ml，肌注，每日 2 次。复方紫花地丁注射液：2ml，肌肉注射，每日 1~2 次。清开灵注射液：40ml 加入 5% 葡萄糖注射液 250~500ml 静脉滴注，每日 1~2 次。

（3）其他疗法

针灸：取血海、三阴交、曲池、阴陵泉、足三里，均行泻法。

外敷：金黄膏外敷下腹部，每日 1 次。或用新鲜蒲公英 300g，捣烂如泥，加白酒调匀，外敷下腹部。或用四黄散（大黄、黄芩、黄柏、黄连）40~60g，蜂蜜水调成糊状，趁热敷于下腹部，每日 1 次，7 天为一疗程。

保留灌肠：红藤、败酱草、黄柏、蒲公英、金银花、白花蛇舌草，浓煎，保留灌肠，每日 1 次，经期停用。

2．湿热瘀结型

小腹疼痛拒按，灼热，或有积块，伴腰骶胀痛，低热起伏，带下量多，黄稠臭秽，小便短黄，舌红，苔黄腻，脉弦滑数。

【证机概要】湿热之邪与血搏结，瘀阻冲任。

【治法】清热除湿，化瘀止痛。

【处理】

（1）方药：清热调血汤为代表方，药用当归、川芎、白芍、生地、黄连、香附、桃仁、红花、莪术、延胡索、丹皮、败酱草、薏苡仁、土茯苓等。

加减法：肝胆湿热下注，加龙胆草、栀子、黄芩；下腹痛甚者，加制乳香、制没药、川楝子、木香、红藤行气止痛；腹胀，加柴胡、枳实疏肝行气；盆腔有包块者，加生蒲黄、五灵脂、皂角刺；带下黄稠量多，加黄柏、椿根皮清热利湿。

若热结瘀甚者，症见高热不退，神昏谵语，腹痛拒按，宜泻热化瘀散结，可用桃核承气汤加金银花、白花蛇舌草等。

（2）中成药：妇炎康复片：清热利湿，化瘀止痛，用于湿热瘀结妇人腹痛。口服，每次 5 片，每日 3 次，2 周为一疗程。金鸡冲剂：每次 1 包，每日 2 次，冲服。鱼腥草注射液：2~4ml，肌肉注射，每日 3~4 次。

（3）其他疗法

针灸：次髎、中极、合谷、曲池、行间、曲泉等交替使用，用泻法，每日 1 次。

外敷：消化膏（血竭、乳香、没药、桃仁、冰片等）温化后敷贴。下腹痛为主者，贴归来、水道穴，两侧交替使用；腰骶坠痛为主者，贴命门、肾俞、气海俞、阳关穴；炎性包块者，用大膏药贴敷于局部皮肤上。

保留灌肠：复方红藤汤（红藤、败酱草、蒲公英、丹参、金银花、连翘、鸭跖草、紫花地丁）浓煎，保留灌肠，每日 1 次，10 日为一疗程，连用 2~3 个疗程。经期停用。

肛门塞药：野菊花栓 1 粒，每晚睡前塞入肛门内约 7~8cm 处，10 日为一疗程，可连用

3~4个疗程。盆炎清栓：清热消炎，主治盆腔炎。患者取侧卧位，将药栓塞入肛门，宜于睡前或大便后使用为佳。每次1粒，每日1次。一疗程12~15粒。

（二）虚实夹杂证

面色晦暗，四肢厥冷，烦躁汗出，腹痛拒按，带下量多，黄稠臭秽，或见神志昏糊，舌红或淡，苔少，脉细微弱。

【证机概要】邪毒内陷，正不胜邪，阴竭阳微。

【治法】回阳救逆，扶正托毒。

【处理】

（1）方药：薏苡附子败酱散合参附汤为代表方，药用薏苡仁、附子、败酱草、人参、附子等。

加减法：大便溏泄者，加炮姜、炒白术温阳健脾；舌苔黄腻，脉数者，加服安宫牛黄丸以清热解毒，安神。

（2）中成药：参附注射液50~100ml加入5%葡萄糖注射液或生理盐水500ml静脉滴注，用于正不胜邪，阳气衰竭者。醒脑静注射液2~4支加入25%葡萄糖注射液40ml静脉推注，或1支，肌注，每日2~3次，用于神志昏蒙者。

（3）其他疗法

针灸：针刺水道、归来、气海，用中强刺激。

外敷：用肉桂、木香、干姜、赤白芍、苏叶、艾叶各15g，共研为末，倒在五层纱布垫上，置于腹痛处，将姜酊倒入药中，以不外流为度，外盖塑料薄膜，用热水袋外敷。

离子导入：白花蛇舌草、丹参、败酱草、蒲公英、乳香、没药、桂枝、川椒等煎液，离子导入。

【综合诊疗】

急性盆腔炎因病情严重，如不及时有效地治疗可发展为弥漫性腹膜炎、败血症及感染性休克，后果十分严重。因此，急性期多采用中西医结合治疗。西药采用有效足量的抗生素以控制感染，一般根据药敏试验结果选用敏感药物，无此条件者或药敏结果尚无结果时，可用青霉素静脉滴注，或选用广谱抗生素。厌氧菌感染时可用灭滴灵静滴。用药剂量要足，治疗彻底，症状消失后仍应继续用药2周以上，避免病情迁延转为慢性。严重感染患者，应在应用广谱抗生素的同时，加用肾上腺皮质激素。

通过腹腔镜可在急性盆腔炎早期阶段了解病变范围和程度，检出病原体，选择抗菌药物，并且可在镜下进行必需的手术治疗。

形成盆腔脓肿后可在超声引导下经阴道后穹隆穿刺抽脓，注入抗生素溶液，并放置引流条以利引流。若盆腔脓肿穿孔者，应立即剖腹探查，清除脓液，尽可能切除脓肿，同时注意纠正休克及电解质紊乱。

本病可转为慢性盆腔炎，此阶段用中药治疗有优势，可采用辨证与辨病相结合的方法，重视综合疗法，在口服中药的同时，配合中药保留灌肠、外敷、超短波、药物离子导入、针灸、按摩、蜡疗等，根据病情，选择最佳方案，以取得最好的临床疗效。

【预防与调护】

1. 注意摄生养护，经期、产后禁止房事，防止外邪乘虚内侵。

2. 积极治疗产前慢性疾病或全身感染性疾病，分娩或宫腔操作须严格无菌，并进行预防性治疗。

3. 产后恶露未净时，宜半卧位，利于恶露排出。保持外阴清洁，防止感染。

第五章

儿科急症

第一节　小儿外感高热

　　小儿外感高热是儿科常见急症，由于感受六淫之邪或疫毒之邪，邪客肌表，正邪相争，临床以发热为主症，体温39℃以上者即是。亦称"壮热"。有关发热的论述，最早见于《内经》，如《素问·通评虚实论》云："乳子而病热，脉悬小。"《素问·热论》言："今夫热病者，皆伤寒之类也。"隋唐以来凡论小儿病者，发热是疾中之首。宋代《小儿药证直诀》指出，小儿发热有潮热、壮热、风热、温热等不同类型。明·吴又可《温疫论》指出温疫发热具有传染性，传播途径是由口鼻而入，治疗以祛邪为第一要义。清·叶天士《温热论》创立卫气营血辨证论治体系治疗温热病。

　　本病一年四季常见，任何年龄皆可罹患，且年龄越小患病愈多。外感高热只要治疗及时，虽壮热而易愈。但外感温疫发热，热愈高病情愈重。西医学的感染性发热可参照本节辨证论治。

【病因病机】

　　小儿外感高热，多由外感六淫之邪或疫疬之邪，客于肌表，卫阳被遏，正邪交争，正盛邪实，邪热蒸腾于外而致高热。其中以风寒、风热、湿热之因为多见。其病在表或由表入里，其性属热属实。若阴阳失调，气血虚损，虚热内生，则其病在脏在腑，属虚。

【诊断与鉴别诊断】

一、疾病诊断要点

　　1. 急性起病，突然高热，体温39℃以上，或恶寒发热，无汗；或壮热汗出，口渴，咽喉肿痛；或鼻塞流涕、咽痛、咳嗽；或高热，痢下脓血；或高热烦躁，神昏抽搐。
　　2. 面赤目赤，烦躁易惊，呼吸气促或气粗，舌红苔黄，脉数。

二、证候诊断要点

　　1. 实证发热　壮热，面赤气粗，鼻干目赤，神烦躁动，口渴唇裂，大便秘结，尿黄赤；或恶寒发热，无汗，舌质红赤，苔薄黄或黄厚，脉浮数或洪数。
　　2. 虚证发热　发热，日晡尤甚，神疲乏力，舌质淡红，苔薄白，脉数无力。

三、鉴别诊断要点

小儿内伤发热：小儿内伤发热多属虚证，起病缓，病程长，热势多样，常见低热、潮热。小儿内伤发热有内伤病因存在，发热是元气虚损、阴阳不和的表现，治疗以扶正调和阴阳为主。而小儿外感高热起病急，传变快，属实证，治疗以祛邪为主。

四、相关检查

1. 血、尿、便常规检查，病原学检测（细菌、病毒、支原体等）。
2. 咽拭子培养，血培养，血沉，抗链"O"等。
3. 胸部正侧位 X 线片。

【急救处理】

一、常规处理

小儿外感高热是儿科门诊常见的急症，病势急，传变快，极易引起惊风，故必须及时处理，立即降温。

物理降温，可用酒精浴、温水浴、冰枕、冰帽、冰袋等。

二、辨证救治

（一）实证发热

1. 表热证

发热恶寒，无汗，头痛鼻塞，鼻流清涕，脉浮或指纹浮红；或发热汗出，鼻流浊涕，面赤，咽喉肿痛，舌红苔薄黄，脉浮数。

【证机概要】风邪夹寒或夹热束表，邪正相争。

【治法】辛温或辛凉解表。

【处理】

（1）方药

外感风寒：荆防败毒散为代表方，药用荆芥、防风、羌活、薄荷、前胡、柴胡、桔梗、枳壳、甘草、生姜。

外感风热：银翘散为代表方，药用银花、连翘、竹叶、荆芥、牛蒡子、薄荷、豆豉、甘草。

加减法：咳嗽甚者，加杏仁宣肺止咳；头痛加白芷疏风止痛；咽喉肿痛加马勃、玄参清热利咽；口渴甚加天花粉生津止渴；鼻衄去荆芥、豆豉，加侧柏叶、白茅根清热凉血。

（2）中成药

外感风寒：至圣保元丹：每次 1 丸，每日 2～3 次，周岁以下酌减。小儿至宝丸：疏风清热，消食导滞，化痰息风。口服，每次 1 丸，每日 2～3 次，6 个月以下小儿酌减。

外感风热：新雪丹：清热解毒。每次 0.75～1.5g，每日 2～3 次。紫雪散：清热解毒，

止痉开窍。每次 0.75 ~ 1.5g，周岁以内小儿每次 0.3g，每日 2 ~ 3 次，口服。

（3）其他疗法：十宣穴针刺放血，每日 2 次。风池、大椎、曲池、合谷，三棱针放血四五滴，每日 2 次，必要时配十宣、耳尖。

2. 里热证

突发高热，壮热不退，面赤唇红，烦躁口渴，或大便秘结，尿短赤，或头痛呕吐，烦躁嗜睡，惊厥，或皮肤斑疹，或面色灰白，抽搐，痢下脓血，舌红苔黄糙，脉洪数。

【证机概要】暑邪、疫邪外袭，毒热炽盛，入气入营，邪正相争。

【治法】清热解毒。

【处理】

（1）方药：白虎汤为代表方，药用生石膏、甘草、知母、粳米、羚羊角。

加减法：伤于阳暑宜用清凉涤暑汤；伤于阴暑宜用新加香薷饮；阳明腑实，宜用大承气汤加减；邪在营分，宜用清营汤加减；热入血分，犀角地黄汤加减；湿热盛，宜用甘露消毒丹加减；少阳经热，宜用小柴胡汤加减。呕吐加竹茹、半夏降逆止呕。

（2）中成药：新雪丹：清热解毒，每次 0.75 ~ 1.5g，每日 2 ~ 3 次。紫雪散：清热解毒，止痉开窍，每次 0.75 ~ 1.5g，每日 2 ~ 3 次，周岁以内小儿每次 0.3g，每日 2 ~ 3 次，口服。双黄连注射液，每次 60mg/kg 加入 5% 葡萄糖注射液稀释后静脉滴注，每日 1 次。穿琥宁注射液，每次 10 ~ 15mg/kg 加入 10% 或 5% 葡萄糖注射液稀释后静脉滴注，每日 1 次。清开灵注射液每次 10 ~ 20ml，以 10% 葡萄糖注射液 250ml 稀释，静脉滴注，或肌肉注射，每次 1 ~ 2ml。

（3）其他疗法：生石膏、桂枝、赤芍、甘草，煎汤保留灌肠。有阳明腑实证者，用承气汤类灌肠。也可用冷生理盐水 100 ~ 200ml 保留灌肠。

（二）虚证发热

发热，日晡尤甚，神疲乏力，纳少，舌质淡红，苔薄白或黄，脉数无力。

【证机概要】毒热伤阴，阴伤阳盛。

【治法】滋阴退热，益气养血。

【处理】

（1）方药：地骨皮散为代表方，药用地骨皮、知母、银柴胡、功劳叶、太子参、当归。

（2）中成药：清身饮冲剂：养阴清热，益气敛汗，每次 1/3 ~ 1/2 袋，每日 2 ~ 3 次，口服。双黄连注射液，每次 60mg/kg 加入 5% 葡萄糖注射液稀释后静脉滴注，每日 1 次。

【综合诊疗】

小儿外感高热相当于现代医学的感染性发热，感染是小儿发热最常见的原因，可由细菌、病毒、支原体、立克次体、螺旋体、寄生虫感染所致。临床特点发病急，变化快，婴幼儿易于引起惊厥。迄今为止，发热的机理尚未完全清楚。对小儿外感高热的诊断必须结合具体情况，仔细询问病史，全面体检，并进行必要的实验室检查。病史询问对诊断有较大帮助，应注意发病年龄、性别、季节、流行地区、传染病接触史、预防接种史等，了解发热的缓急、高低、类型、时限、规律性及发展过程，以准确地辨病。现代医学治疗主要有病因治

疗、对症处理。中医药治疗小儿外感高热，尤其是病毒感染性高热具有一定优势，临证时以虚实辨证为纲，根据感邪不同，可选择病因辨证、八纲辨证、脏腑辨证、卫气营血辨证，因人施治，因证施治。

小儿为稚阴稚阳之体，发病容易，传变迅速。小儿肝常有余，有余为实，故外感高热，热甚灼筋，易出现抽搐动风惊厥之症，尤其婴幼儿更易出现惊厥，临证时应酌情加息风镇惊之品，以防惊厥之变。

小儿中药用药量常随年龄大小、个体差异、病情轻重、医者经验而不同，一般新生儿用成人量的 1/6，乳婴儿用成人量的 1/3 ~ 1/2，幼儿及幼童用成人量的 2/3 或用成人量，学龄儿童用成人量。

【预防与调护】

1. 预防 小儿平时应保持适当的户外活动，以增强机体抵抗力。凡疾病流行季节，不到公共场所活动，以免感受时邪。

2. 护理 高热患儿应卧床休息，保持环境安静。多饮水，饮食宜清淡。服发汗解表药后，应进热饮，盖衣被，以助汗出，但取微汗，不宜过汗。

第二节 急惊风

急惊风是由多种原因引起的临床以全身或局部肌肉抽搐为主要表现，常伴有神志不清的病证。惊风是儿科常见的急危重症，被古人列为儿科四大要证之一，来势凶猛，病情危急。凡起病急暴，属阳属实者，统称急惊风。《幼科释迷·惊风》言："小儿之病，最重惟惊"。

惊风病名始见于北宋《太平圣惠方》，该书第八十五卷载有治小儿急、慢惊方。钱乙《小儿药证直诀·脉证治法》指出急惊的病位在心肝，提出"急惊合凉泻"的治疗原则。

急惊风多发于 5 岁以下儿童，其中因外感高热引起的惊厥在 5 岁以下儿童中发病率约为 2% ~ 3%。小儿急惊风中 30% 因感冒高热所致。本病发病率高，四季皆有。

惊风是一种症状，往往发生于许多疾病的过程中。西医学的高热惊厥、急性中毒性脑病、各种颅内感染引起的抽风可参照急惊风辨证施治。

【病因病机】

小儿乃纯阳之体，肝常有余，患病后易从阳化热，热极生风；或真阴不足，柔不济刚，致引动肝风，气机逆乱，发为急惊风。急惊风的病因与外感时邪，痰热积滞，暴受惊恐有关。

1. 感受时邪 包括六淫之邪和疫疠之气，尤以风、暑、疫邪为主。小儿肌肤薄弱，卫外不固，邪袭肌表，易于传变，由表入里，由卫转气，郁而化热生风；或受暑邪，化火最速，内陷厥阴，引动肝风；若受疫疠之气，则起病急骤，邪热内闭，引动肝风则抽搐，闭塞清窍则神昏，甚至出现内闭外脱。

2. 痰热积滞　饮食不节，宿食积滞，生痰化热，痹阻气机，致痰湿肝火交壅，上蒙心包，引动肝风；或食入不洁之品，湿热疫毒蕴结肠腑，内陷心肝，扰乱神明，致高热昏厥，抽风不止。

3. 暴受惊恐　小儿神气怯弱，元气未充，乍见异物，乍闻异声，或不慎跌仆，暴受惊恐，气血逆乱，伤神失志，轻者神智不宁，惊惕不安，重者心神失主，痰涎上壅，引动肝风，发为惊厥。

总之，急惊风的病变性质属热、属实、属阳，热、痰、风、惊四者是病理演变的表现。其病变部位主要在心肝。其转归若津液来复，则渐趋恢复，若亡阴脱液，则病情危重。

【诊断与鉴别诊断】

一、疾病诊断要点

1. 突然发病，5 岁以下幼儿多见。
2. 有感受时邪，或接触疫疠之邪，或暴受惊恐史。
3. 以四肢抽搐，颈项强直，角弓反张，高热，甚者神志昏迷为主要临床表现。

二、证候诊断要点

1. 实证　发热或壮热不退，突然神志昏迷，惊厥抽搐，或反复抽搐，狂躁不安，喉间痰多，呼吸不利，或见大便黏腻或夹脓血，苔薄黄，脉浮数，或舌红苔黄厚，脉洪数。

2. 虚证　常有惊吓史，发热或不发热，面色乍青乍赤，神志不宁，惊跳惊叫，或抽搐，脉乱不齐。

三、鉴别诊断要点

1. 痫证　是一种发作性神志异常病证，其特点是发作时突然昏仆，不省人事，四肢抽搐，须臾自止，神志如常，且反复发作，不伴发热，有家族史，脑电图有异常癫痫波。

2. 脐风　脐风多出现在生后 4～7 天，临床以唇青口撮，牙关紧闭，苦笑面容，四肢抽搐，角弓反张为主症。根据病史、发病年龄、典型症状不难鉴别。

3. 厥证　厥证是因阴阳失调，气机逆乱而引起的以突然昏倒，不省人事，四肢逆冷为主要表现的一种病证，其鉴别点在于厥证无肢体抽搐或强直。

4. 慢惊风　慢惊风是与急惊风相对而言，起病缓慢，病程较长，多不伴有发热，抽搐症状相对较轻，有时仅见手足蠕动，其性属虚、属寒、属阴。

四、相关检查

血、尿、便常规检查。血白细胞增高、核左移，提示细菌性感染。嗜酸性粒细胞增多，应考虑脑寄生虫病。原始幼稚细胞增多，提示中枢神经白血病的可能性。发现大量嗜碱性点彩红细胞，提示铅中毒脑病之可能。夏秋季应冷盐水灌肠取便查常规。血生化检查电解质、肝肾功能。必要时做脑脊液检查。X 线头颅摄片、脑电图、脑 CT 等亦可选用。

【急救处理】

一、常规处理

1. 加强护理，将惊风患儿平放床上，取头侧位，保持安静，减少刺激。
2. 保持呼吸道通畅，必要时抽吸咽部分泌物。
3. 有紫绀者予以吸氧，窒息时施行人工呼吸。
4. 控制体温，应用药物降温或物理降温。
5. 注意心肺功能，必要时给强心剂。
6. 维持营养及体液平衡。
7. 对持续惊厥者，为避免发生脑水肿，输入的液量和钠量不宜过多，总液量控制在每天 60 ~ 80ml/kg。
9. 密切观察病情变化，特别是颅内压增高等神经系统变化。

总之，急惊风的急症处理目的是防止惊厥性脑损伤，减少后遗症，解除长时间惊厥引起的颅内高压及代谢性和生理性紊乱。

二、辨证救治

（一）实证

1. 外感惊风

骤发高热，头痛，鼻塞流涕，咳嗽，咽赤，突然神昏抽搐，舌红，苔薄黄，脉浮数。

【证机概要】时邪袭表，郁而化热，热极生风。

【治法】疏风清热，息风镇惊。

【处理】

（1）方药：银翘散加减，药用银花、连翘、淡竹叶、牛蒡子、薄荷、芦根、钩藤、蝉蜕、僵蚕、羚羊角等。

加减法：高热不退者，加石膏、知母清热泻火；咽赤红肿者，加玄参、板蓝根、蚤休清热解毒利咽；咳嗽明显者，加杏仁、贝母清热止咳。夹湿者，加藿香、佩兰、薏苡仁、茯苓清热利湿；纳呆、腹泻者，加焦神曲、焦山楂健脾化湿。

盛夏之时，暑热惊风，应清暑透表，发汗定惊，方用新加香薷饮加减，此证治疗的关键在于发汗，《素问·生气通天论》曰："体若燔炭，汗出而散"，汗出热退身凉，则惊定搐平。

（2）中成药：牛黄抱龙丸：清热镇惊。蜜丸，每次 1 丸；片剂，每次 2 片，周岁以内小儿酌减，均每日 1 ~ 2 次口服。清热镇惊散：清热解痉，镇惊息风。口服，每次 1g，每日 2 次，周岁以内小儿酌减。小儿回春丹：息风镇惊，化痰开窍。水丸，1 ~ 2 岁每次 2 粒，3 ~ 4 岁每次 3 粒，10 岁以上每次 5 粒，每日 1 ~ 3 次，口服，大蜜丸，每次 1 丸，每日 2 次，口服，周岁以内小儿酌减。清开灵注射液：清热解毒，化痰通络，醒神开窍。每次 10 ~ 20ml，以 10% 葡萄糖注射液 250ml 稀释，静脉滴注；肌肉注射，每次 1 ~ 2ml。

（3）其他疗法：针刺取人中、合谷、涌泉，行捻转泻法，强刺激，人中穴向上斜刺，用雀啄法。高热加曲池、大椎，或十宣放血。

2. 疫毒惊风

壮热不退，烦躁口渴，四肢厥冷，突然两目上窜，肢体抽搐，神昏谵语，舌红，苔黄腻，脉细数。

【证机概要】邪毒炽盛，内陷厥阴，引动肝风。

【治法】清热平肝，息风止惊。

【处理】

（1）方药：羚角钩藤汤合清瘟败毒饮加减，药用 羚羊角、钩藤、菊花、生地、白芍、贝母、生石膏、黄连、水牛角、玄参、丹皮等。

加减法：痰盛者，加菖蒲、天竺黄、胆南星化痰开窍；大便秘结者，加大黄通腑泄热，釜底抽薪；抽搐频繁者，加石决明、全蝎、地龙息风止惊。

湿热疫毒惊风，兼见呕吐腹痛，或便下脓血，治宜清热解毒，化湿息风，方用黄连解毒汤合白头翁汤加减。

（2）中成药：安宫牛黄丸：清热解毒，化痰开窍，镇惊安神。每次 1/2～1 丸，每日 1～2 次，口服或鼻饲。牛黄清热散：清热化痰，镇惊定搐。每次 0.2g，每日 2 次，口服或鼻饲，周岁以内小儿酌减。万氏牛黄清心丸：清热解毒，镇惊安神。口服，蜜丸，每次 1/2～1 丸；浓缩丸，每次 1～2 丸；片剂，每次 1～3 片。均每日 2～3 次。小儿牛黄清心散：清热化痰，镇惊止痉。口服，周岁以内每次 1/2 袋，1～3 岁每次 1 袋，3 岁以上酌增。清开灵注射液，用法同外感惊风。醒脑静注射液，肌肉注射，每次 1～2ml，每日 1～2 次；静脉滴注，每次 5～10ml，以 5% 或 10% 葡萄糖注射液稀释后滴注。

（3）其他疗法：针刺法同外感惊风。

（二）虚证

面色时青时白，惊惕不安，夜卧不宁，甚而惊厥，偶有发热，大便色青，舌淡红，苔薄白，脉数不整。

【证机概要】暴受惊恐，气机逆乱，神明受扰，肝风内动。

【治法】镇惊安神，益气健脾。

【处理】

（1）方药：远志丸加减。药用远志、石菖蒲、茯神、茯苓、龙齿、人参、蝉蜕、琥珀（冲服）等。

加减法：抽搐较频者，加止痉散息风止痉；呕吐较重者，加竹茹、半夏降逆止呕；平时胆虚易惊，加用镇惊丸。

（2）中成药：琥珀抱龙丸：镇惊安神。每次 1 丸，每日 2 次，口服；婴儿一次 1/3 丸化服。牛黄镇惊丸：镇惊安神，祛风豁痰。水蜜丸，每次 1g；小蜜丸，每次 1.5g；大蜜丸每次 1 丸，每日 1～3 次，口服。3 岁以内小儿酌减。

（3）其他疗法：取人中、合谷、内关、印堂、神门、四神聪、百会，施捻转泻法，留针 20 分钟。也可用验方：僵蚕 7 个，全蝎 3 个，朱砂 0.3g，共研末，母乳汁调服。

【综合诊疗】

急惊风相当于现代医学的惊厥，其病理基础是中枢神经系统或全身性疾病使脑细胞功能紊乱引起部分神经元突然异常放电，是小儿时期常见的中枢神经系统器质或功能异常的紧急症状，需及时正确处理。一般的治疗原则是：维持生命功能，药物控制惊厥发作，寻找并治疗引起惊厥的病因，预防以后惊厥复发。抗惊厥常选用苯巴比妥钠，每次 6～10mg/kg 或每次 150mg/m²，必要时过 4 小时可重复，极量不超过每次 0.2g，肌注或缓慢静注；安定，每次 0.3～0.5mg/kg，肌注或静注；10% 水合氯醛，每次 50mg/kg 口服或保留灌肠。抗脑水肿，20% 甘露醇每次 0.5～1g/kg 静注，必要时 6～8 小时可重复。

急惊风起病较急，病程短，多为阳盛之证，其病多由外感时邪引发，其病理机转为"热盛生风，风盛生痰，痰盛生惊"。痰、热、风、惊相互影响，互为因果，其证属实，病变脏腑在心肝。急惊风迁延失治可演变为慢惊风、慢脾风。

急惊风虽来势急，临证急则治标的同时不要忽略辨病、辨证，待惊风缓解即做相应的理化检查，辨明何病，以保证后续治疗的准确性。中医辨证当首辨实证与虚证，再辨病因是外感风邪还是感受暑邪、温热疫邪、湿热疫毒，或由惊吓而致，临证应分辨痰、热、风、惊孰轻孰重。一般来说，急惊风轻证发作次数较少（仅 1 次），持续时间较短（5 分钟以内），发作后无神志、感觉、运动障碍。若发作次数较多（2 次以上），或反复发作，伴有高热，或抽搐时间较长，或发作后神志不清，感觉、运动障碍甚至有偏瘫者是为重证。

急惊风的治疗原则是针对痰、热、风、惊而立以清热、豁痰、息风、镇惊之基本法则。然急惊之痰有痰火和痰浊之别，热有表热和里热之不同，风有外风和内风之差异，惊有虚实之分，因此豁痰有芳香开窍、甘寒清心的区别，清热有透表解毒、苦寒泻热的差异，治风有疏风和息风的不同，镇惊有平肝镇惊和滋水涵木的分别。在急惊风的治疗中既要顾及安神镇惊的作用，又不可忽视全身症状，辨证施治。若病情危重应采取中西医结合方法积极抢救。

【预防与调护】

一、预防

1. 有高热惊厥病史儿，外感发热时，应注意控制体温，同时在清热解表剂中加羚羊角、钩藤等。

2. 患儿高热不退，药物降温效果不佳时，应配合物理降温，应用酒精浴、温水浴或冰枕、冰帽、冰袋降温，以防抽搐。

3. 积极治疗原发病。

二、护理

1. 抽搐发作时，切勿强制按压，以防骨折。

2. 将患儿平放，头侧位，并用纱布包裹压舌板，放于上下齿之间，以防咬伤舌体。

3. 保持呼吸道通畅，痰涎壅盛者，随时吸痰，同时注意给氧。

4. 保持室内安静，避免不良刺激。

5. 随时观察患儿生命体征，防止突变。

第三节　重症肺炎喘嗽

肺炎喘嗽是小儿时期常见的肺系疾病之一。重症肺炎喘嗽又被称之为肺炎喘嗽变证，在病程中突然出现面色苍白或青紫，呼吸浅促，甚而神昏抽搐，是肺炎喘嗽的急危重症，发病较急，来势凶猛，迅速出现心阳虚衰、内陷厥阴证候，常可危及患儿生命。本病四季皆有，而以冬春两季尤为多见，好发于婴幼儿，年龄越小发病率越高，病情越重。

西医学的重症肺炎及重症肺炎常见的合并症心力衰竭、呼吸衰竭、中毒性脑病等可参照本节辨证施治。

【病因病机】

肺炎喘嗽的外因责之于感受风邪，内因责之于小儿肺脏娇嫩，形气未充。主要病机是外邪袭肺而致肺气闭塞，病理产物是痰热。其病位虽在肺，但与他脏互有关联，特别是肺炎喘嗽之重症的病理演变可累及脾、心、肝。若热邪炽盛，热从火化，内陷厥阴，则出现邪热内迫肝经，内陷心包之实证。若正不胜邪，肺气闭塞，则心血瘀阻，心失所养，心气不足，而致心阳虚衰之虚证。同时心阳不振则血脉不得温运，亦会加重血瘀和肺气闭塞，病理上的恶性循环最终会导致阳气暴脱。

【诊断与鉴别诊断】

一、疾病诊断要点

1. 有肺炎喘嗽原发病。

2. 突然出现烦躁不宁，面色苍白，口唇、青紫发绀，呼吸困难，肢冷，或高热，头痛呕吐，口噤项强，四肢抽动，神昏谵语，脉数。

3. 心率突然超过 180 次/分钟，呼吸突然加快，超过 60 次/分钟。肝脏迅速增大。

二、证候诊断要点

1. **实证**　壮热，神昏谵语，四肢抽搐，口噤项强，二目上视，舌红苔黄腻，脉细数。

2. **虚证**　突然面色苍白，口唇、肢端青紫发绀，呼吸困难加重，四肢厥冷，烦躁不安，右肋下积块增大，舌淡紫，苔薄白，脉微弱疾数。

三、相关检查

1. 胸部 X 线检查，心影多呈普遍性扩大，搏动减弱，肺纹理增加，肺门阴影增宽。

2. 心电图，对心衰诊断帮助不大，可见到非特异性 ST–T 改变和 P 波增高。

3．血气分析及电解质测定，了解呼衰程度和电解质紊乱情况。

【急救处理】

一、常规处理

1．休息，镇静。休息可减轻心脏负担，是极重要的治疗措施，应采取各种办法避免烦躁哭闹，解除紧张心情。

2．少量多次给予易于消化和富有营养的食物。

3．对气急和有青紫者应及时吸氧。

4．积极治原发疗病，去除诱因。

二、辨证救治

1．实证

壮热，神昏谵语，四肢抽动，口噤项强，二目上视，舌红，苔黄腻，脉细数，或指纹青紫，可达命关，或透关射甲。

【证机概要】邪热炽盛，内陷厥阴，引动肝风。

【治法】清心开窍，平肝息风。

【处理】

（1）方药：羚角钩藤汤加减。药用羚羊角、生地、白芍、钩藤、菊花、川贝母、鲜竹茹、知母、石膏。

加减：昏迷痰多者加郁金、胆南星、天竺黄化痰开窍；高热神昏者加牛黄清心丸、紫雪丹清热开窍。

（2）中成药：安宫牛黄丸：清热解毒，化痰开窍，镇惊安神。每次 1/2～1 丸，每日 1～2 次，口服或鼻饲。牛黄清心丸：清心化痰，镇惊祛风。每服 1.5g，每日 1～2 次，口服。清开灵注射液：清热解毒，化痰通络，醒神开窍。静脉滴注，每次 10～20ml，以 10% 葡萄糖注射液 200ml 稀释，肌肉注射每次 1～2ml。醒脑静注射液：清热解毒，化痰开窍。肌肉注射，每次 1～2ml，每日 1～2 次；静脉滴注，每次 4～6ml，以 5% 或 10% 葡萄糖注射液稀释后滴注。

（3）其他疗法：针刺疗法同急惊风。

2．虚证

突然面色苍白，呼吸困难加重，口唇紫绀，额汗不温，四肢厥冷，烦躁不宁，右肋下积块增大，舌质紫暗，脉微弱疾数，或指纹紫暗，可透关射甲。

【证机概要】肺气痹阻，心血瘀滞，而致心阳不振，心阳虚衰。

【治法】温补心阳，救逆固脱。

【处理】

（1）方药：参附龙牡救逆汤加减。药用人参、附子、干姜、炙甘草、五味子、龙骨、牡蛎。

加减：口唇青紫发绀，胁下积块增大者，加当归、红花、丹参活血化瘀；气阴两竭者加生脉散益气养阴。

（2）中成药：参附注射液：益气固脱。肌肉注射，每次 1～2ml，每日 1 次；静脉滴注，每次 5～20ml，以 5% 葡萄糖注射液 250ml 稀释后滴注。参麦注射液：益气固脱生脉。肌肉注射，每次 1～2ml，每日 1 次；静脉滴注，每次 5～20ml，以 5% 葡萄糖注射液 200ml 稀释。丹参注射液：活血化瘀通络。肌注，每次 1～2ml，每日 1 次；静脉滴注，每次 5～10ml，以 5% 葡萄糖注射液 100～250ml 稀释，每日 1 次。

（3）其他疗法：针刺内关、神门、间使、巨阙。隔姜灸人中、百会、神阙、气海。

【综合诊疗】

重症肺炎喘嗽相当于现代医学的重症肺炎，即肺炎患儿出现合并症，病情重，变化快，常常危及患儿生命。在我国小儿肺炎是威胁儿童健康的严重疾病，无论是发病率还是病死率均居首位。中医治疗小儿肺炎喘嗽具有一定的优势，尤其是病毒性肺炎，经用中医辨证治疗后，可降低病死率，缩短病程，提高疗效。

小儿为稚阴稚阳之体，容易发病，传变快。若先天禀赋不足或感邪较重，则肺炎喘嗽病情加重，出现心血瘀阻，心阳不振，心阳虚衰和邪陷厥阴，引动肝风之严重变证。一旦出现变证则病情危急，需要中西医结合抢救治疗。出现急性心衰参照心衰抢救方案治疗，强心、利尿及应用血管活性药。强心：毒毛旋花子苷 K，每次 0.007～0.01mg/kg，加入 10% 葡萄糖注射液 10～20ml 中缓慢静注，必要时 6～8 小时可重复使用。毛花苷 C（西地兰），首次给饱和量的 1/2，余量分 2 次，每隔 4～6 小时给药 1 次，加入 10% 葡萄糖注射液 10～20ml 中缓慢静注。并配合活血化瘀、益气固脱的中药针剂或汤剂治疗，尤其是顽固性心衰效果更好。出现呼吸衰竭，采用气管插管与机械通气治疗，目的是改善呼吸功能，维持血气正常。中医中药对呼吸衰竭的治疗有一定的疗效，其作用除兴奋呼吸中枢外，更多的是通过改善全身状态协助西药发挥效应。如气道大量分泌物阻塞时，用豁痰开窍中药可使通气功能障碍得到改善。针灸疗法、穴位注射有兴奋呼吸中枢的作用，使呼吸肌运动加强，增加通气量，改善呼吸功能。并发中毒性脑病，应积极对症处理。抗惊厥常用苯巴比妥钠，每次 6～10mg/kg 或 150mg/m^2，必要时过 4 小时可重复，极量不超过每次 0.2g，肌注；安定，每次 0.3～0.5mg/kg，肌注或静注；10% 水合氯醛，每次 50mg/kg 口服或保留灌肠。抗脑水肿，20% 甘露醇 0.5～1g/kg 静注，6～8 小时 1 次，重症可合用利尿剂、糖皮质激素等。肺炎喘嗽变证救治成功后，继续辨证治疗原发病肺炎喘嗽。

【预防与调护】

1. 提倡户外活动，增加小儿抗病能力。
2. 保持室内清洁，空气流通。
3. 密切注意体温、呼吸、神情、气色变化。

第四节 疫毒痢

疫毒痢是痢疾中的一种严重类型。临床表现为突发高热，反复惊厥，神志昏迷，并可迅速出现内闭外脱危象。疫毒痢起病急骤，变化快，病情凶险，故古人又称其为"暴痢"、"热毒痢"、"疫痢"等。中医对痢疾的认识较早，《内经》、《金匮要略》均有记载，晋代《肘后备急方》将小儿痢疾称为"脏毒"，属"天行诸痢"，已认识到痢疾的传染性。本病以夏秋季节多见，好发于2~10岁的儿童。西医学的中毒性痢疾可参照本节辨证施治。

【病因病机】

疫毒痢的病因为外感时邪疫毒，内伤饮食。小儿"脾常不足"，易为病邪所伤。染有疫毒的不洁之物由口入腹，蕴伏肠胃，邪毒积滞肠胃，毒聚肠中，凝滞津液，蒸腐气血，而致发病。小儿发病，传变快，病后"易虚易实"。若邪从热化，热盛化火，内迫厥阴，则出现邪实内闭之实证。若正不敌邪，则出现内闭外脱之虚证。病位在肠胃，可累及心肝。

【诊断与鉴别诊断】

一、疾病诊断要点

1. 发于夏秋季节，多有接触史或不洁饮食史。
2. 发病急剧，突然高热，烦躁或谵妄，反复惊厥，神志昏迷，甚至面色青灰，冷汗淋漓，四肢厥冷，呼吸不均。
3. 多数患儿发病前可无痢疾症状，病程中大便夹有脓血，或盐水灌肠见脓血便。

二、证候诊断要点

1. **实证** 突然发病，壮热不已，烦躁，继之神昏抽搐，舌质绛红，舌苔多黄厚，脉弦数。
2. **虚证** 高热、神昏、抽搐的同时，突然出现面色苍白或青灰，汗出肢冷，皮肤花纹，呼吸微弱，脉细弱无力。

三、鉴别诊断要点

小儿暑温：亦多见于夏季，季节性严格（7~9月），发热高峰不在第一天，惊厥多见于病程2~5天，冷盐水灌肠大便正常，脑脊液异常。

四、相关检查

1. 血、尿、便常规检查。病初无便可用凉开水或冷盐水灌肠，取其排泄液的沉淀物做显微镜检查，可见大量黏液及成堆或多数的脓细胞或红细胞。

2. 粪便或肛拭子细菌培养致病菌阳性。

3. 血清学检查，痢疾杆菌快速免疫检查可助诊断。

【急救处理】

一、常规处理

1. 对发病急剧、病情严重的疫毒痢，必须分秒必争，全力以赴进行抢救。

2. 高热、超高热：积极降温，可用药物和物理降温，参见"小儿外感高热"节。

3. 惊厥：控制惊厥，立即针刺，先人中、涌泉，再内关、风池，中强刺激为宜。

二、辨证救治

1. 实证

突然高热，恶心呕吐，烦躁谵妄，继之神志昏迷，反复抽搐，或痢下脓血，或未见下痢，肛诊或盐水灌肠可见脓血便，舌质绛红，舌苔多黄厚，脉弦数。

【证机概要】湿热疫毒壅结肠腑，内迫营血，直犯神明。

此时因邪毒蕴结于里而无下痢见症时，更要审慎识别，此乃疫毒无外泄之机而内炽于里导致的高热、神昏、抽搐。

【治法】清热解毒，化湿息风。

【处理】

（1）方药：黄连解毒汤合白头翁汤加减。药用黄连、黄芩、黄柏、白头翁、栀子、秦皮、丹皮、木香等。

加减：反复抽搐者，加钩藤、全蝎、僵蚕、蜈蚣平肝镇痉息风。

（2）中成药：安宫牛黄丸：清热解毒，化痰开窍，镇惊安神。每次 1/2 ~ 1 丸，每日 1 ~ 2 次，口服或鼻饲。清开灵注射液：清热解毒，化痰通络，醒神开窍。静脉滴注，每次 10 ~ 20ml，以 10% 葡萄糖注射液 250ml 稀释；肌肉注射，每次 1 ~ 2ml，每日 1 次。双黄连注射液：清热解毒。每次 60mg/kg 用 5% 葡萄糖注射液稀释后静脉滴注，每日 1 次。

此证多见于毒热炽盛、体质较强的患儿，故出现实证、闭证，用药可稍猛，邪去一分，即能保存正气一分，否则药轻病重，邪毒鸱张，反致正不敌邪而致由闭及脱。

2. 虚证

突然出现面色苍白或青灰，四肢厥冷，或见汗出不温，脉细数无力，皮肤见有花纹，严重者口吐咖啡样物，目光无神，呼吸浅促，甚而神志不清，昏迷。

【证机概要】正不敌邪，正气内溃，内闭外脱。

【治法】扶正固脱，潜阳息风。

【处理】

（1）方药：参附龙牡救逆汤加减。药用人参、附子、龙骨、牡蛎。

加减：呼吸浅促不匀，加五味子、山萸肉固纳肾气；口唇紫绀，皮肤花纹瘀斑，加桃红

四物汤活血化瘀。

（2）中成药：参附注射液：益气固脱。肌肉注射，每次 1～2ml，每日 1 次；静脉滴注，每次 5～20ml，以 5% 葡萄糖注射液 250ml 稀释后滴注。参麦注射液：益气固脱生脉。肌肉注射，每次 1～2ml，每日 1 次；静脉滴注，每次 5～20ml，以 5% 葡萄糖注射液 250ml 稀释。

【综合诊疗】

疫毒痢是痢疾中的一种严重类型，即中毒型痢疾，发病急，变化快，往往不见里急后重及便下脓血症状，就迅即出现高热，抽风，昏迷，出现内闭外脱危象，病死率高，多在发病后 1～2 天内危及生命，因此必须全力以赴，争分夺秒进行抢救。在抢救过程中要在病情变化的不同阶段，针对主要症状采取综合措施，并对整个治疗过程中可能出现的病情变化进行充分估计，准备好相应的治疗措施。虽然中毒型痢疾的发病机理还不十分清楚，但因痢疾杆菌内毒素所致的感染性休克和颅内压增高症状很明显，因此抢救重点应放在这两个方面。

对高热、惊厥，尚无呼吸、循环衰竭者，应早期应用解除微血管痉挛药，并应用抗生素及对症处理。对高热、惊厥并有重症休克者，应采用解除微血管痉挛药，同时先快速补充液体，改善微循环，改善人体酸碱平衡。对过高热，反复惊厥，有呼吸、循环衰竭者应立即采取人工冬眠疗法，同时应用解除微血管痉挛药等药物。在治疗过程中，西药在控制惊厥，降温，降颅内压，防治呼吸、循环衰竭方面有肯定的疗效，而在不同时期配合相应的中药，能起到协同退热、止痉、改善微循环障碍、改善心肺功能的作用。

【预防与调护】

一、预防

1. 注意饮食卫生，培养儿童饭前便后洗手，不饮生水，不吃不洁或变质食物。
2. 早期发现、诊断、隔离及治疗病人及带菌者。
3. 患儿食具要煮沸消毒 15 分钟，粪便要用 1% 漂白粉消毒，尿布和衬裤也要煮过或用开水浸泡后再洗。

二、调护

1. 密切注意病情变化，如面色、呼吸、血压、瞳孔等。
2. 保持室内安静，病室宜阴凉通风。
3. 饮食宜清淡易消化。

第五节　重症泄泻

泄泻是婴幼儿最常见的脾胃系统病证。重症泄泻是泄泻的变证，亦称暴泻，是由脾胃功能失调，导致大便稀薄，暴注下迫，便下如水，耗气伤阴，出现伤阴伤阳或阴阳俱伤的危

候，甚则导致慢脾风。过去本病是婴幼儿时期发病率极高的疾病，也是婴儿死亡的重要原因之一。近30年来发病率和病死率已明显降低，但仍是婴幼儿时期的常见病和死亡原因。本病一年四季均可发生，尤以秋冬季节多见，发病年龄以2岁以内婴幼儿居多，年龄愈小发病率愈高。西医学的婴幼儿腹泻重型可参照本节辨证救治。

【病因病机】

小儿泄泻的病因以外感时邪、内伤饮食多见。其病变在脾胃，与脾胃虚弱有关。小儿脏腑娇嫩，易为邪侵，夏秋季的暑与湿，冬春季的风与寒，均可使脾受邪困，运化失健，升降失职，清浊不分，合污而下则致泻。其中因湿热所致最易引起暴泻，是为实证。由于小儿稚阳未充，稚阴未长，患泄泻后较成人更易于损阴伤阳发生变证、虚证。暴泻无度，久泻不止，则阴液耗损，阴津受劫；阴为阳之守，阴液耗伤，阳气亦脱，甚则产生阴阳两伤的危候。若久泻暴泻伤脾，土虚而木乘，肝木无制，虚风内动，则出现慢惊风。

【诊断与鉴别诊断】

一、疾病诊断要点

1. 有乳食不节、饮食不洁或感受时邪病史。
2. 暴泻暴吐，腹泻每日十至数十次，大便呈蛋花汤样或水样，可有少量黏液。精神萎靡，烦渴尿少，皮肤干瘪，囟门凹陷，目眶下陷，啼哭无泪，口唇樱红，呼吸深长，腹胀等。

二、证候诊断要点

1. **实证** 大便水样或蛋花汤样，泻下急迫，日十至数十次，气味秽臭，烦躁，口渴引饮，发热或不发热，尿短少，苔黄腻。
2. **虚证** 泻下无度，精神萎靡，烦渴尿少，甚至无尿，皮肤干瘪，囟门凹陷，目珠下陷，啼哭无泪，口唇樱红，呼吸深长，腹胀，舌红少津，苔少或无苔，脉细数或沉细欲绝。

三、鉴别诊断要点

1. **痢疾** 痢疾亦有大便次数增多，便稀，但同时出现里急后重，高热，惊厥，便下脓血，大便培养有痢疾杆菌生长。
2. **婴儿出血性肠炎** 亦有腹泻不止，腹胀，发热，呕吐频繁，但有典型的暗红色果酱样大便，可鉴别。

四、相关检查

血、尿、便常规检查。大便镜检可有脂肪球或少量红细胞、白细胞。

大便病原体检查可有致病性大肠杆菌生长，或分离出轮状病毒等病原体。

还可检查血清钠、钾、氯、钙、镁，血气分析，二氧化碳结合力等。

【急救处理】

一、常规处理

1. 减食或禁食6~8小时，给胃肠道以适当休息。禁食或减食期间应静脉输液。
2. 纠正水与电解质紊乱。
3. 加强护理，防止并发症。

二、辨证救治

（一）实证

泻下急迫，大便水样或蛋花汤样，日十至数十次，气味秽臭，烦躁，口渴引饮，发热或不发热，泛恶，尿短少，肛周红赤，苔黄腻。

【证机概要】湿热蕴结脾胃，下注大肠，传化失职。

【治法】清热利湿。

清热利湿为基本治法，须分清湿热之偏盛。若热重于湿者，治宜苦寒清肠，佐以分利湿邪；湿重于热者，宜芳香利湿为主，并重在分利水湿，即"治湿不利小便非其治也"。

【处理】

（1）方药：葛根黄芩黄连汤为代表方，药用葛根、黄芩、黄连、滑石等。

加减法：湿重于热者，可用藿香正气散加减；烦躁、呕吐加玉枢丹。

（2）中成药：葛根芩连微丸：解表，清热，解毒。每次1~2g，每日3次，口服。红灵丹：辟瘟解毒。每次0.3g，每日1~2次，口服。

（3）其他疗法：取足三里、中脘、天枢、脾俞穴针刺，用泻法，每日1次。

（二）虚证

1. 伤阴

泻下无度，质稀如水，精神萎靡，或烦躁不安，口渴尿少，甚至无尿，皮肤干瘪，囟门凹陷，目珠下陷，啼哭无泪，口唇樱红，呼吸深长，腹胀，舌红少津，苔少或无苔，脉细数或沉细欲绝。

【证机概要】暴泻不止，阴津受劫，津伤液脱。

【治法】酸甘敛阴。

【处理】

（1）方药：连梅汤加减，药用黄连、生地、麦冬、阿胶、乌梅、白芍、甘草等。

（2）中成药：参麦注射液：益气固脱生脉。肌肉注射，每次1~2ml，每日1次；静脉滴注，每次5~20ml，以5%葡萄糖注射液250ml稀释。

2. 伤阳

暴泻不止，便稀如水，面色苍白，神疲气弱，表情淡漠，四肢厥冷，冷汗自出，舌淡苔白，脉沉微。

【证机概要】气随液脱，阳气外脱。

【治法】温阳救逆。

【处理】

（1）方药：参附龙牡汤加减，药用人参、附子、龙骨、牡蛎等。

加减法：暴泻、久泻阴阳俱伤，改用参附龙牡汤合生脉散，回阳固阴；若脾败木乘，虚风内动，出现惊厥抽搐，加白芍、钩藤、僵蚕息风止痉，或参照慢惊风治疗；腹胀明显用香砂养胃丸加减，宜加附子、肉桂、炮姜、沉香等，腹部敷贴臭阿魏膏。

（2）中成药：参附注射液：益气固脱，肌肉注射，每次1~2ml，每日1次；静脉滴注，每次5~20ml，以5%葡萄糖注射液250ml稀释后滴注。

（3）其他疗法：针刺穴位同前，用补法。

【综合诊疗】

重症泄泻是泄泻病程中的变证，相当于西医学婴幼儿腹泻中的重型。重型腹泻是导致婴儿死亡的主要原因，必须采取积极有效的抢救措施，挽救患儿生命。小儿具有"稚阴稚阳"的生理特点和"发病容易，传变迅速"、"易寒易热，易虚易实"的病理特点，加之泄泻极易损伤气液，尤其是实证的湿热泻，很快出现伤阴、伤阳和阴阳俱伤之变，朝实暮虚，朝轻暮重的变化十分明显，故必须重视阴液的消长和阳气的存亡的变化。阴阳互根，阴竭者，阳随之脱，阳衰者，阴随之亡，因此气阴两伤，阴液将竭，阳气欲亡是其主要的病理机转。治疗时要注意阴阳之偏伤情况，而侧重扶阳或护阴。暴泻无度或久泻不止，脾土受伤，肝木无制，脾虚肝旺可致慢惊风，可参照惊风论治，或在方中加入息风止痉药。

现代医学认为，婴幼儿腹泻是由多因素引起的以腹泻为主的疾病，病因有感染因素和非感染因素，感染又分肠道内和肠道外感染。肠道内感染有病毒，主要是轮状病毒，细菌主要是致病性大肠杆菌、产毒性大肠杆菌、侵袭性大肠杆菌、出血性大肠杆菌等。重型腹泻多由肠道内感染所致，临床除腹泻及胃肠道症状外，同时有脱水、代谢性酸中毒和电解质紊乱。重症泄泻治疗的关键是纠正脱水和电解质紊乱，调整饮食和加强护理。纠正脱水，治疗第一个24小时的补液量应包括累积损失量、继续丢失量和生理需要量，依脱水程度确定补液总量，轻度脱水120~150ml/kg，中度脱水150~180ml/kg，重度脱水180~200ml/kg，脱水纠正后，每日只需补充继续损失和生理需要量100~120ml/kg。根据脱水性质，决定补液种类。等渗性脱水，宜用1:1液（1/2张力电解质液）；低渗性脱水，宜用2:1液（2/3张力电解质液）；高渗性脱水，宜用1:1~1:2液（1/3张力电解质液）。补液宜先浓后淡，先快后慢。扩容阶段，等渗和低渗透性脱水用2:1液，高渗性脱水用3:4:2液，按20ml/kg在30~60分钟内输入，以恢复循环量，然后将余液在24小时内输完（高渗性脱水在48小时输完）。一般速度每小时8~10ml/kg，高渗性脱水按5~8ml/kg。见尿补钾。待脱水纠正后，继续中医辨证治疗原发病。

【预防与调护】

一、预防

1. 加强卫生宣传，对水源和食品严格管理。
2. 提倡母乳喂养，避免在夏季断乳，添加辅食应采取逐渐过渡的方式。
3. 培养儿童卫生习惯，饭前便后洗手，做好食品、食具、尿布、便器、玩具和设备的日常消毒。
4. 感染性腹泻易引起流行，在新生儿室、托幼机构及医院中应注意消毒隔离，发现腹泻患儿和带菌者要隔离治疗，粪便应消毒处理。

二、护理

1. 注意呕吐、排便和排尿情况，掌握静脉补液的速度。
2. 加强咽部护理，防止呕吐物误吸。
3. 勤换尿布，大便后冲洗臀部，以预防上行性泌尿道感染、尿布疹和臀部感染。

第六章

外科急症

第一节　肠　痈

肠痈是中医外科的常见急症，属内痈范畴，病位在阑门，是以转移性右下腹痛为主要临床表现，以邪蚀肠腑，肉腐成脓为病机的肠腑疾患。根据临床症状不同，又称缩脚肠痈、小肠痈、盘肠痈、大肠痈等。本病好发于青壮年，每逢季节交替，寒温突然变化时高发。

西医的急性阑尾炎可参照本病辨证救治。

【病因病机】

寒温不适，情志不畅，饮食不节，劳累过度是其因；六腑气机不利，传导失常，是其机；继而气滞血瘀，湿浊内蕴，瘀而化热，肉腐成脓，肠痈乃成是其果。六腑者，传化物而不藏，以通为用，以降为顺。肠为六腑之一，如因饮食不节（洁）、寒温不适、情志不畅、饱食暴走而致邪客肠间，气机瘀滞，传导失司，糟粕内停，瘀而化热，灼伤肠络，肉腐成脓，聚而成痈，发为本病。早期邪实正盛，如迁延失治，或后期正虚邪陷，则可产生毒邪炽盛之变证。

【诊断与鉴别诊断】

一、疾病诊断要点

1. 初起胃脘不适或绕脐而痛，痛无定处，伴恶心、呕吐或腹泻，继而出现右下腹疼痛（故称转移性疼痛），痛无休止，时有加重，足不能伸，形寒发热，便秘或便闭。早期舌被薄苔，迁延热盛则苔转黄腻。晚期可自右下腹或右腰部破溃成痈。

2. 右下腹痛拒按，腹紧而韧，早期脉数微紧，继而脉见洪数，右侧足三里与上巨虚穴之间压痛。

二、证候诊断要点

1. **气机瘀滞期**　突发腹痛，痛无定处，或绕脐而痛，恶心纳呆，嗳气反胃，腹泻或便秘，舌苔薄白，脉弦微紧，右下腹压痛，拒按，右侧足三里穴与上巨虚穴间压痛。

2. **瘀久蕴热期**　面红气粗，憎寒壮热，右下腹痛，固定不移，痛无休止，时有加重，腹痛拒按，皮紧而韧，足不得伸，大便秘结，舌苔浊腻，脉洪数，右侧足三里穴与上巨虚穴之间压痛。

3. 热毒炽盛期 面红而赤，但热无寒，口渴喜冷饮，烦躁不安，全腹疼痛，皮紧如木，大汗如洗，舌苔黄腻，脉洪大。甚则出现痈毒内陷走黄，形成变证，或肠痈自右下腹或右腰部破皮而出。

三、鉴别诊断要点

1. 伏梁（克罗恩病） 该病为秽浊之邪阻于结肠，伏于肠道，阻滞气血运行，秽浊与气血搏结日久而成，是以反复发作腹痛和腹部包块为主要临床表现的积聚性疾病。

2. 急性心腹痛（上消化道急性穿孔） 平素脾胃虚寒，吞酸嗳气，发作有时，复加饮食不节，肝气犯胃，气血瘀闭而致急性心腹痛。症见突发上腹痛，迅速蔓延全腹，面色苍白，肢冷汗出，病情危重，病势凶险。

3. 石淋 该病为湿热之邪蕴结于下焦，煎熬尿浊杂质，结为砂石，停阻于肾系所致，常见腹痛、腰痛、尿频、尿急、尿中带血及放射性疼痛。腰部叩击痛是其鉴别要点。

4. 异位妊娠破裂 有明确的闭经史，突发腹痛，无转移性疼痛，常有不规则阴道出血，发病时伴有面色苍白，晕厥等危重证候，尿妊娠试验阳性。

5. 肠覃（卵巢囊肿蒂扭转） 因气血凝滞胞络所致，该病常有宫旁或少腹肿块，平素无疼痛，因劳累及剧烈运动后发作右下或左下腹痛。

四、相关检查

1. 血常规检查：白细胞轻中度升高，中性粒细胞明显升高。
2. 尿常规：正常或有少量白细胞及红细胞。
3. 部分病人因阑门位置不同可出现转移性左下腹痛、转移性右上腹痛，但仍有转移性腹痛和阑尾穴的压痛。B超检查，有助于该病诊断。

【急救处理】

一、常规处理

1. 节制饮食，严重者应禁食。
2. 卧床休息，减少运动，充分休息。
3. 病情较重不能进食者，适当静脉补液。

二、辨证救治

1. 气机瘀滞期
面白无华，形寒微热，突发腹痛，痛无定处，或绕脐而痛，恶心反胃，腹泻或便秘，舌苔薄白，脉弦微紧，右下腹痛拒按，右侧足三里穴与上巨虚穴间压痛。
【证机概要】邪阻肠腑，气机瘀滞。
【治法】行气活血，通腑化滞。
【处理】

（1）方药：以大黄牡丹皮汤为方，药用生大黄、牡丹皮、桃仁、冬瓜仁、芒硝等。

加减法：气滞重者加枳实、厚朴；食滞重者加槟榔、莱菔子；热重加银花、败酱草；痛甚者加延胡索、川楝子；湿重加生薏仁。

（2）中成药：双黄连注射液或银黄注射液20~40ml溶于5%葡萄糖注射液500~1000ml内静脉滴注。

（3）针灸：足三里、上巨虚、阑尾穴、曲池、天枢、内关。若脘腹胀满者，加中脘、气海以理气消胀。直刺，提插捻转，用泻法，或用电针治疗，强刺激，留针20~30分钟。

2. 瘀久蕴热期

面红气粗，憎寒壮热，右下腹痛，固定不移，痛无休止，时有加重，腹痛拒按，皮紧而韧，足不得伸，大便秘结或便闭，舌苔浊腻，脉洪数，右侧足三里穴与上巨虚穴之间压痛。

【证机概要】热灼肠络，肉腐成脓。

【治法】清热解毒，通里攻下。

【处理】

（1）方药：大柴胡汤合大黄牡丹皮汤为代表方，药用柴胡、黄芩、枳实、厚朴、大黄、丹皮、桃仁、冬瓜仁、芒硝。可加银花、蒲公英、败酱草、赤芍、皂刺等以增清热解毒、凉血散结之力。

（2）中成药：双黄连注射液或清开灵注射液40~60ml溶入5%葡萄糖注射液或生理盐水500ml中静脉滴注。

（3）针灸：上巨虚、天枢、阑尾穴、丰隆、内庭、曲池、合谷。热甚者，加大椎以泻热；便秘者加腹结、支沟以调理大肠气机。直刺，提插或捻转，用泻法。也可用电针治疗，强刺激。

（4）其他疗法：如意金黄散，右下腹外敷，面积要稍大，每日1次。或用上述中药渣用纱布袋装后外敷。

3. 热毒炽盛期

面红而赤，但热无寒，口渴喜冷饮，烦躁不安，全腹疼痛，皮紧如木，大汗如洗，舌苔黄腻，脉洪大。甚则出现痈毒内陷走黄，形成变证，或肠痈自右下腹或右腰部破皮而出。

【证机概要】热扰营血，内陷生变。

【治法】通里攻下，清热凉血。

【处理】

（1）方药：增液承气汤合阑尾清解汤为代表方，药用生大黄、元参、枳实、厚朴、银花、蒲公英、冬瓜仁、延胡索、川楝子、丹皮、木香、甘草。

加减法：大热大渴者加生石膏、天花粉；右下腹包块者加皂角刺、穿山甲。

（2）中药针剂：清开灵注射液60ml或银黄注射液加入5%葡萄糖注射液或生理盐水250ml中静脉滴注。

（3）针灸：同瘀久蕴热期，加血海。若小便不利者，加中极、膀胱俞；大汗淋漓，烦躁不安者，加内关、关元。直刺，提插或捻转，用泻法。或用电针治疗，强刺激。

（4）其他疗法：如意金黄散或金黄膏外敷痛处，每日 1 次；也可用中药渣装袋外敷，每日 1 次。

【综合诊疗】

肠痈相当于现代医学的急性阑尾炎、阑尾周围脓肿、阑尾炎合并门静脉炎，是临床上常见的急腹症。如治疗及时、得当，预后良好。如延误治疗，形成弥漫性腹膜炎，合并门静脉炎，也可引起败血症而危及生命。

本病初起，单纯性阑尾炎或伴有局限性腹膜炎，无高热，腹痛范围局限时，中药、针灸、内服、外治均可收到较好疗效。但如有腹膜炎范围扩大，体温升高，应及时手术治疗，以免出现变证。如患者就诊较晚，腹痛超过 3 天，已出现阑尾周围脓肿或脓肿破溃，如无败血症症状（内陷走黄）时仍可用中医药治疗或中西医结合治疗，并可取得满意疗效。

【预防与调护】

1. 肠痈发病与饮食不节、寒温不适有密切关系，在预防上应饮食有节，寒温适度，特别是在季节变化之际更要注意预防。

2. 肠痈发病后，轻者要清淡饮食，禁忌生冷油腻，充分休息；对病情严重者要禁止肠道营养，由静脉补充液体，卧床休息。

第二节　急性心腹痛

急性心腹痛是外科常见之急腹症之一，是胃疡的严重并发症。本病好发于青壮年，男多于女，每逢秋冬或冬春季节交替时高发。病位在胃。平素脾胃虚寒，腹痛有时，复因寒温不适，情志不遂诱发本病。中医学记载散在于胃脘痛、厥心痛、厥逆、脏结之论述中。《素问·至真要大论》载："厥心痛，汗发呕吐，饮食不下"。又如《灵枢·癫狂》载："厥逆为病也，足暴清，胸若将裂，肠若将以刀切之，烦腹而不能食，脉大小皆涩。"是对此病证和脉的描述。

西医的胃及十二指肠溃疡急性穿孔可参照本病辨证救治。

【病因病机】

脾胃宿疾，复感外邪是其因；肝气横逆，中焦不运，是其机；气血骤闭是其果。患者素体脾胃虚弱，肝胃不和，积为宿疾，腹痛有时。复因饮食不节，劳倦内伤，寒温不适，致脾胃功能紊乱，引发宿积，或因肝失条达，横逆犯胃，以致中焦气机逆乱，气血骤闭而发本病。若正盛邪实，正邪相争，则见腹痛、发热等实热之证，若正虚邪陷，则可见气脱之证，病情笃危。

【诊断与鉴别诊断】

一、疾病诊断要点

1. 突发上腹部（心窝处）剧烈疼痛，状如刀割，迅速向全腹蔓延，伴面白唇青，胸闷气促，或蜷曲而卧，辗转反侧，烦躁不安，冷汗淋漓，四肢厥冷，恶心呕吐，不能进食，小便短涩，大便秘结。早期舌暗苔白，身无热，晚期邪入化热而舌淡，苔腻或黄腻。

2. 全腹痛，拒按，手不得近，腹皮紧，拘挛如板状，腹内静而无声，脉弦紧或弦细微数。

3. 患者素有宿疾，胃脘时痛，发作有时，泛酸，嘈杂。发病前数日多有胃脘痛或心窝处痛，食欲不振等。每因情志不舒、劳倦内伤、饮食不节、寒温不适而诱发。

二、证候诊断要点

1. **气机骤闭期（穿孔期）** 自腹痛发作开始1天之内。证见：突发腹痛，腹壁拘挛如板状，手不得近，辗转不安，或屈膝蜷卧，面色苍白，四肢逆冷，身无大热，舌暗苔薄，脉弦紧或细数，甚或脉微欲绝。

2. **邪毒蕴热期（闭孔期）** 发病后3～5天。证见：上腹疼痛逐渐减轻，但仍有上腹痛及右下腹痛，口干渴，纳差无力，面红身热，小便短赤，大便秘结，舌质红，苔黄腻，脉滑数。

3. **正复邪退期（恢复期）** 本期腹痛基本消失，但仍有胃脘部隐痛，发作有时，泛酸纳差，舌淡苔薄，脉沉少力。

三、鉴别诊断要点

1. **肠痈** 典型症状是转移性右下腹痛，疼痛在右下腹痛时，上腹疼痛消失，一般无全腹痛，但是当肠痈破溃后也可有全腹疼痛，但无严重的腹皮紧，拘急如木板状的体征。

2. **急性脾心痛** 可有严重的上腹、左上腹或全腹痛，疼痛逐渐加重，且以左上腹及左侧腹为主。血、尿淀粉酶增高，是该病的诊断依据。

3. **急性胆胀** 此病多为右上腹及右季肋部疼痛，但有时与十二指肠穿孔相混淆。该病发作时白细胞常明显升高，多有高热，腹痛范围较局限。B超对该病具有诊断价值。

四、相关检查

1. 体格检查时可见肝浊音界缩小或消失。
2. X线征：立位腹平片膈下可见游离气体。
3. 腹腔穿刺，可吸出含有消化液的游离液体，有时可有食物残渣。

【急救处理】

一、常规处理

该病发病急，变化快，病情危重，由于疼痛刺激、邪毒内侵可迅速出现厥逆或脱证，需紧急处理。由于该病素有宿疾，在急救的同时治疗宿疾。

1. 胃肠减压 胃肠减压是治疗该病的必要的手段之一，可减少胃内容进入腹腔，减轻腹腔内感染，使胃处于空虚状态，促进穿孔闭合。

2. 禁食 由于穿孔，胃内容物进入腹腔，会加重腹腔内感染，故病人在穿孔闭合前不能进食。

3. 全胃肠外营养 由于病人不能经胃进食，需要由静脉补充营养，一般需要 3～5 天。

4. 半坐位 半坐位是病人发病后的体位，可缓解疼痛，并将感染局限在下腹部。

5. 清热解毒 清开灵 60ml 加入 5% 葡萄糖生理盐水 500ml 内静脉滴注，每日 1 次。

6. 治疗宿疾 使用治疗胃疡的药物静脉给药或直肠给药。

二、辨证救治

1. 气机骤闭期（穿孔期）

突发腹痛，腹壁拘挛如板状，手不得近，辗转不安，或屈膝蜷卧，面色苍白，四肢逆冷，身无大热，舌暗苔薄，脉弦紧或细数，甚或脉微欲绝。

【证机概要】正盛邪实，正邪交争，气血骤闭。

【治法】行气开闭，缓急止痛。有厥逆与虚脱者宜回阳救逆，益气固脱。

【处理】

（1）方药：大柴胡汤为代表方，保留灌肠，每日 2～3 次，药用柴胡、黄芩、枳壳、白芍、生大黄。

加减法：痛甚加延胡索、川楝；瘀重加桃仁、蒲黄；腹胀者加莱菔子、槟榔、芒硝。

（2）针灸：足三里、中脘、天枢、梁门、内关、梁丘、大肠俞、胃俞。若有厥逆或虚脱者加关元、气海以回阳救逆，益气固脱；腹胀重者，加刺支沟、丰隆以理气消胀，泄热通便。提插或捻转，用泻法，留针 20～30 分钟，每 4～6 小时一次。

也可用电针治疗。主穴：中脘、天枢、梁门；辅穴：足三里、内关。高频、强刺激，每次 20 分钟，每 4 小时一次。

（3）其他疗法：单味大黄末水调后保留灌肠，每 4 小时一次。

2. 邪毒蕴热期（闭孔期）

上腹疼痛逐渐减轻，但仍有上腹痛及右下腹痛，口干渴，纳差无力，面红身热，小便短赤，大便秘结，舌质红，苔黄腻，脉滑数。

【证机概要】正虚邪实，蕴久化热。

【治法】清热解毒，通里泄热。

【处理】

方药：大柴胡汤合凉膈散为代表方，药用大黄、芒硝、甘草、栀子、薄荷、黄芩、连翘。水煎，每日 1～2 剂，口服或保留灌肠。

3. 正复邪退期

本期经前两期治疗后，穿孔已闭，毒邪已清，胃肠功能基本恢复，表现出穿孔前之慢性胃疡之证，治疗参照胃疡。

【综合诊疗】

本病为胃、十二指肠溃疡的严重并发症之一，病情急，变化快。发病早期即可出现休克，治疗不当可导致病员病情恶化，甚至死亡。治疗上要严格掌握非手术疗法与手术治疗的适应证。

一、治疗中观察指标

1. 腹痛 在非手术治疗 8～12 小时内腹痛程度减轻，范围缩小，腹肌紧张消失或局限于上腹部为有效，可继续非手术治疗。

2. 肠鸣音恢复情况 在非手术治疗 12 小时后肠鸣音逐渐恢复为有效，可继续非手术治疗。

3. 生命体征情况 非手术治疗期间体温无显著升高，呼吸、循环指标平稳，无休克症状，为有效，可继续非手术治疗。

二、非手术治疗的适应证

1. 空腹穿孔，病人全身情况良好者。

2. 平素体质较好，年轻，溃疡病史较短，病情较轻，或虽病史长，但发作不频繁，无溃疡病的其他并发症者。

3. 穿孔后就诊时腹膜炎已有局限趋势者。

4. 腹腔穿刺检查，腹腔内渗出或漏出不多者。

在非手术治疗中，着重观察腹膜炎局限程度，肠鸣音恢复情况。肠鸣音恢复越早，证明治疗越有效。在治疗上针灸治疗要及时，因其可促进穿孔闭合，促进肠蠕动恢复。通里攻下宜早不宜迟，现代医学认为，在肠道失去功能时，它即成为体内未经引流的脓肿，是最大的细菌池。通里攻下，通腑泄热，可恢复胃肠功能，减少肠道细菌数量，防止肠道菌群异位。

三、手术治疗的适应证

1. 饱腹穿孔。

2. 溃疡病有并发症者，如幽门梗阻、出血、溃疡恶变和再穿孔等。

3. 年龄大或体质较差者。

4. 溃疡病史长且发作频繁者。

5. 虽空腹穿孔，但腹腔感染严重者；如腹腔穿刺检查吸出大量消化液或有食物残渣者；腹部 X 线检查，腹腔内有大量游离气体者。

6. 有休克症状或有休克趋势者。

7. 经非手术治疗 12 小时后症状无缓解，且有加重趋势者。

【预防与调护】

1. 对于溃疡病要注重系统内科治疗，保持饮食有节，寒温适宜，切忌暴饮暴食，妄动肝火，劳作无度。

2. 对于穿孔期的患者必须密切注意病情变化，监测生命体征，防止出现休克。

3. 保持胃肠减压通畅是治疗本病的重要环节，注意记录胃肠减压吸出物的性状及数量。

4. 闭孔期胃管注入中药或口服中药后，必须注意有无腹痛加重症状，如出现应立即停止经胃入药，改为直肠给药。

第三节 肠 结

肠结是外科急诊常见的死亡率较高的急腹症之一，因其表现不同，又称之为关格、腹痛、腹胀。病位在大、小肠。临床表现为腹痛时作时止，腹胀如鼓，恶心，呕吐，大便不通，排气停止，即痛、吐、胀、闭四大临床症状。中医学认为，小肠与大肠皆属六腑，六腑者以通为用，传化物而不藏，故"泻而不藏"，"实而不能满"，以通降为顺，因滞塞为病。凡导致肠腑气机壅滞者皆可诱发此病。

西医的急性肠梗阻可参照本病辨证救治。

【病因病机】

气滞、血瘀、寒凝、热结、湿阻、食积、虫团客于肠间，清浊相混，糟粕内停是其因；腑气不降，气机失调，壅遏上逆是其机；腑气不通，发为便闭是其果。六腑者，以通为用，以降为顺，泻而不藏。凡因气滞、血瘀、寒凝、热结、湿阻、食积、虫团痞结肠间，而致肠腑气机不利，腑气不降，壅塞不通。气机逆乱则痛；腑气不降，上逆为呕；清浊相混，糟粕内停则胀，壅塞不通则发便闭。甚则化热灼伤肠络，或肠络瘀阻而发厥、脱之证。

【诊断与鉴别诊断】

一、疾病诊断要点

1. 望诊、问诊 突发腹痛，早期时痛时止，痛无定处，或似有定处，晚期可痛无休止，固定不移，腹中如窜气或如奔豚状，恶心，呕吐，无矢气，腹胀如鼓，便闭，舌质或淡或暗或有瘀斑，苔或薄或腻或腐或燥或无苔，皆因病因不同、病程长短而异。

2. 切诊、闻诊 腹痛发作时，腹部无局限性压痛或散在压痛，早期无腹皮紧，晚期可有腹痛拒按，皮紧如木。早期脉为弦紧、沉弦或弦细，迁延日久可有弦滑、滑数或细数。闻诊可有腹中雷鸣或水行肠间之声。

二、证候诊断要点

本病病因复杂，分型繁多，但无论哪种致病因素诱发本病，早期都表现为肠腑气机壅滞，传导失司。如处理不当或迁延日久，最终可造成肠腑血瘀内停，肠络受损，肠管坏死而危及生命。因此在临床急诊工作中关键在于辨别该病有无肠腑血瘀内停，肠络受损之证候，即辨别是气机壅滞性肠结还是脉络瘀阻性肠结。

1. 气机壅滞　腹痛时作时止，痛无定处，腹皮不紧，恶心呕吐，呕吐发生或早或晚，腹胀或轻或重，腹中转气或雷鸣或辘辘有声，无矢气，便闭，腹中无痞块，体外无狐疝，身无热，舌淡苔白，脉弦紧。

2. 脉络瘀阻　发病突然，腹痛拒按，痛无休止，痛位不移，腹皮紧，手不可近，恶心呕吐，腹胀如鼓，腹中转气停止，由如雷鸣变为寂静无声，无矢气，便闭，便下恶血或鲜血，腹中或有痞块或有肠型，身热或厥逆，舌红有瘀斑，苔黄腻或燥，或舌光无苔。

三、鉴别诊断要点

1. 急性脾心痛　腹痛多在上腹部、左上腹部，痛无休止，严重者也可有全腹痛，但是腹中无转气雷鸣，血、尿淀粉酶升高。

2. 石淋　腹痛呈刀割样，时作时止，并向会阴部放射，可有恶心、呕吐，痛处可有叩击痛，可有血尿。

四、相关检查

1. X 线检查　立位腹平片可见肠内气液平面或胀气肠绊，对肠结有诊断价值。

2. 实验室检查　气机壅滞性肠结，一般外周血白细胞无增高，有脉络瘀阻时可有白细胞增高。由于脱水伤津可有血浓缩现象，红细胞比容、尿素氮及尿比重升高。

【急救处理】

一、常规处理

1. 胃肠减压　在于减轻腹胀，降低肠腔压力，便于肠管休息，促进肠管恢复；也可经胃管给药；并防止呕吐，预防吸入性肺炎。

2. 全静脉内营养　以补充热量，纠正水、电解质代谢紊乱及酸碱平衡失调。

二、辨证救治

1. 气机壅滞型

腹痛时作时止，痛无定处，腹皮不紧，恶心呕吐，呕吐发生或早或晚，腹胀或轻或重，腹中转气或雷鸣或辘辘有声，无矢气，便闭，腹中无痞块，体外无狐疝，身无热，舌淡苔白，脉弦紧。

【证机概要】邪留肠间，腑气不通，传导失司。

【治法】行气导滞，通里攻下。

【处理】

（1）方药：承气汤为代表方，药用大黄、枳实、厚朴等。

加减法：气滞者加木香、炒莱菔子；寒凝者加生巴豆、干姜、附子；热结者加赤芍；湿阻者加甘遂、牛膝；因食积者加焦三仙、鸡内金、炒莱菔子、槟榔；虫团者加乌梅、细辛、川椒、黄连。

用法：水煎200ml，胃管注入后闭管30~60分钟，或直肠保留灌汤，每日2剂。肠结之病使用中药汤剂必须浓煎，量少，胃管注入时必须吸尽胃内残留胃液，便于中药吸收。

（2）中成药：双黄连粉针300~400mg加入5%葡萄糖注射液500ml中静脉滴注。

（3）针灸

①体针：足三里、大横、大肠俞、内关、气海。因寒凝者加关元、中脘；因热结者加曲池、支沟；因水湿者加阴陵泉；因食积者加梁门、内庭；因虫积者加阳陵泉、四缝。除内庭、四缝穴外均直刺，提插或捻转，用泻法。内庭、四缝沿皮刺。留针30分钟，每4~6小时一次。

②电针：取天枢、足三里穴。腹穴接阴极，下肢穴接阳极，中频刺激，留针20~30分钟。

③耳针：取交感、大肠、小肠穴，耳穴埋针固定，或用王不留行子固定在穴位上，间断指压。

（4）其他疗法

①颠簸疗法：病人取膝胸位，医生双人治疗时分立于病人两侧，两人将双手置于病人脐水平，将病人托起，以双膝离床为度，迅速落下，反复进行多次，逐渐加大幅度，颠簸后左右晃动病人腹部，再重复以上治疗，每次5~10分钟。单人治疗时，医生站在病人身后，双手从背后置于病人脐水平，进行上述操作。

②按摩疗法：病人仰卧于治疗床上，术者以双手置于病人腹部，按摩病人腹部四周，手法要轻柔，以病人能耐受为度，反复进行。每次5~10分钟，间隔1小时重复一次。

③总攻治疗：总攻疗法是将几种治疗措施在一定的时间内联合应用，使其产生协同作用，发挥最大的治疗作用。本法只适用于本型，脉络瘀阻型禁止使用。当第一次总攻失败后，应分析原因，修正方案，经3~4小时后再进行第二次。中病即止。如三次总攻无效，应停止使用。不同原因的肠结，可选用不同的总攻方案，具体方法如表2、3、4。

表2   **粘连性肠梗阻的总攻方案**

时间	措施
准备阶段 （1~2小时）	胃肠减压，静脉输液
7：00	中药（辨证方）1剂200ml由胃管注入后闭管
8：00	电针天枢（阴极）、足三里（阳极）15分钟
8：30	腹部按摩10~15分钟，先顺时针，后逆时针
9：00	中药辨证方第二煎500ml，加芒硝30g，灌肠

表 3　　　　　　　　　　　　　　　小肠扭转总攻方案

时间	措　施
准备阶段 （30～60 分钟）	胃肠减压，静脉输液
7：00	腹部颠簸法 15 分钟
7：15	中药（辨证方）1 剂 200ml，由胃管注入后闭管，腹部按摩 10～15 分钟
7：30	电针，可调波，留针 20～30 分钟，取天枢（阴极）、足三里（阳极）
7：45	第二次腹部颠簸疗法 15 分钟
8：00	第二次腹部按摩疗法 15 分钟
8：30	中药辨证方第二煎 500ml，加芒硝 30g，灌肠

表 4　　　　　　　　　　　　　　蛔虫性肠梗阻总攻疗法

时间	措　施
准备阶段 （1～2 小时）	胃肠减压，静脉输液
7：00	中药（辨证方）1 剂 200ml，由胃管注入后闭管
8：00	腹部按摩 10～15 分钟
8：30	电针大横（阴极）、足三里（阳极）15 分钟
9：00	中药辨证方第二煎 500ml 灌肠

④润下法：植物油或液状石蜡 60ml 胃管注入或口服，每日 2～3 次。对食积、虫团、燥屎引起的肠结有疗效。

2. 脉络瘀阻型

发病突然，腹痛拒按，痛无休止，痛位不移，腹皮紧，手不可近，恶心呕吐，腹胀如鼓，腹中转气停止，由如雷鸣变为寂静无声，无矢气，便闭，便下恶血或鲜血，腹中或有痞块或有肠型，身热或厥逆，舌红有瘀斑，苔黄腻或燥，或舌光无苔。

【病机概要】血阻脉络，肠失濡养。

【治法】缓急止痛，行气活血。

本型为伴有血运障碍的肠结或各型肠结的晚期，肠管常有不同程度的坏死，病情严重，治宜活血通络，缓急止痛，切忌攻伐，为手术治疗做好术前准备。

【处理】

（1）针灸：取足三里、天枢、内关、气海、血海穴，直刺，提插或捻转，用泻法，或加用电针，中强刺激。

（2）颠簸疗法：方法如前，但仅用于该病早期。

（3）按摩法：方法及适应证同气机壅滞证。

【综合诊疗】

肠结是一种复杂、疑难疾病，在诊断上不仅要明确是否有肠结，还要鉴别肠结的性质、程度、部位，有无肠管血运障碍。这些是选择治疗方法的依据。如出现以下症状者应考虑有

肠绞窄之可能，应手术治疗。

1. 发病突然，腹痛剧烈，持续性疼痛伴阵发性加剧，或腹痛牵涉腰背疼痛者。
2. 腹胀严重或腹胀不对称者。
3. 早期出现休克或经一般抗休克治疗症状无好转者。
4. 发病后有脉数、发热、白细胞增高者。
5. 腹痛固定，且有腹膜炎体征者。
6. 腹腔出现移动性浊音或腹穿有血性腹水者。
7. 肠鸣音由亢进转为减弱或消失而症状无缓解者。
8. 排出血样大便者。
9. X线检查：腹部有孤立胀大肠袢者。

在使用非手术治疗时，严格掌握非手术治疗的适应证，区分肠管有无血运障碍，如发现有血运障碍者应转手术治疗。如见腹痛发作频率减少，无痛期延长，腹胀减轻，视为有效，可继续非手术治疗。在用总攻疗法时，要掌握适应证，总攻的量与度。一般完全性肠梗阻总攻3次无缓解且有加重趋势者应转手术治疗，或完全性肠梗阻非手术治疗32～48小时无缓解时应做好术前准备，一旦症状加重应立即手术。

【预防与调护】

1. 密切注意病情变化情况，记录24小时出入量及血压、脉搏、体温、呼吸变化。
2. 记录呕吐次数、量、性状与颜色的改变。插胃管者记录胃液的量与性状改变。
3. 注意腹痛发作的次数与间隔时间。
4. 记录服药及其他治疗后有无排气及排便。
5. 避免暴饮暴食或餐后剧烈运动，做到起居有时，饮食有节。
6. 注意做到定时排便，防治便秘。
7. 注意治疗腹外疝和观察腹外疝的变化。

第四节　丹　毒

丹毒是中医外科急诊的常见病，因其发病特征与颜色而得名，又称"流火"、"游火"、"赤游丹"。由于发生部位不同而命名不一，发生在颜面者称之为"大头瘟"、"抱头火丹"；发生在下肢者则称之为"腿游风"。好发部位是下肢。夏秋季高发。且多反复发作，久之可成为"大脚风"。

西医的网状淋巴管炎可参照本病辨证救治。

【病因病机】

本病皆因素体阳盛，血分有热，复感外毒，热毒搏结于皮肤，发为此证。或由于皮肤黏膜有破损，毒邪乘隙侵入而成。其感风热时邪，与内热相搏，客于头面，不得外泄，则发为

抱头火丹；或因抓、搔、虫咬，外邪内侵，与湿热互结，搏结于躯干及下肢而成赤游丹或腿游风。若迁延日久，皮络瘀阻，则发为大脚风。凡发于头面者夹有风热，发于胸腹者夹有肝火，发于下肢者夹有湿热，发于新生儿则多由胎热火毒所致。

【诊断与鉴别诊断】

一、疾病诊断要点

1. 望、问诊　突发恶寒，发热，头痛，状似外感，继而或头面，或胸腹，或下肢皮肤出现红色皮损，局部红肿灼热，状若涂丹，甚者可有水疱，一般无脓，疼痛难忍，小便短赤，大便秘结，舌质红，苔薄黄或黄腻。先有全身症状，1～2日内出现局部症状。常有足癣病史。

2. 切诊　局部皮损灼热，红若涂丹，边界清楚，稍高出皮肤，中央稍浅，指压退色，抬指即复，压痛明显，脉浮数或洪数。

二、证候诊断要点

1. 风热毒蕴型　发于头面，恶寒发热，皮肤鲜红灼热，肿胀疼痛，甚则出现水疱，目不得睁，舌质红，苔薄黄，脉浮数。

2. 湿热毒蕴型　发于下肢或胁下、腰胯，除典型皮损外，可有憎寒壮热，口苦咽干，舌红，苔黄腻，脉弦数或洪数。

3. 胎火蕴毒型　发于新生儿，壮热烦躁，皮损多在臀部，游走不定。

三、鉴别诊断要点

1. 发　局部皮损红、肿、热、痛，但红色较暗，中央颜色较深，界限不清，呈漫肿，中央部易发生坏死，形成脓肿溃疡。全身症状出现在局部症状之后。

2. 漆疮　有接触过油漆或过敏性物质史，局部红肿，丘疹，水疱，界限较清，以痒为主，疼痛次之，全身症状不明显。

四、相关检查

1. 白细胞总数增高。
2. 如因丝虫病引起，下肢淋巴管造影可见淋巴管堵塞。

【急救处理】

一、常规处理

充分休息，清淡饮食。发生在面部者半坐位，发生在下肢者平卧时患肢抬高15°～20°。

二、辨证救治

1. 风热毒蕴型

发于头面，恶寒发热，皮肤鲜红灼热，肿胀疼痛，甚则出现水疱，目不得睁，舌质红，

苔薄黄，脉浮数。

【证机概要】风热束表，血毒相搏。

【治法】散风清热，解毒凉血。

【处理】

（1）方药：普济消毒饮为代表方，药用黄芩、黄连、甘草、玄参、板蓝根、马勃、牛蒡子、僵蚕、升麻、柴胡、桔梗、陈皮、人参、连翘。

加减法：表证重者加薄荷、野菊花；热毒重者加山栀子；血热重者加丹皮、赤芍；舌苔腻者减人参。

（2）中成药：清开灵60ml或双黄连300～500mg加入5％葡萄糖注射液500ml内静脉滴注。

（3）针灸：曲池、合谷、委中、风池、风门。若热盛者，加刺大椎以泄热；若心烦者，加刺内关以宁心除烦。除大椎外均可直刺，提插或捻转，用泻法。

（4）其他疗法：如意金黄散或玉露散冷开水调敷患处。也可用鲜野菊花叶、鲜公英、鲜地丁草捣烂外敷。

2. 湿热毒蕴型

发于下肢或胁下、腰胯，除典型皮损外，可有憎寒壮热，口苦咽干，舌红，苔黄腻，脉弦数或洪数。

【证机概要】湿热化火，搏发皮间。

【治法】清热解毒，健脾利湿。

【处理】

（1）方药：龙胆泻肝汤为代表方，药用柴胡、龙胆草、黄芩、山栀子、丹皮、生地、泽泻、车前子、生甘草。

加减法：发于下肢者合用萆薢渗湿汤。

（2）中成药：清开灵注射液40ml或双黄连300～500mg加入5％葡萄糖注射液500ml内静脉滴注。

（3）其他疗法

外敷法：如意金黄散或玉露散冷开水调敷患处。

熏蒸法：可用上述汤剂熏洗，湿毒重者加苦参、蛇床子、木瓜等，每日2～3次，每次20～30分钟。

砭镰法：局部消毒后，用七星针或三棱针沿皮损周围叩击皮肤，以微出血为度，放血泄毒。

3. 胎火毒蕴型

发于新生儿，壮热烦躁，皮损多在臀部，游走不定。

【病机概要】胎秽化火，血毒相搏。

【治法】泻火凉血，清热解毒。

【处理】

（1）方药：犀角地黄汤合黄连解毒汤加减，药用水牛角、生地、丹皮、赤芍、黄连、

黄芩、黄柏、栀子。

（2）中成药：清开灵注射液或双黄连加入5%葡萄糖注射液内静脉滴注。

（3）其他：同风热毒蕴型。

【综合诊疗】

本病相当于现代医学的皮肤、黏膜的网状淋巴管炎，多由丹毒链球菌引起，病情较急，处理不当，也可引起败血症，常需急诊处理。青霉素族抗生素对其有较好疗效。发生于下肢的丹毒，常由足癣引起，且易复发，需坚持治疗足癣，预防复发。

【预防与调护】

1. 积极治疗足癣。
2. 发作时宜清淡饮食，多饮开水，忌辛辣、油腻之品。
3. 卧床休息，抬高患肢。
4. 反复发作的丹毒，应坚持治疗，查明原因，防止形成大脚风（象皮腿）。

第五节　毒蛇咬伤

毒蛇咬伤是指被毒蛇咬伤后，蛇毒侵入机体引起的一种急危重症。全世界每年约有50万人死于毒蛇咬伤。该病初起在肌肤，但可迅速侵袭神明、营血、脏腑，造成严重的全身症状，甚至死亡。中医学认为蛇毒分为风毒、火毒、风火毒三类，蛇毒侵入人体后，可表现为风毒内侵、火毒内淫、风火毒伤等一系列的伤神、动血和脏腑功能失调的严重证候。西医的毒蛇咬伤也可参照本节治疗。

【病因病机】

毒蛇咬人，蛇毒经毒牙注入体内，或蚀肌肤，或循经入络，上蒙清窍，内陷营血。蛇毒乃为风、火二毒，风毒者，易伤经络，善行数变，传变最速，伤经络则肌肤麻木不仁，或抽搐痉挛；上蒙清窍，可见视物不清，神志昏愦；引动肝风，而见烦躁不安。火毒者，易入营血，则见耗血动血；火为热邪，蚀肤烂肌，甚者蒙闭心神，心气虚脱。风火毒者，易风火相扇，邪毒鸱张，伤阴耗血，上蒙清窍兼而有之。

【诊断与鉴别诊断】

一、疾病诊断要点

1. 有明确的蛇咬伤史。局部可见2或4处大而深的毒牙痕迹，伤口或麻木或痛如刀割，周围红肿，或有瘀斑及水疱，伤肢肿胀。周身不适，头晕，嗜睡，或烦躁不安，神志昏愦，抽搐，面色苍白，瞳仁或大或小，口唇、爪甲青紫，呼吸表浅，吞咽困难，流涎，复视，恶

心呕吐，血尿血便，或尿闭，舌红绛，苔黄腻或黄燥。

2．局部麻木不仁或灼热，虚里动不应手，身热，汗出肢冷，脉浮数或脉微欲绝，乍数乍迟，乍大乍小。

二、证候诊断要点

1．风毒证 局部不红不肿，疼痛轻微，不出血，咬伤 3 小时后可出现感觉麻木，眼睑下垂，视物不清，重听，语言謇涩，口角流涎，呼吸急促或麻痹，甚则神志昏愦，厥脱，舌红苔薄白。早期脉浮弦，晚期脉细数。

2．火毒证 伤口剧烈疼痛，出血，可有血疱及瘀斑，伤肢肿胀明显，心悸头晕，烦躁不安，鼻衄、肌衄，血尿，血便，舌质红绛，苔黄燥，脉洪数或滑数，晚期细数或结代。

3．风火毒证 兼上述两证的临床表现。

三、鉴别诊断要点

无毒蛇咬伤：无毒蛇咬伤后，牙痕呈细而密的齿痕，咬伤后全身症状轻或无全身症状。

【急救处理】

一、常规处理

毒蛇咬伤，病情危重，有的患者可短时间内死亡，急救时应争分夺秒。

1．及早阻止毒邪内攻 由于毒蛇咬伤后，蛇毒在 3 ~ 5 分钟内即可内攻入血，故应及早采取有效措施，阻止或延缓蛇毒进入血液。

（1）缚扎：在咬伤后就地取材，早期缚扎，目的在于阻止蛇毒吸收，超过 12 小时者不宜使用。方法：在咬伤部位的近心端 5 ~ 10cm 缚扎，松紧适度，不可阻断动脉，造成肢体坏死；绑后，每 20 分钟松绑一次，每次 1 ~ 2 分钟。一般在伤口经排毒处理或口服蛇药后方可松绑。

（2）局部冷敷：热者寒之，蛇毒属风、属火，遇寒则凝，内攻减慢。方法是将患肢放入 4℃ ~ 7℃（不可低于 4℃，以防冻伤）的冷水中浸泡，3 ~ 4 小时后改用冰袋冷敷，一般维持 24 ~ 36 小时。

（3）伤肢休息：伤后伤肢剧烈运动，可加速毒邪内攻，故伤后切忌奔跑，只宜缓行，或伤肢制动后放低运送。

2．排毒

（1）扩创：常规消毒后，伤口上作一 1.5cm 大小的 " ＋ " 或 " ╫ " 切口，深达皮下，然后从四周向伤口中心挤压，使毒血排出。

（2）吸吮：最好用拔火罐的方法或吸奶器将伤口内的毒液吸出。在没有条件的情况下也可用口吸出，每吸一次要用 1∶5000 的高锰酸钾溶液漱口。如吸吮者口腔黏膜有破损时不可用此法，以防止吸吮者中毒。

（3）浸泡冲洗法：用 1∶5000 的高锰酸钾溶液浸泡或反复冲洗伤口。

（4）烧灼：用火柴头 5～7 个放在伤口上点燃，烧灼 1～2 次，以破坏蛇毒。也可用火针法烧灼。

（5）针刺：局部伤口肿胀时，可用三棱针或粗针点刺八邪，或从八风穴向近心端沿皮刺 1cm，将患肢下垂，由近心端向远心端轻轻挤压，以助排出毒血。但被蝰蛇或尖吻蝮蛇咬伤慎用此法，以防出血不止。

（6）通利二便："治蛇不泻，蛇毒内张，二便不通，蛇毒内攻"。故蛇伤早期可应用利尿剂、通便剂，排泄已吸收的毒素。

3. 解毒

（1）抗蛇毒血清：根据毒蛇种类不同选用。每次应用抗蝮蛇血清 8000U，或抗银环蛇血清 5000U，或抗五步蛇血清 10000U，或抗蝰蛇血清 5000U，溶于 5% 葡萄糖生理盐水 500～1000ml 中缓慢静脉滴入。使用前应做过敏试验。

（2）蛇药：①季德胜蛇药：首服 20 片，以后每 6 小时 10 片，直至症状消失为止。②上海蛇药：针剂，1 号针第一日每 4 小时肌注 2ml，一般总量约 20ml。必要时可取 20～40ml 加入 5% 葡萄糖注射液 500ml 内静滴；2 号针每 4～6 小时肌注 2ml，一般疗程 3～5 日；片剂，首服 10 片，以后每 4 小时服 5 片，一般疗程 3～5 日。③南通蛇药二号片：每次 5 片，每 6 小时口服 1 次，首次量加倍。④广西蛇药：首服 15 片，每 3～4 小时口服 10 片。

（3）外用药：以上蛇药均可外敷伤口周围。还可选用①五灵脂 50g，雄黄 25g，研细，酒调后外敷伤口，每日 3 次。②半边莲鲜草 50g，捣烂外敷伤口，每日 3 次。③樟树叶或柚树叶 300g，煎汤湿热外敷，每日 3 次。④胰蛋白酶 2000U 加入 0.5% 普鲁卡因 5～10ml 中在牙痕周围注射，深达肌层，或在缚扎近端封闭。

二、辨证救治

1. 风毒证

局部不红，不肿，疼痛轻微，不出血，伤后 3 小时后可出现感觉麻木，眼睑下垂，视物不清，重听，语言謇涩，口角流涎，呼吸急促或麻痹，甚则神志昏愦，脱厥，舌苔薄白，早期脉浮弦，晚期脉细数。

【病机概要】风毒内侵，扰神伤肝。

【治法】祛风定惊，止痉和营。

【处理】

方药：玉真散为代表方，药用南星、防风、白芷、天麻、羌活、白附子。

加减法：方中可加红花、丹参、赤芍、半边莲、紫参、地丁以和营解毒；抽搐频繁者加入全蝎、蜈蚣以搜风定惊。

2. 火毒证

伤口剧烈疼痛，出血，可有血疱及瘀斑，伤肢肿胀明显，心悸头晕，烦躁不安，鼻衄、肌衄、血尿，舌质红绛，苔黄燥，脉洪数或滑数，晚期细数或结代。

【病机概要】火毒内侵，耗血动血。

【治法】泻火清热，凉血止血。

【处理】

方药：犀角地黄汤合黄连解毒汤为代表方，药用生地、槐角、黄连、天花粉、生甘草、升麻、赤芍、枳壳、荆芥、黄芩、黄柏、栀子。

加减法：血尿重者加小蓟、藕节；热重者加水牛角；蛇毒攻心者加服安宫牛黄丸。

3. 风火毒证

可参照上述两证酌情治疗。

【综合诊疗】

蛇毒大致分为神经毒、血循毒和混合毒三种。神经毒局部症状轻，就诊常常较晚，有时可在短时间内迅速死亡。但如能度过危险期（一般1~2天）症状一经好转，就能很快痊愈，少有后遗症。血循毒局部症状严重，就诊常较早，死亡率较神经毒低，但伤后5~7日还有死亡的可能，内脏并发症和后遗症较多，伤口经久不愈。混合毒介于二者之间，但致死原因，还是神经毒。

蛇咬伤后，如不能确定是否为毒蛇咬伤时，按毒蛇咬伤处理。

治疗期间注意心、肺、肾的监护。神经毒是造成呼吸衰竭导致病人早期死亡的原因，对有呼吸衰竭者应及时使用呼吸兴奋剂，必要时用呼吸机辅助呼吸。如出现急性肾衰竭，可用透析治疗。对心功能不良者，应控制液体入量与速度；使用镇静药、止痛药时禁用吗啡。

【预防与调护】

1. 加强病情监护，伤后1~3天内，注意有无肢体瘫痪、呼吸困难、皮下出血和内脏出血等变化。
2. 加强患肢护理，注意伤口变化。伤口内有断牙者应及时取出。
3. 忌食辛辣、荤腥食品，可用半边莲、半枝莲泡水代茶饮。
4. 火毒证者，伤后5~7天仍需密切观察生命体征，防止病情突变。
5. 宣传、普及毒蛇咬伤的防治知识，掌握毒蛇咬伤后的自救方法。

第六节　急性创伤

急性创伤是指外力作用于人体造成人体脏腑、经络、四肢百骸严重损伤的急危重症。由于作用力的强弱、作用部位不同，所产生的临床表现不尽相同，病情复杂，处理困难。在创伤中伤及头，轻则清窍瘀蒙，重则元神外脱；伤及胸腹内脏腑、器官，轻则气机瘀闭，重则阴阳乖逆；伤及经络，轻则瘀血积滞，重则气随血脱；伤及四肢筋骨者，轻则伤筋动骨，重则筋断骨折。中医学将急性创伤分为伤、创、折、断四类，《礼记》蔡邕注曰："皮曰伤，肉曰创，骨曰折，骨肉皆绝曰断。"对于创伤的治疗也积累了丰富的临床经验。本节着重讨论头部创伤、胸部创伤、腹部创伤。

【病因病机】

急性损伤病因为金刃所伤，或为重力所致，或为火器重创，而致皮伤、肉创、骨折、筋断。伤肌肤者可使经络血脉受损，导致气血瘀滞，或血不循经。伤于筋骨者，可使骨折筋伤。伤于脑者，则髓海震荡，清窍蒙闭，甚则元神外脱，神昏气脱。伤于脏腑者，轻者气机瘀闭，功能紊乱，重则阴阳逆乱，功能尽失。

【诊断要点】

一、迅速判断有无威胁生命的伤害

医生应先做快速、全面的粗略检查，及时发现并优先处理呼吸道梗阻、出血和休克三种可导致猝死的凶险情况。有心跳、呼吸停止者应先行心肺复苏。此阶段快速检查与紧急处理要同时进行。

二、进一步诊断检查

在病人窒息、出血、休克得到初步控制后进行。

1. 病史采集　询问受伤机制、受伤过程、现场情况、抢救经过以及既往史，通过病史采集以发现一些"隐蔽"部位的创伤。

2. 查体　医生应连续多次重复进行，以及时发现新出现的症状和体征。一般按意识状态、呼吸、脉搏、血压、头、面、口、颈、胸、腹、肛、泌尿系、脊柱、四肢的顺序依次进行。对明显的受伤部位应着重检查。急性创伤病人的 X 线检查、CT 检查往往必要，但必须在病人一般情况允许的时候进行。对已知有多发骨折，且疑有内出血者，切忌在无准备的情况下搬动，以防止骨折处大血管突然破裂，加重失血性休克或导致死亡。

【急救原则】

急性创伤多是复合性伤害，常有身体多处损伤，在处理中遵循"甚者独行"的原则。对多发创伤的治疗要领是"先救命，后治病"。在特殊情况下，两个部位的手术可同时进行，如胸和脑的手术、腹和脑的手术等。

Ⅰ　头部创伤

头部创伤分为脑震荡、脑海挫伤。脑震荡相当于西医的轻型闭合性颅脑损伤，脑海挫伤相当于西医的脑挫裂伤、颅内血肿及脑干损伤。

【病因病机】

头为髓海，元神之府，如遭重物创击，伤及血络，血不循经，血溢颅内，阻塞清窍，压迫脑髓，使清阳不升，浊阴不降，症见头痛如劈，恶心呕吐，痰涎壅盛。若髓海受损，元神失守，则见神不守舍，昏不识人，神志昏蒙或昏迷不醒，甚则阴阳离决。

【诊断与鉴别诊断】

一、疾病诊断要点

1. 望、问诊 伤后意识丧失，小便失禁，抽搐，尔后清醒，所发之事尽忘，或头痛，头晕，神志恍惚，恶心，呕吐；或醒后复厥，昏迷不醒，二便失禁；或有高热，半身不遂，语言謇涩，失语，甚则自耳、鼻流清水，人事不省，阴阳离决而亡。瞳仁或等大等圆或大小不等，对光反射迟钝或消失。舌红苔薄白或黄腻或黄燥。

2. 切诊 轻者六脉如常，重者肌肤不仁，皮热如炽，项强如弓，脉或洪数或结代或脉微欲绝。

3. 诊断

（1）有明显的头部直接或间接外伤史。

（2）伤后有一过性意识丧失，伤时所发生的事全然不知，即所谓"逆行性健忘"。

（3）有程度不同的头痛、头晕、恶心、呕吐。

（4）脑海损伤有硬膜下血肿时可见昏迷－清醒－再昏迷的典型过程，有肢体活动不利，语言障碍，呼吸、循环功能障碍。

（5）鼻腔、耳道有异常分泌物，为颅底骨折的表现。

二、证候诊断要点

头部外伤病情复杂、凶险，死亡率极高。在头部外伤的全病程中可分为昏迷期、苏醒期和恢复期。证候分型可分为昏迷期的气机壅闭证、瘀阻清窍证、痰热上蒙证、热动肝风证、元神外脱证，苏醒期的痰瘀内阻证、肝气犯胃证，恢复期的瘀阻脑络证、痰浊阻络证、肝经郁热证、肝阳上亢证、心脾两虚证、气虚血瘀证、心肾两虚证、肾精不足证、血不荣筋证、心神错乱证和机窍逆闭证。鉴于在急诊就诊者多为昏迷期，少为苏醒期，鲜有恢复期的特点，将证候诊断要点归纳为脑震荡与脑海内伤，脑震荡常表现为气机壅闭证，而脑海损伤则多为瘀阻清窍和元神外脱证，即闭证与脱证。

1. 脑震荡 伤后意识丧失时间短，多在30分钟以内，清醒后有"逆行性健忘"，有头痛，头晕，恶心，呕吐，或神志恍惚，有恐惧感，烦躁不安或嗜睡，记忆力、判断力下降，呼吸、体温无变化，瞳仁等大等圆，对光反射灵敏，无肢体运动障碍，舌红苔薄，脉弦微数。

2. 脑海损伤 伤后昏迷时间长，轻者数十分钟、数小时，重者数天甚至数周，有严重的头痛，头晕，恶心，呕吐剧烈，兼有偏盲，偏瘫，失语，抽搐，痰涎壅盛，呼吸或加快或减慢或衰竭，鼻腔、耳道可有异常液体流出，瞳仁不等大、不等圆，对光反射迟钝，甚至双瞳散大，舌红苔黄腻，脉结代或至数不清。

三、鉴别诊断要点

痫证：突然昏仆，不省人事，肢体抽搐，口吐白沫，两手握拳，双目上视，小便失禁，

自行苏醒，醒后如常人。常有反复发作史。无明显头部外伤史。

四、相关检查

头颅 CT 对颅脑挫伤具有诊断价值，对初次 CT 无阳性发现，但病人仍有症状者，应警惕颅内迟发血肿之可能，应在短期内复查。

颅骨 X 线片对诊断颅骨骨折有诊断意义。

【急救处理】

一、常规处理

1. 保持呼吸道通畅　清除呼吸道内的分泌物、呕吐物、血块，防止发生窒息。如有呼吸困难者，尽早使用呼吸机辅助呼吸。

2. 脱水治疗　对有颅压增高症状者及早应用脱水治疗，减轻脑水肿，预防脑疝形成。可用 20% 甘露醇 250ml 静脉快速滴注，每 6 ~ 8 小时一次。

3. 冬眠疗法　对脑海损伤的病人，有高热烦躁者，应给予低温冬眠治疗。

4. 清热开窍　清开灵注射液 60ml 加入 10% 葡萄糖注射液 250ml 中静脉滴注。

5. 手术治疗　对 CT 检查及 X 线检查确有颅内血肿、严重的脑挫裂伤以及颅骨凹陷性骨折者应尽早手术治疗。

6. 支持治疗　头外伤昏迷者，如短时间内不能清醒，应留置胃管、尿管。留置胃管目的在时于防止呕吐，同时给予鼻饲，提供营养支持。放置尿管目的在于观察尿量，预防其他并发症。还应开通静脉通路，给予静脉营养，但要控制补液总量。

二、辨证救治

（一）脑震荡

伤后意识丧失时间短，多在 30 分钟以内，清醒后有"逆行性健忘"，有头痛头晕，恶心，呕吐，或神志恍惚，有恐惧感，烦躁不安或嗜睡，记忆力，判断力下降，呼吸、体温无变化，瞳仁等大等圆，对光反射灵敏，无肢体运动障碍，舌红苔薄，脉弦微数。

【证机概要】气机逆乱，壅闭清窍。

【治法】开窍通闭。

【处理】

（1）针灸：取人中、十宣、涌泉、内关、合谷、百会、太阳穴。人中、十宣、涌泉在昏迷期使用，点刺；内关、合谷直刺；百会、太阳沿皮刺。呃逆、呕吐重者加刺天突、足三里；眩晕重者，加刺风池、风府；失眠、健忘者加神门、三阴交。

（2）中成药：苏合香丸，每次 1 丸，温水灌服，每日 1 次。醒脑静注射液 10 ~ 20ml，加入 5% 葡萄糖注射液 250ml，静脉滴注，每日 1 次。

（二）脑海损伤

伤后昏迷时间长，轻者数十分钟、数小时，重者数天甚至数周，严重者有头痛，头晕，

恶心，呕吐剧烈，兼有偏盲，偏瘫，失语，抽搐，痰涎壅盛，呼吸或加快或减慢或衰竭，鼻腔、耳道可有异常液体流出，瞳仁不等大，不等圆，对光反射迟钝，甚至双瞳散大，舌红苔黄腻，脉结代或至数不清。

对脑海损伤，CT检查血肿较小，症状较轻，不需手术者或术后余邪未清者可酌情使用中医治疗。

1. 闭证

神昏不醒，高热烦躁，痰涎壅盛，气息短促，二便不通，舌红绛，苔黄腻，脉弦滑数。

【证机概要】瘀血、痰浊内停，上扰清窍。

【治法】化瘀涤痰，醒脑开窍。

【处理】

安宫牛黄丸1~2丸，化开后鼻饲，每日2~3次。高热甚者加紫雪散，每次2~3g，每日1~3次。清开灵注射液40~60ml加入5%葡萄糖注射液250ml静脉滴注，每日2次。醒脑静注射液10~20ml加入5%葡萄糖注射液250ml静脉滴注，每日1次。

2. 脱证

神志昏愦，气息微弱，瞳仁散大，目合口开，身冷汗出，手撒遗尿，舌淡，脉弱或脉微欲绝。

【证机概要】阴阳乖逆，元神外脱。

【治法】补气固脱，回阳救逆。

【处理】

（1）方药：参附汤加减，药用人参、附子等。

（2）中成药：参附注射液5~20ml加入25%葡萄糖注射液50ml中静脉推注。或生脉注射液20~60ml，加入25%葡萄糖注射液50ml中静脉推注。

【综合诊疗】

头部创伤，如有脑海损伤、颅骨骨折，则病情十分严重，变化迅速，死亡率很高，接诊时必须在短时间内作出明确诊断。CT检查有诊断意义。一经确诊为颅脑挫裂伤、颅内血肿、脑干出血、颅骨骨折应及早手术治疗。如症状较轻，也要严密监视神经系统变化，复查头颅CT。如病情加重，颅内出血量增加时应考虑手术治疗。

Ⅱ 胸部创伤

胸部创伤是指胸部在外力（钝器、利器或火器）作用下，造成的胸廓、经络、胸腔内脏的创伤。轻者伤于胸壁肌肉，而致气血失和，脉络受阻，胸痛不已，咳唾加重，不能转侧。重者伤于经脉、脏腑而致大动脉、心脏破裂，多气随血脱，立死不治；伤于肺者可有瘀血乘肺之证。就诊于急诊者，多以伤肺和胸壁的创伤为主。

【病因病机】

胸为心、肺之府，伤及胸中经络、筋骨则气聚胸胁，积滞不散，气失调达，升降失常，

为实证，证见胸痛，胸闷憋气，疼痛难忍，动则加重；伤于肺则为正损，为虚证，可见肺气不利，上逆气短；伤于心脉则血瘀胸中，面青气促，甚则气随血脱，少气不足以息，脉道不充，四肢厥冷，脉微欲绝。

【诊断与鉴别诊断】

一、疾病诊断要点

1. 伤后胸部疼痛，胸满气短，咳唾引痛，不能转侧，咳嗽，咳血，甚则呼吸困难，张口抬肩，颈脉怒张，唇甲紫绀。如有开放性损伤时（开放性气胸），伤口处可见气泡或有哨笛音。

2. 伤处疼痛，痛不可近，或兼有间接压痛及传导痛，压处有骨擦音者，常提示有肋骨骨折；脉弦紧。

3. 有明显的胸部创伤史。伤后有局部疼痛、压痛及呼吸受限症状。

二、证候诊断要点

1. **实证**　伤后胸痛剧烈，或固定不移，或走窜疼痛，活动受限，咳嗽，胸闷，憋气，胸膈胀痛，喘促气逆，张口抬肩，舌质红，苔薄黄，脉弦紧。

2. **虚证**　面色苍白，目光无神，胸闷气短，少气懒言，唇甲紫绀，四肢厥冷，舌淡，苔薄，脉芤或脉微欲绝。

三、鉴别诊断要点

注意闭合性气胸与张力性气胸的鉴别。闭合性气胸症状较轻，一般无循环系统症状，经抽气治疗后，病情能很快得到控制。胸部 X 线检查，一般无纵隔移位。而张力性气胸，病人临床症状严重，伤员常躁动不安，大汗淋漓，甚至休克。经胸腔穿刺吸气后，压力及症状稍减，但很快胸腔内压力继续增高，症状加重。胸部 X 线检查，肺压迫严重，纵隔移位明显。

四、相关检查

1. **胸部 X 线检查**　对肋骨骨折、气胸、血胸、血气胸、心包积血、心包积液有诊断价值。

2. **胸部 CT 检查**　对肺部挫伤严重程度的诊断有一定的参考作用。

【急救处理】

一、常规处理

1. 保持呼吸道通畅，恢复肺的通气和换气功能。清除呼吸道异物和分泌物，有呼吸功能不全者，及时使用呼吸机辅助呼吸；对有开放性气胸者应先将开放性气胸转变为闭合性气胸。方法是：伤口无菌处理后，在大棉垫上敷凡士林纱条，令病人吸气末屏住呼吸，将棉垫外敷在伤口，加压包扎。对张力性气胸应及时行胸腔闭式引流术，对闭合性气胸可行针吸抽

气降低胸腔内压力。

2．及时处理心脏损伤。如有心包填塞，应及早行心包穿刺，以暂时减轻症状和明确诊断，一经确诊应及时手术治疗。

3．处理多发肋骨骨折。

4．有休克者，及时纠正休克。

二、辨证救治

1．实证

伤后胸痛剧烈，或固定不移，或走窜疼痛，活动受限，咳嗽，胸闷，憋气，胸腹胀痛，喘促气逆，张口抬肩，舌质红，苔薄黄，脉弦紧。

【证机概要】气机阻滞，瘀血内停。

【治法】行气导滞，活血散瘀。

【处理】

实证可分为伤气与伤血。

（1）伤气：伤气者俗称"岔气"，经检查如确无肋骨骨折，无出血者，可用：①手法推拿：病人取坐位，医者立于患者背后，令助手将手臂置于患者患肢腋下向上持续牵引至脊肋关节松弛，医者轻轻按摩患者脊肋关节，发现脱位关节，令病人吸气，屏住气，医者迅速推按该关节令其复位。②外敷七厘散。③针刺内关、支沟，强刺激可有很好的止痛效果。④对气滞较重者可内服加味乌药汤（乌药、朱砂、木香、延胡索、香附、甘草），每日1剂。

（2）伤血：伤血即瘀停胸胁，内服①七厘散，每日2次，每次1～2g，黄酒送服。②复元活血汤加减：柴胡、天花粉、当归、红花、桃仁、穿山甲、大黄、甘草，水煎服，每日1剂，分2次服。

2．虚证

面色苍白，目光无神，胸闷气短，少气懒言，唇甲紫绀，四肢厥冷，舌淡，苔薄，脉芤或脉微欲绝。

【证机概要】心脉破损，气随血脱。

【治法】益气固脱，回阳救逆。

【处理】

（1）方药：参附汤加减，药用人参、附子、干姜等。

（2）中成药：参附注射液20ml静脉注射，10～20分钟后，再用参附注射液100ml加入5%葡萄糖注射液250ml静脉滴注。参麦注射液30ml加入5%葡萄糖注射液250ml静脉滴注。

配合止血、抗休克治疗，为手术治疗创造条件，争取及早手术。

【综合诊疗】

胸部创伤，凡伤及较大血管、心脏破裂者多在创伤当地或运送途中死亡，能就诊者，病人多处于失血性休克状态，抢救时要争分夺秒，争取手术时机。对肺部损伤，特别是有瘀血射肺（胸部挤压综合征）者往往出现成人呼吸窘迫综合征，在常规治疗时应进行血氧饱和

度监测，凡在充分吸氧的情况下，病人仍有持续性呼吸困难、血氧饱和度下降、氧分压下降时，要警惕有成人呼吸窘迫综合征的发生，应及时给予呼吸机辅助呼吸，改善呼吸功能。对张力性气胸，经胸腔闭式引流后仍有胸腔积气者应行手术治疗。

Ⅲ　腹部创伤

腹部创伤是指腹腔在外力（暴力、钝器、利器、火器）作用下所致的腹壁、腹腔内脏腑、经脉的损伤。由于腹腔内脏腑较多，功能各异，受伤后病情复杂，处理难度较大。

【病因病机】

腹中脏腑较多，腹部金刃、重物所伤，则易伤及脏腑。六腑者，主传导，主纳谷，内藏水谷精微及糟粕，以降为顺，以通为用，伤及六腑者则多为实证，轻者气机逆乱，清气不升，浊气不降，发为呕吐，疼痛；重者六腑破裂，其中糟粕流入腹中成为有形之邪，与热互结，则见畏寒发热，腹痛剧烈，皮紧拒按。五脏者，藏精气而不泻，伤于脏，则为虚证，脏伤则气血精微外泄，证见腹痛隐隐，面色苍白，形寒肢冷，甚则气血暴脱，阴阳离决。

【诊断与鉴别诊断】

一、疾病诊断要点

（一）临床表现

腹部器官很多，有肝、脾、肾、胃、大肠、小肠、膀胱、胰腺和胆囊。其开放性损伤容易判断，但闭合性损伤在诊断上难度很大。腹部器官虽然较多，但大体上可分为两类——脏与腑。脏即肝、脾、肾、胰腺。腑则是大肠、小肠、胃、膀胱和胆囊。脏者藏精气而不泻，腑者传化物而不藏。脏为实质性器官，主藏精，脏伤则精气外泄，元气受损，则表现为正虚之象。而腑为空腔器官，主传化物，其间有水谷精微，也有湿浊糟粕，腑伤则腑气不通，不通则痛，腑器破裂，湿浊、糟粕随之而入，表现为邪实之象。

1. 伤脏　面色苍白，声弱气微，冷汗眩冒，精神萎靡，烦躁不安，受伤脏器处疼痛，可有全腹持续性疼痛，痛引肩背，痛无休止，但压痛较轻，腹皮稍紧。肾脏损伤时可有血尿，腰痛。脉细数少力，或脉微欲绝。

2. 伤腑　剧烈持续性腹痛，伴阵发性加剧，辗转不安，或屈曲而卧，动则痛甚，恶心呕吐，肠鸣音消失，初期稍热，后期高热，小便黄赤，大便秘结或便闭，全腹压痛以受伤器官处为甚，腹痛拒按，腹皮紧张如木，舌质红，苔黄腻或黄燥，脉弦紧或滑数。

（二）诊断要点

1. 有明显的腹部外伤史。

2. 腹部脏伤（实质器官损伤）有程度不同的失血表现；腑伤（空腔器官损伤）则有化学性或细菌性腹膜炎的表现。

3. 脏伤腹痛呈持续性疼痛，痛点不移，程度变化不大或无变化；腑伤则呈持续性疼痛

阵发性加剧。

4. 脏伤消化道症状较轻或无；腑伤消化道症状突出。

5. 腹穿检查：严重的脏伤，吸出的是不凝血液，严重的腑伤吸出的则是消化液。

二、证候诊断与鉴别诊断

1. 虚证 脏伤及腑伤晚期皆可出现。脏伤分为肝脏损伤、脾脏损伤、肾脏损伤及胰腺损伤。

肝脏损伤：除脏伤之虚象外，腹痛主要在右上腹，疼痛向右肩背部放射。

脾脏损伤：腹痛以左上腹为主，常向左肩背部放射，疼痛常随体位变化而加剧。

肾脏损伤：以左或右腰部或腹部疼痛为主，并有血尿。

胰腺损伤：腹痛在上腹部、左上腹部及腰背部，晚期可有化学性腹膜炎表现。

2. 实证 腑伤所表现的症状，因伤及器官不同，临床表现不一。

胃损伤：疼痛以上腹部为主，恶心、呕吐严重，腹痛最剧。

小肠损伤：疼痛以受伤部小肠为主，但常是脐周疼痛，恶心，呕吐，腹痛严重。

大肠损伤：腹痛以两侧腹及下腹部为重，恶心、呕吐较轻，腹胀较重，腹痛相对较轻，体温增高较早。

胆囊损伤：腹痛以右上腹为主。

膀胱损伤：腹痛以下腹部为主，多伴血尿，腹腔穿刺常可吸出尿液。

三、相关检查

1. 腹部创伤中腹腔穿刺检查和腹腔置管灌洗检查，是非常有效的检查手段之一，通过腹穿检查，可辨别有无内脏损伤和损伤的器官。

2. 胃肠道破裂时立位腹平片可见膈下游离气体，十二指肠降段以下破裂时，腰大肌轮廓不清。

3. 腹部 B 型超声检查对腹腔内实质性器官破裂的诊断有重要意义。

4. 腹部 CT 检查对腹腔内实质性器官的损伤及其程度的诊断有重要意义。

5. 腹腔内器官损伤时，血中白细胞会有不同程度的升高。

6. 肾脏损伤时会出现肉眼血尿或镜下血尿。

【急救处理】

一、常规处理

对确诊有腹腔内脏器损伤病员的抢救必须及时。

1. 积极防治休克。建立静脉通路，补充血容量，为手术治疗提供条件。

2. 对胃肠道损伤者应留置胃管，并给予持续胃肠减压。

3. 腹腔脏器损伤者都有不同程度的水、电解质代谢紊乱和酸碱平衡失调，应给予纠正。

4. 抗感染。使用有效抗菌药物，控制感染的发生。

5. 手术治疗。腹腔内空腔器官破裂及实质性器官破裂者，一般需要手术治疗。

二、辨证救治

1. 虚证

面色苍白，声弱气微，冷汗眩冒，精神萎靡，烦躁不安，受伤脏器处疼痛，可有全腹持续性疼痛，痛引肩背，痛无休止，但压痛较轻，腹皮稍紧。肾脏损伤时可有血尿，腰痛。脉细数少力，或脉微欲绝。

肝、脾、肾损伤，如 CT、B 超检查确实破裂范围不大，出血较少，病人生命体征平稳时，可在严密监护下进行非手术治疗。

【证机概要】脏器破裂，血亏气脱。

【治法】止血养血，益气补虚。

【处理】

（1）卧床休息，减少搬动、活动和不必要的检查（包括体格检查）。时间应维持 2 周。

（2）中成药：黄芪注射液 60ml 或生脉注射液 60ml 加入 5% 葡萄糖注射液 500ml 中静脉滴注，每日 1 次。清开灵注射液 40～60ml 加入 5% 葡萄糖注射液 500ml 中静脉滴注，每日 1 次。

（3）方药：十全大补汤加减，药用熟地、白芍、当归、川芎、人参、白术、茯苓、炙甘草、黄芪、肉桂。早期使用时应减川芎，加三七、侧柏叶等。水煎服，每日 1 剂，分 2 次服。

2. 实证

剧烈持续性腹痛，伴阵发性加剧，辗转不安，或屈曲而卧，动则痛甚，恶心，呕吐，肠鸣音消失，初期稍热，后期高热，小便黄赤，大便秘结或便闭，全腹压痛以受伤器官处为甚，腹痛拒按，腹皮紧张如木，舌质红，苔黄腻或黄燥，脉弦紧或滑数。

实证多见于伤腑，胃、大肠、小肠、胆囊和膀胱破裂，都会造成严重的腹膜炎，一经确诊，应在迅速、有效的术前准备后及时手术治疗。

【综合诊疗】

腹部创伤中十二指肠损伤特别是十二指肠降段以下的损伤，由于其为腹膜后器官，伤后无腹膜炎症状，疼痛轻微，部分患者伤后还能正常工作而延误诊治。常在伤后 2～3 天就诊，主要症状是右腰部疼痛，向右肩放射，右睾丸牵涉性疼痛及严重的腹膜后感染。急诊医生必须充分注意。实质性器官严重损伤时会出现严重的休克，应一边纠正休克，一边术前准备，或纠正休克与手术同时进行。实质性器官损伤症状轻微者，可保守治疗，在此期间如出现病情突然恶化，脉率增快，血压下降，应警惕血肿破裂和再出血之可能，应及时手术。

【急性创伤的调护】

1. 伤员必须平卧，上身略高于下肢 15° 左右，有低血压者下肢可略抬高。不可随意搬动病人。

2. 密切观察病人生命体征，记录病人的呼吸、心率、血压、体温、瞳孔变化。密切注

意各种管道的使用情况，如气管插管、中心静脉导管、脑室引流管、胸腔引流管、腹腔引流管、胃管、尿管等使用情况，各引流管的引流量、引流液的性状等。

3. 对输入液体要严格按照医嘱中补液顺序、补液速度、补液量的要求进行。

4. 对气管插管、静脉导管、各种引流管要加强护理，防止医源性感染。

5. 加强病人的营养支持，防止病人在病程中出现负氮平衡。

第七节　烧　伤

烧伤是指火焰、沸水、蒸汽、化学物质、放射物质及电击作用于人体而引起的损伤。中医称为"水火烫伤"、"火烫伤"、"汤烫伤"。其病位轻者在皮肉，重者或在气血或在脏腑。皆因火热之邪炽盛，灼伤皮肉、筋骨，内攻气血、脏腑，导致阴阳乖逆，脏腑衰败，甚至阴阳离决。中医学对烧伤的治疗积累了大量的临床经验，很多外用药在临床上行之有效。对严重烧伤的治疗，早期在于纠正阴阳乖逆，后期是治疗皮损。

西医的烧伤可参照本病治疗。

【病因病机】

烧伤乃火热之邪作用于人体肌腠而致。火为阳邪，易伤阴液，外伤肌肉筋骨，灼伤卫气，进而燔灼营血，内攻脏腑，耗气伤阴，导致营卫不和，气血两燔，火毒内陷，阴液亏耗，阴阳乖逆，阴竭阳脱。早期为实证，热结肌肤，水疱潾潾；中期则为虚实夹杂，邪实阴伤，口渴烦热，少气纳差；后期多为气阴两虚之虚证，肌肤溃烂，焦渴少气，严重者可致阴阳离决。

【诊断与鉴别诊断】

一、疾病诊断要点

1. 问诊　了解烧伤原因、时间，现场急救与处理过程，既往的健康状况。

2. 望诊　了解局部皮损深度、面积和全身情况，判断烧伤程度。

局部皮损情况

（1）烧伤深度的判断：现在普遍采用的烧伤分级是三度四分法，即Ⅰ、Ⅱ、Ⅲ度，Ⅱ度中又分为浅、深两级。Ⅰ度烧伤：表面潮红，灼热，疼痛，无水疱。浅Ⅱ度烧伤：局部大而薄的水疱，疱内液体澄清，基底潮红，疼痛明显。深Ⅱ度烧伤：局部水疱较小而厚，疱浆混浊，水疱基底苍白或红白相间，疼痛轻微。Ⅲ度烧伤：表面肌肤焦化，或皮革样变，无水疱，无疼痛，皮温降低。

（2）烧伤程度判断：① 轻度烧伤：总面积在9%以下的Ⅱ度烧伤。② 中度烧伤：总面积在10% ~29%之间，或Ⅲ度烧伤面积10%以下。③ 重度烧伤：总面积在30% ~49%之间，或Ⅲ度烧伤面积在10% ~19%之间，或烧伤面积不足30%，但有脱证者，或有中、重

度吸入性损伤者。④ 特重烧伤：总面积在 50% 以上的烧伤，或 Ⅲ 度烧伤面积在 20% 以上者。

全身情况

严重烧伤者可出现烦渴引饮，神昏谵语，高热烦躁，喘促胸闷，表情淡漠，厥逆虚脱。

3. 切诊　烧伤痂下有无波动（积液、积脓），人迎、寸口、趺阳诸脉可见洪数、弦滑，或脉微欲绝，或散大无根。

二、证候诊断要点

本病为火毒灼伤健康之体，内攻脏腑，非内邪所为，邪实而正不虚，但火邪可迅速导致正气耗尽，营血内燔，阴阳离决，邪实正衰，故本病亦可以虚实立论。

1. 实证　皮红燎泡，壮热烦躁，口渴引饮，或狂躁不眠，干呕腹胀，小便短赤，大便秘结，舌质红绛，苔黄燥起刺，脉洪数或细数。

2. 虚证　皮开肉焦，神志昏愦，面色青惨，呼吸浅促，肢冷脉绝，或病程日久，正气亏损，疮面色淡，新肉不生，形体消瘦，神疲乏力，心悸怔忡，舌质淡，苔薄白，脉沉细无力。

三、鉴别诊断要点

1. 呼吸道灼伤　除烧伤外尚有呼吸困难，喘息不安，口唇、爪甲青紫，张口抬肩。
2. 放射物质灼伤　神疲乏力，少气懒言，恶心纳呆，伤口经久不愈，肉芽晦暗。

四、相关检查

严重烧伤常伴有程度不同的水、电解质代谢紊乱和酸碱平衡失调，常出现急性肾衰竭及呼吸衰竭。

1. 血常规检查　可见白细胞总数增高，红细胞比容增高。
2. 肾功能检查　可见尿素氮、血肌酐升高。
3. 尿常规检查　可见血红蛋白尿。
4. 血气分析　有呼吸道灼伤者可出现严重二氧化碳潴留。

【急救处理】

一、常规处理

1. 迅速脱离致伤源，进行初步处理　创面衣服应剪掉，切忌脱掉而损伤皮肤。如被化学物质烧伤应立即用大量清水反复冲洗创面，并远离现场，防止吸入有毒气体。有心跳骤停者应就地进行心肺复苏术。

2. 保持呼吸道通畅　火焰及化学烧伤易造成吸入性损伤，导致呼吸道梗阻，是造成病员早期死亡的重要原因。如发现病人有呼吸道梗阻时，应立即行气管切开，无条件时，可用粗针刺入环甲膜，以保持呼吸道通畅。

3. **建立静脉通路，制定补液计划** 对中度以上的烧伤病人应及早建立静脉通路，迅速补充血容量以纠正厥脱（休克）。根据烧伤严重程度，估计补液总量。中度以上烧伤者，伤后的第一个 24 小时，每 1% 烧伤面积每千克体重补液量 1.5ml（小儿 2ml），另加水分需要量 2000ml，胶体和平衡盐溶液的比例一般为 0.5∶1，严重者 0.75∶0.75。补液速度开始时应快，伤后 8 小时补入总补液量的 1/2，另一半在后 16 小时补入，能口服者尽量口服。伤后第二个 24 小时的补液量应是第一个 24 小时的 1/2。

4. **防治感染** 静脉输入足量广谱抗生素。或清开灵注射液 60ml 加入 5% 葡萄糖生理盐水 500ml 中静脉滴注。

5. **创面处理**

（1）暴露法：是将经清创后的伤面直接暴露在空气中，适用于面部、会阴部、臀部等不易包扎的部位和其他部位的深度烧伤，以及创面污染严重，清创不彻底的大面积烧伤的病人。创面可使用具有活血止痛、清热解毒、收敛生肌的中药制剂，如虎杖浸液、地榆油、紫草油等。

（2）包扎法：适用于污染轻、清创彻底的四肢浅Ⅱ度烧伤、体表的小面积烧伤、小儿烧伤、躁动病人、需要转送或需要植皮的病人。方法是：清创后用无菌敷料包扎，创面敷料厚度应达 3～5cm，面积必须超过创缘 5cm，肢体关节固定于功能位，各指（趾）间要用纱布相隔。深Ⅱ度与Ⅲ度烧伤 3～5 天后应改用暴露法，包扎期间应密切注意体温、血象变化，疼痛的轻重，渗液的多少，有无臭味，以判断伤口有无感染。

6. **注射破伤风抗毒素** 大面积烧伤或污染严重的烧伤必须注射破伤风抗毒素。

二、辨证救治

1. **实证**

皮红燎泡，壮热烦躁，口渴引饮，或狂躁不眠，干呕腹胀，小便短赤，大便秘结，舌质红绛，苔黄燥起刺，脉洪数或细数。

【证机概要】邪实伤正，毒攻脏腑。

【治法】清热泻火，凉血养阴。

【处理】

（1）方药：黄连解毒汤合清营汤为代表方，药用黄连、黄芩、黄柏、栀子、水牛角、生地、玄参、银花、竹叶心、连翘、丹参、麦门冬。

加减法：热重者加生石膏；神昏谵语者加安宫牛黄丸；咳喘者加川贝、鱼腥草；抽搐者加钩藤、决明子、僵蚕；尿少、尿闭者加泽泻；腹胀便秘者加大黄、厚朴、大腹皮。

（2）中成药：安宫牛黄丸 1 丸，口服，每日 2 次，或万氏牛黄清心丸 1 丸，每日 3 次。清开灵注射液 40～60ml 加入 5% 葡萄糖注射液 500ml 静脉滴注。脉络宁注射液 20～60ml 加入 5% 葡萄糖注射液 500ml 静脉滴注。

2. **虚证**

皮开肉焦，神志昏愦，面色青惨，呼吸浅促，肢冷脉绝，或病程日久，正气亏损，疮面色淡，新肉不生，形体消瘦，神疲乏力，心悸怔忡，舌质淡，苔薄白，脉沉细无力。

【病机概要】邪实正竭，阴阳乖逆，或余毒未尽，气血俱虚。

【治法】扶阳救逆，益气固脱。

【处理】

（1）方药：参附汤合生脉饮为代表方，药用人参、附子、沙参、麦冬、五味子、甘草等。

（2）中成药：参附注射液 100ml 加入 5% 葡萄糖注射液内静脉滴注；或用生脉注射液 20ml 静脉注射，每 20 分钟一次，直到厥逆或脱证缓解后，改用生脉注射液 100ml 加入 5% 葡萄糖注射液 500ml 静脉缓滴。若有反复者可重复使用。

（3）针灸：人中、十宣、合谷、曲池、太冲、内关、关元、气海。操作：人中、十宣、太冲点刺放血。合谷、曲池、内关、关元、气海直刺，合谷、曲池用泻法，内关、关元、气海用补法，留针 20～30 分钟。

【综合诊疗】

接诊烧伤病人，首先要判断烧伤深度、严重程度及全身情况，以决定治疗方法。在治疗中以纠正休克为首务，有心跳骤停者，当先心肺复苏。休克基本纠正后，再进行创伤的处理。在处理创伤时正确应用抗菌药物，控制感染，正确运用暴露、包扎等方法处理创面，是防止感染性休克和伤面早日愈合的关键一环。在消灭创面方面，西医有异种植皮法，值得借鉴。

【预防与调护】

1. 保持烧伤病房内环境安静、清洁，空气流通，温度适宜。
2. 严密观察病人情志、神态、寒热、饮食、大小便、脉搏变化，并及时记录。
3. 用药后注意观察创面及病人反应，有不良反应时应及时查明，正确处理。
4. 对吸入性损伤者或有气管插管的病人，必须做好呼吸道的护理。
5. 饮食宜易消化富于营养的食品，多吃新鲜蔬菜，忌食辛辣之物。
6. 加强防火教育，掌握火场自救、互救知识。

第八节　冻　伤

冻伤是寒邪作用于机体产生的损伤，是寒冷地区的常见病。因其症状、程度和部位不同又称"冻疮"、"冻烂疮"、"冻风"、"冻裂"和"冻僵"等。病位轻则在皮，重则在肌，更重则伤及脏腑，甚至可危及生命。寒邪客于肌肤，使气血凝滞于皮肉，搏结于气血而致冻伤。中医对该病的诊断与治疗积累了丰富的经验，并且有良好的治疗效果。

西医的冻伤可参照本病治疗。

【病因病机】

冻伤乃寒邪作用于机体肌腠而致，而且多为机体正气虚衰或先天禀赋不足之人受之。寒为阴邪，易伤阳气，多见虚实夹杂证。寒邪袭人首伤卫气，搏结于肌腠，使经络阻塞，气血凝滞，阳气不能熏肤充身，轻者形成冻伤，或血凝瘀滞化热，导致肉腐成脓，溃烂成疮。重者阴寒之邪直中脏腑，导致脏腑内伤，阳绝阴凝，阴阳两绝。

【诊断与鉴别诊断】

一、疾病诊断要点

1. 手、足、耳郭、面颊和鼻尖有暴露于严寒环境史，或身处严寒之地而身不胜之，受冻部位皮肤苍白、麻木、肿胀，或肤色暗红，有烧灼感或瘙痒，或出现水疱、血疱，青紫漫肿，麻木不仁，甚至皮肤变黑，肉腐骨脱。严重者，初起寒战，头晕欲睡，四肢无力，感觉迟钝，进而神志不清，瞳仁散大，呼吸变浅或停止。

2. 病处肿硬，按之如石而不痛，或全身体温降低，脉沉迟，严重者脉结代，或脉微欲绝。

3. 诊断要点：冻伤分为局部冻伤与全身冻伤。

全身冻伤：俗称冻僵，病情严重，发生在人体处于寒冷环境中，且超过人体调节能力而出现的全身体温降低，病人感觉迟钝，神志模糊，昏迷，甚至死亡。

局部冻伤：局部冻伤的伤情在复温后出现症状，一般分为三度：①一度冻伤：仅伤及表皮，受冻部位红肿充血，灼痛，瘙痒或麻木；②二度冻伤：伤及真皮，伤部剧痛，但感觉迟钝，红肿严重，可有水疱或血疱。③三度冻伤：伤及皮全层、肌肉甚至骨骼，局部苍白或紫黑，感觉、运动功能丧失，甚至指（趾）脱落。

二、证候诊断要点

冻伤为机体触犯严寒之气以致气血凝滞，脏腑功能失调所致。素体气血不足，更宜受寒邪侵袭，故冻伤可分为虚证与实证，实为邪气实，虚为正气虚。

1. **实证** 实证可分为寒盛血凝和瘀滞化热证。受冻部位冰凉麻木，冷痛，肤色青紫，肿胀散漫，或有水疱、血疱，感觉迟钝或消失，形寒肢冷，得暖则舒，舌暗苔白，脉沉细。化热后可见疮面暗红微肿，溃烂腐臭，脓汁稠厚，筋骨裸露，发热口渴，便秘溲赤，舌暗红，苔黄，脉细数。

2. **虚证** 虚者可分阳虚、气虚、血虚或兼而有之。四末不温，恶寒倦怠，感觉麻木，昏昏欲睡，面色苍白，呼吸微弱，或四肢厥逆，甚而僵直，面色无华，脓水淋漓不敛，头晕目眩，舌淡苔白，脉沉微细或虚大无力。

【急救处理】

一、常规处理

1. 解冻　脱离致冻源，迅速撤离寒冷环境，移入暖房（22℃～25℃室温），脱去潮湿寒冷的衣服。

2. 复温　将病人置入40℃～42℃的温水中浸泡15～30分钟，快速复温。水温不宜过高，浸泡时间不宜太长，否则反而有害。

3. 活血化瘀　复方丹参注射液、川芎嗪、脉络宁注射液等静脉滴注；或使用肝素1～2mg/kg加入10%葡萄糖注射液500ml内滴注，每6小时一次。有出血倾向者禁用。

4. 冻伤局部的处理

一度冻伤：选用羌活、甘遂、甘草各30g，煎汤浸泡洗浴，每日3次；或取干姜、肉桂、附子各20g煎汤，在40℃～41℃的温度下浸浴。

二度冻伤：无菌条件下，用注射器吸尽水疱或血疱内液体（若已形成胶冻样物时可等其逐渐吸收），然后用无菌敷料包扎。也可选用马勃膏、红油膏、冻疮膏外敷。

三度冻伤：面积小者，外敷红油膏，后期改用白玉膏。面积大者，如无溃烂，也可用包扎法（同烧伤的早期包扎处理）；如有溃烂者，应行多口切开引流，但不主张早期清创，因为冻伤与烧伤不同，其冻伤后真实坏死界限往往比早期冻伤面积要小，而烧伤则反之。

5. 抗感染　对严重冻伤者应早期使用足量的广谱抗菌药物，以预防和控制感染。

6. 注射破伤风抗毒素　二度以上冻伤者，应注射破伤风抗毒素。

二、辨证救治

1. 实证

受冻部位冰凉麻木，冷痛，肤色青紫，肿胀散漫，或有水疱、血疱，感觉迟钝或消失，形寒肢冷，得暖则舒，舌暗苔白，脉沉细。化热后可见疮面暗红微肿，溃烂腐臭，脓汁稠厚，筋骨裸露，发热口渴，便秘溲赤，舌暗红，苔黄，脉细数。

【病机概要】寒客肌肤，筋脉凝结，经络瘀阻。

【治法】温经散寒，活血化瘀。

【处理】

方药：当归四逆汤合桃红四物汤为代表方，药用当归、赤芍、川乌、桂枝、细辛、桃仁、红花、生地、川芎、丹参、生姜，水煎服，服时加适量黄酒。

加减法：如有化热者可减川乌，合仙方活命饮加减。

2. 虚证

四末不温，恶寒倦怠，感觉麻木，昏昏欲睡，面色苍白，呼吸微弱，或四肢厥逆，甚而僵直，面色无华，脓水淋漓不敛，头晕目眩，舌淡苔白，脉沉微细或虚大无力。

【病机概要】体虚中寒，气血不足，真阳耗竭。

【治法】回阳救逆，益气养血。

【处理】

方药：四逆加人参汤合人参养荣汤为代表方，药用附子、甘草、人参、干姜、白芍、当归、陈皮、黄芪、桂心、白术、熟地、五味子、茯苓、远志。水煎服，每日1剂，分2次服，服时加适量黄酒。

【综合诊疗】

急救冻伤的关键在于脱离寒冷环境和复温。在复温过程中，皮肤一般呈炎性反应。深部组织的冻伤虽经复温，但损伤并未因此而终止，还会出现新的病变，突出的是微循环的改变。这是由于复温后冻区微血管显著扩张，甚至破裂，血液淤滞，毛细血管通透性增加，出现水肿和水疱，严重者可发生弥漫性血栓形成，导致组织坏死，称之为"冻融性损伤"，与复温方式有一定关系。一般认为快速复温能减少冻伤组织的损害。因此，复温浸泡时，水温不宜过高，水温过高会增加重缺血，造成更多的损伤。同理，已复温的病人不宜再温浴和按摩，否则会增加组织坏死和感染机会。

【预防与调护】

1. 全身冻伤者，要注意保暖，室温宜在20℃～25℃。
2. 受伤部位严禁火烤、热烫。
3. 保持受伤部位的清洁、干燥，未溃发痒者切忌搔破，防止继发感染。
4. 伤肢适当抬高，以利血液与淋巴回流。
5. 冻伤部位禁用有色药物，以免影响对伤情的观察。
6. 冬季寒冷季节，注意防寒与保温，鞋、袜、手套和耳套不要过紧，否则会影响血液循，增加冻伤机会。

第九节　缠腰火丹

缠腰火丹是一种皮肤上出现成簇水疱，呈带状分布，痛如火燎的急性疱疹性皮肤病。因其形状、生长部位不同而名称各异，所以又称"蛇串疮"、"蜘蛛疮"、"蛇丹"等。发于腰及胸腹者，称之缠腰火丹。好发于体质虚弱者、老年人或正气虚于一时之人。四季皆发，以春秋季发病率较高。

西医的带状疱疹可参照本病治疗。

【病因病机】

情志内伤，肝气郁结，久而化火，复感时令之邪，两邪相搏，循肝经而发；或嗜食肥甘厚味，内伤脾胃，湿自内生，复感外邪，与湿热互结，郁于肌肤而发，以上多为实证。若年老体弱，或久病之人，血虚肝旺，湿毒内蕴，结于经络，导致气血凝滞，经络瘀阻，更易感染外邪，发为此病，此为虚实夹杂之证，且迁延难愈。

【诊断与鉴别诊断】

一、疾病诊断要点

1. 初起患处疼痛隐隐，入夜尤甚，坐卧不宁，酸楚无力，微恶寒，可有发热，尔后，或数日，或旬月，患处出现皮疹，皮疹如绿豆大小，成簇成群，疱壁紧张，基底色红，疹间皮肤潮红，偶见坏疽，蛇样排列，可发于头面，亦可见胸腰，但不过任、督二脉，疹出后疼痛更甚，如灼如刺，夜不能寐，舌质或红或淡，苔或黄腻或白厚而腻。

2. 疱疹触痛，张力较大，暗红灼热，脉弦数或沉缓。

3. 诊断要点

（1）本病常发生于素体虚弱、大病以后或正气虚于一时者。

（2）有典型皮疹，疱疹小而成簇，疱浆混浊，基底暗红，疹间皮肤色红成片，沿神经走行分布，但局限于身体一侧，不过中线，疼痛呈静息痛，疹退后仍疼痛隐隐。

二、证候诊断要点

1. 肝经郁热　皮疹色红，疱壁紧张，灼热刺痛，常伴口苦咽干，烦躁易怒，小便短赤，大便秘结，舌质红，苔黄腻，脉弦滑数。

2. 脾虚湿蕴　疱色较淡，疱壁较松，疼痛较剧，夜半尤甚，食少腹胀，倦怠乏力，大便时溏，舌质淡或胖大，苔白厚腻，脉沉缓或滑。

三、鉴别诊断要点

1. 湿疮　呈多形性红疹，丘疹与疱疹并存，渗液，呈对称性分布。

2. 热疮　好发于皮肤黏膜交界处，皮疹为针尖大小疱疹，常为一群，一周左右痊愈，易复发。

【急救处理】

一、常规处理

1. 清开灵注射液 40ml 加入 5% 葡萄糖注射液 500ml 内静脉滴注，每日 1 次。
2. 金黄油、紫草油或青黛散外敷皮损。
3. 充分休息，必要时服用或肌注镇痛剂。
4. 穴位注射：取阿是穴，以 0.5% 普鲁卡因 5ml，维生素 B_1 100mg，阿昔洛韦 0.2g，皮损两端各注射半量，每日 1 次，3 天为一疗程。

二、辨证救治

1. 肝经郁热型

皮疹色红，疱壁紧张，灼热刺痛，常伴口苦咽干，烦躁易怒，小便短赤，大便秘结，舌

质红，苔黄腻，脉弦滑数。

【病机概要】肝郁化火，循经熏肤。

【治法】疏肝泻火，解毒止痛。

【处理】

（1）方药：龙胆泻肝汤为代表方，药用龙胆草、栀子、茯苓、生地、黄芩、泽泻、车前子、当归、柴胡、生甘草。

加减法：生于头面者加野菊花；发于上肢者加姜黄；发于下肢者加牛膝；血热者加丹皮、赤芍；热毒重者加大青叶、板蓝根；年老体虚者加黄芪。

（2）针灸：取外关、曲泉、太冲、血海、侠溪、阿是穴。心烦者加郄门、期门；便秘者加支沟。阿是穴施刺络拔罐法，以少量出血为佳；太冲点刺；余穴直刺。上述各穴均用泻法。

2. 脾虚湿蕴型

疱色较淡，疱壁较松，疼痛较剧，夜半尤甚，食少腹胀，倦怠乏力，大便时溏，舌质淡或胖大，苔白厚腻，脉沉缓或滑。

【病机概要】脾湿化热，湿毒蕴积皮肤。

【治法】健脾利湿，清热解毒。

【处理】

（1）方药：参苓白术散为代表方，药用党参、白术、茯苓、山药、炙甘草、白扁豆、莲子肉、薏苡仁、桔梗、砂仁。

加减法：湿盛者加茵陈，气滞者加柴胡、枳壳。

（2）针灸：取足三里、阴陵泉、脾俞、中脘、阿是穴。阴陵泉、中脘直刺，用泻法；足三里、脾俞直刺，用补法，留针20分钟。阿是穴施局部围刺。大便溏泻者加刺天枢以调理胃肠。

【综合诊疗】

缠腰火丹相当于西医的带状疱疹，是由水痘－带状疱疹病毒侵犯神经而引起。病毒进入人体后，长期潜伏于脊髓后根神经节的神经元内，当宿主的细胞免疫功能低下时，病毒被激活而活化发病。所以老年人、体质虚弱者、免疫功能低下者易患此病，特别是恶性肿瘤的病人更容易感染此病。部分病人在局部发疹数日内，全身出现水痘样皮疹，伴有高热，可并发肺炎、脑炎，病情加重时可致死亡，称为泛发性带状疱疹。故对病性严重的带状疱疹，如有恶性肿瘤者应特别注意。同时对患此病者，应检查免疫系统的功能。

【预防与调护】

1. 发病后应充分休息，进清淡易消化的食物。

2. 保持皮损的清洁、干燥，预防继发感染。

3. 加强锻炼，增强体质。

第十节 瘾 疹

瘾疹是急诊中常见疾病，是以皮肤上出现瘙痒性风团，发无定处，骤起骤退，消退后不留痕迹为主要临床特征的疾病。因其形态、发病特征和疹形不同，中医又称之为"风疹块"、"游风"、"时疫疙瘩"。四季皆可发生，但以春季多发。

西医的荨麻疹可参照本病治疗。

【病因病机】

先天禀赋不足，卫气不固，或因风寒、风热之邪客于肌表，与卫气搏结而发；或因气血不足，虚风内生；或因情志内伤，肝肾不足，而致风邪与气血搏结于肌肤而发风团。

【诊断与鉴别诊断】

一、疾病诊断要点

1. 发病诱因 常与进食某种食物、天气突变、精神紧张有关。

2. 发病特点 突然发作，皮损为大小不等、形状不一的风团或丘疹，界限清楚。皮损时起时没，剧痒难忍，发无定处，退后不留痕迹，可反复发作。

3. 伴随症状 部分病例可有腹痛、腹泻、发热、关节疼痛、胸闷、喘促等症，少数病例有脱厥（过敏性休克）情况发生。

二、证候诊断要点

1. 风热袭表证 风团鲜红，灼热剧痒，伴有发热，恶寒，咽喉肿痛，遇热则甚，舌红，苔薄白或薄黄，脉浮数。

2. 风寒束表证 皮疹色白，遇寒则甚，得暖则减，口不渴，舌淡苔白，脉浮紧。

3. 血虚风燥证 反复发作，迁延日久，午后或夜间加剧，伴心烦易怒，口干，手足心热，舌红少津，脉沉细。

三、鉴别诊断要点

1. 漆疮 发病前均有明显的油漆接触史，多在接触后的短时间内出现暴露或接触部位的皮肤损害，如红斑、水疱、皮疹。

2. 风瘙痒 是一种先皮肤瘙痒剧烈，搔抓后引起的抓痕、血痂、皮肤增厚、苔藓样变等皮肤损害的皮肤病。

四、相关检查

组织学检查可见表皮细胞有细胞内水肿，真皮内有小血管扩张，大量血清由毛细血管内

渗出，真皮内淋巴隙增宽，血管周围有轻度的嗜伊红细胞、嗜中性粒细胞、肥大细胞及淋巴细胞浸润。

【急救处理】

一、常规处理

1. 发病急，皮疹多，伴高热者可给予中药双黄连粉剂 3～6g 加入 5% 葡萄糖注射液 500ml 中静脉点滴。

2. 对伴随症严重如高热、水肿、胸闷、关节痛、喘促（喉头水肿）等的病人应给予激素治疗。强的松 1mg/（kg·d），总量不超过 60mg，分 4 次口服，连续 2 日，继之 0.75mg/（kg·d），分 4 次口服，连续 3 日，再 0.5mg/（kg·d），分 4 次口服，连用 3 日后停药。

3. 对有过敏性休克的病人，应给予脱敏及抗休克治疗。

二、辨证救治

1. 风热袭表

风团鲜红，灼热剧痒，伴有发热，恶寒，咽喉肿痛，遇热则甚，舌红，苔薄白或薄黄，脉浮数。

【证机概要】风热袭肺，风与气结。

【治法】疏风清热。

【处理】

（1）方药：银翘散为代表方，药用银花、连翘、桔梗、竹叶、薄荷、牛蒡子、荆芥穗、淡豆豉、生甘草。

加减法：痒甚加白鲜皮、地肤子；咽喉肿痛者加马勃、元参。

（2）针灸：取大椎、曲池、血海、风门、风池穴。大椎点刺放血，后加拔火罐；余穴直刺，用泻法。

2. 风寒束表

皮疹色白，遇寒则甚，得暖则减，口不渴，舌淡苔白，脉浮紧。

【证机概要】风寒束表，寒与气结。

【治法】疏风散寒。

【处理】

（1）方药：荆防败毒散为代表方，药用羌活、独活、柴胡、前胡、枳壳、茯苓、荆芥、防风、桔梗、川芎、甘草。

（2）针灸：取风门、肺俞、曲池、血海穴，直刺，用泻法。

3. 血虚风燥

反复发作，迁延日久，午后或夜间加剧，伴心烦易怒，口干，手足心热，舌红少津，脉沉细。

【证机概要】血虚生风，腠理不固。

【治法】养血祛风。

【处理】

（1）方药：四物消风饮为代表方，药用生地、当归、赤芍、川芎、荆芥、薄荷、蝉蜕、柴胡、黄芩、甘草。

加减法：发热者加地骨皮，痒甚者加僵蚕。

（2）针灸：取足三里、血海、三阴交、膈俞、脾俞、气海、风门。足三里、脾俞、气海直刺，用补法；血海、三阴交、膈俞直刺，平补平泻；风门斜刺，用泻法。

【综合诊疗】

急性瘾疹如反复发作，应查明可能的过敏原。在使用皮质激素治疗后停药时要注意逐渐减量的原则。在治疗较重的瘾疹时可使用10%葡萄糖酸钙10ml稀释后静脉缓注，每日1次。

【预防与调护】

1. 加强身体锻炼，增加机体抗病能力。

2. 反复发作的瘾疹应检查过敏原，尽量避免接触可能过敏的物质。

3. 注意天气变化，随时增减衣服，避免汗出当风。勿食腥燥动风之物，保持心情舒畅。

第七章

耳鼻喉科急症

第一节 乳 蛾

乳蛾是指以咽痛或异物感不适，喉核红肿，或表面附有黄白色脓性分泌物为主要特征的咽部疾病。西医学的扁桃体炎可参考本病进行辨证施治。

乳蛾是常见病、多发病，儿童和青壮年患病者尤多。并发症有喉痈、痹证、水肿、心悸、怔忡等病，故治疗不当时，会严重危害患者的身体健康。本病分急性、慢性两种，本节主要讨论急性发病期的救治。

【病因病机】

起病急骤者，多为风热之邪乘虚外袭，火热邪毒搏结喉核而致。

1. 风热外袭，肺经有热 风热邪毒从口鼻入侵肺系，咽喉首当其冲。风热外袭，肺气不宣，肺经风热循经上犯，结聚于咽喉，气血不畅，与邪毒互结喉核，发为风热乳蛾。

2. 邪热传里，肺胃热盛 外邪壅盛，乘势传里，肺胃受之，肺胃热盛，火热上蒸，灼腐喉核而为病。亦有多食炙煿，过饮热酒，脾胃蕴热，热毒上攻，蒸灼喉核而为病。

【诊断与鉴别诊断】

一、疾病诊断要点

1. 发病急骤，咽部疼痛，吞咽时加重，病人急性病容，面颊部潮红，全身不适，恶寒发热，体温可高达38℃～40℃，舌边尖红，或舌质红，苔薄黄或黄厚，脉浮数或洪数。

2. 扁桃体红肿，陷窝口可见黄白色脓点，或可见融合成片状假膜，但不超过扁桃体，假膜易擦掉，黏膜无出血点。下颌淋巴结常有肿大及压痛。

二、证候诊断要点

1. 风热外袭证 咽痛逐渐加剧，吞咽不利，当吞咽或咳嗽时疼痛加剧，咽喉干燥灼热，扁桃体红肿，连及周围咽部，并见发热，恶寒，头痛，鼻塞，舌边尖红，苔薄白或薄黄，脉浮数。

2. 肺胃热盛证 咽痛剧烈，痛连耳根及颌下，吞咽困难，扁桃体红肿，表面有黄白色脓点或连成片状假膜，重者，咽峡红肿，下颌可触及肿大淋巴结，压痛明显，并见高热，口渴，咳嗽，痰黄稠，口臭，大便秘结，小便黄赤，舌质红，苔黄厚，脉洪数。

三、鉴别诊断要点

1. 白喉 属急性传染病，多见于幼儿，起病缓，咽痛轻，中等度发热，但很快呈虚弱病容，身疲，面色苍白，脉细而数，中毒症状明显。扁桃体假膜呈灰白色，可超过扁桃体而波及周围，白膜坚韧而厚，不易拭去，强力拭去，黏膜有出血点。假膜涂片可查到白喉杆菌。颈淋巴结肿大，呈典型"牛颈"。

2. 痧喉 相当于猩红热性咽炎。属急性传染病，多见于2~5岁儿童，起病急，恶寒高热，双侧扁桃体红肿，表面假膜拭去后黏膜呈紫红色，全身有猩红色皮疹，舌乳头红肿，呈杨梅舌。

3. 烂喉痹 相当于奋森咽峡炎。起病缓慢，全身症状不明显，多为一侧咽痛，扁桃体覆有灰白色或灰黄色假膜，有臭味，易拭去，其下有溃疡。假膜涂片可查到奋森螺旋体及梭性杆菌。

4. 斑疹颐喉 相当于急性传染性单核细胞增多症。多见于小儿，急性发病，多为一侧扁桃体红肿，上有灰白色渗出物，易拭去，全身淋巴结肿大，白细胞先减少，后增至$(15 \sim 20) \times 10^9$/L，单核细胞增至$0.40 \sim 0.80$，异常淋巴细胞占白细胞总数10%以上，血清嗜异性凝集试验阳性。

四、相关检查

血常规检查白细胞总数可达$(10 \sim 15) \times 10^9$/L，中性粒细胞达$0.80 \sim 0.90$以上。

【急救处理】

一、常规处理

急性发病者具有传染性，故病人应适当隔离。
注意休息，多饮水，保持大便通畅，进流质易消化食物。

二、辨证救治

1. 风热外袭证

咽痛逐渐加剧，吞咽不利，当吞咽或咳嗽时疼痛加剧，咽喉干燥灼热，扁桃体红肿，连及周围咽部，并见发热，恶寒，头痛，鼻塞，舌边尖红，苔薄白或薄黄，脉浮数。

【证机概要】邪毒搏结于喉核，致脉络受阻，肌膜受灼。

【治法】疏风清热，消肿利咽。

【处理】

（1）方药：疏风清热汤为代表方，药用荆芥、防风、银花、连翘、牛蒡子、赤芍、象贝母、桔梗、甘草。

加减法：大便干结者，加全瓜蒌以润肠通便；咳嗽，有黄痰者，加桑白皮、黄芩以清热止咳化痰。

（2）中成药：清热解毒口服液：口服，每次 20ml，每日 2 次。双黄连口服液：口服，每次 20ml，每日 3 次。清开灵注射液：用于扁桃体红肿，无脓点，有高热者。20～40ml 加入 5% 葡萄糖注射液 500ml 中，静脉滴注，每日 1 次。双黄连粉针：静脉滴注，每次每千克体重 60mg，用生理盐水或 5% 葡萄糖注射液 500ml 稀释，每日 1 次。

（3）其他

针灸：取合谷、内庭、曲池、内关、足三里、阳陵泉穴，用泻法。若高热者，可少商点刺放血。

含漱：大黄 10g，煎水 200ml 含漱，每日 3 次。

喷喉：清热解毒，祛腐消肿，用冰硼散；苦寒泄热，祛腐除脓，可用珠黄散；清热解毒，祛腐生肌，用锡类散。每次吹药少许，每日 3 次。

含服：清咽滴丸含服，每次 4～6 粒，每日 3 次。

2. 肺胃热盛证

咽痛剧烈，痛连耳根及颌下，吞咽困难，扁桃体红肿，表面有黄白色脓点或连成片状假膜，重者，咽峡红肿，下颌可触及肿大淋巴结，压痛明显，并见高热，口渴，咳嗽，痰黄稠，口臭，大便秘结，小便黄赤，舌质红，苔黄厚，脉洪数。

【证机概要】肺胃热盛，火热上蒸，搏结于喉核，灼腐肌膜。

【治法】泻热解毒，利咽消肿。

【处理】

（1）方药：清咽利膈汤为代表方，药用荆芥、防风、薄荷、栀子、黄芩、连翘、银花、黄连、桔梗、甘草、牛蒡子、玄参、生大黄、玄明粉。

加减法：咳嗽，痰黄稠，下颌淋巴结肿大疼痛者，加射干、瓜蒌、贝母以清热化痰而散结；发热严重者加石膏以清热泻火。

（2）中成药：咽速康气雾剂：每次 3 揿，每日 3 次。清开灵颗粒：口服，每次 3～6g，每日 2～3 次。新清宁片：口服，每次 5 片，每日 3 次。金莲花片：口服，每次 3～4 片，每日 3 次。牛黄清胃丸：口服，每次 2 丸，每日 2 次。清开灵注射液：20～40ml 加入 5% 葡萄糖注射液 500ml 中，静脉滴注，每日 1 次。双黄连粉针：每次每千克体重 60mg，用生理盐水或 5% 葡萄糖注射液 500ml 稀释，静脉滴注，每日 1 次。

（3）其他

针灸：取合谷、内庭、曲池、内关、足三里、阳陵泉穴，用泻法。高热者，可点刺少商放血。

喷喉：清热解毒，祛腐消肿，用冰硼散；苦寒泄热，祛腐除脓，可用珠黄散；清热解毒，祛腐生肌，用锡类散。每次吹药少许，每日 3 次。

【综合诊疗】

乳蛾相当于现代医学的扁桃体炎，急性发作者往往病情较重，可引起各种并发症，应当引起重视。中西医结合治疗，可取得较好疗效。现代医学认为抗菌消炎是本病主要的治疗原则，首选青霉素，肌注或静脉用药，并根据病情随时更换药物，在治疗的同时可进行中医药

的辨证救治。

出现喉痈的并发症，参见本书"喉痈"的治疗方法。

出现急喉风的并发症，参见本书"急喉风"的抢救治疗方法。

【预防与调护】

1. 乳蛾急发者应彻底治愈，以免迁延日久，缠绵难愈。
2. 室内空气应流通，冷暖适中。患者不宜直接吹风，以防感冒。
3. 避免过食辛辣、油腻食物，宜食清淡易消化食物，多饮水，保持大便通畅。
4. 注意咽部卫生，常用淡盐水漱口。
5. 积极锻炼身体，增强体质，提高机体抵抗力。

第二节 喉 痹

喉痹是指以咽痛或异物感不适，咽部红肿，或喉底有颗粒状突起为主要特征的咽部疾病。西医学的咽炎及某些全身性疾病在咽部的表现可参考本病进行辨证施治。

喉痹一词，最早见于帛书《五十二病方》，以后《内经》多次论述了喉痹，如《素问·阴阳别论》："一阴一阳结谓之喉痹。"痹者，闭塞不通也。如《杂病源流犀烛》说："痹者，闭也，必肿甚，咽喉闭塞。"这里包括了喉痈、乳蛾、白喉以及部分口腔疾病在内，范围广泛，界线不清。后世医家将喉痹作为一种独立疾病，与喉痈、喉风、乳蛾等分开来，如《喉科心法·单蛾双蛾》说："凡红肿无形为痹，有形是蛾。"因此喉痹专指咽部红肿疼痛，或微红咽痒不适等为主要症状的咽病。根据其病因病机的不同，又有风热喉痹、风寒喉痹、虚火喉痹之分。本节主要讨论喉痹的急性期救治。

【病因病机】

1. 风热外袭 常因气候急剧变化，肺卫失固，风热邪毒乘虚侵犯，从口鼻直袭咽喉，内伤于肺，宣降失司，邪热上壅咽喉，而为喉痹。

2. 肺胃热盛 邪热壅盛传里，或过食辛热煎炒醇酒之类，肺胃蕴热，复感外邪，内外邪热搏结，蒸灼咽喉而为病。

【诊断与鉴别诊断】

一、疾病诊断要点

1. 多有受凉病史。
2. 咽部疼痛，发热，恶寒，头痛。
3. 咽部黏膜充血，呈鲜红色，腭弓、悬雍垂水肿，咽后壁淋巴滤泡和咽侧索也见红肿，扁桃体肿胀不明显。有的可见颌下淋巴结肿大并有压痛。舌质红，苔薄白或黄，脉浮数

或数。

二、证候诊断要点

1. 风热外袭证 初起咽部干燥灼热，微痛，吞咽不利，其后疼痛逐渐加重，有异物阻塞感。全身症状有发热恶寒，头痛，咳嗽痰黄。咽部微红微肿，悬雍垂肿胀色红，咽后壁淋巴滤泡红肿，苔薄白或微黄，脉浮数。

2. 肺胃热盛证 咽痛逐渐加重，痰涎多，吞咽困难，咽喉有梗塞感。全身可有高热，口干，头痛，痰黄而黏稠，大便秘结，小便黄。咽黏膜及悬雍垂红肿，咽后壁淋巴滤泡红肿，颌下淋巴结肿大压痛，舌赤苔黄，脉数有力。

三、鉴别诊断要点

1. 乳蛾急性期 咽痛，但扁桃体红肿或表面有黄白色脓点。

2. 疹喉 相当于猩红热性咽炎。虽也咽痛高热，但软腭及咽黏膜呈深红色弥漫性充血，发病 24 小时后出现典型皮疹和杨梅舌。

3. 斑疹颐喉 相当于急性传染性单核细胞增多症。多见于小儿，有咽痛发热，颈淋巴结肿大，白细胞增多（15～20）×10^9/L，单核细胞增多至 0.4～0.8，异常淋巴细胞占白细胞总数的 10% 以上，血清嗜异性凝集反应阳性。

4. 烂喉风 相当于急性粒细胞缺乏性咽峡炎。虽有咽痛，但疼痛剧烈，扁桃体有溃疡及坏死组织，全身症状重，呈衰竭状，高热达 40℃，白细胞显著减少，中性粒细胞消失。

【急救处理】

一、常规处理

卧床休息，多饮水，进流质饮食，保持大便通畅。

二、辨证救治

1. 风热外袭证

初起咽部干燥灼热，微痛，吞咽不利，其后疼痛逐渐加重，有异物阻塞感。咽部微红微肿，悬雍垂肿胀色红，咽后壁淋巴滤泡红肿，苔薄白或微黄，脉浮数。

【证机概要】邪毒从口鼻直袭咽喉，内伤于肺，风热相搏，致咽喉肿痛而为喉痹。

【治法】疏风清热，解毒利咽。

【处理】

（1）方药：疏风清热汤为代表方，药用银花、连翘、荆芥、防风、薄荷、牛蒡子、浙贝母、板蓝根、桔梗、生甘草。

（2）中成药：清热解毒口服液：口服，每次 20ml，每日 2 次。双黄连口服液：口服，每次 20ml，每日 3 次。清开灵注射液：20～40ml 加入 5% 葡萄糖注射液 500ml 中，静脉滴注，每日 1 次。双黄连粉针：每次每千克体重 60mg，用 5% 葡萄糖注射液 500ml 稀释，静脉

滴注，每日 1 次。

（3）其他：参考风热乳蛾风热外侵证。

2. 肺胃热盛证

咽痛逐渐加重，痰涎多，吞咽困难，咽喉有梗塞感。全身可有高热、口干、头痛、痰黄而黏稠、大便秘结、小便黄。咽黏膜及悬雍垂红肿，咽后壁淋巴滤泡红肿，颌下淋巴结肿大压痛，舌赤苔黄，脉数有力。

【证机概要】邪热壅盛传里，火邪蒸灼咽喉，致咽喉红肿、疼痛。

【治法】清热解毒，利咽消肿。

【处理】

（1）方药：清咽利膈汤为代表方，药用银花、连翘、牛蒡子、玄参、蚤休、山豆根、山栀、大黄。

加减法：痰稠黏难咳者，可加竹茹、天竺黄、桔梗；高热者可加石膏、知母。

（2）中成药：咽速康气雾剂：外用，每次 3 撳，每日 3 次。清开灵颗粒：口服，每次 3 ~ 6g，每日 2 ~ 3 次。新清宁片：口服，每次 5 片，每日 3 次。金莲花片：口服，每次 3 ~ 4 片，每日 3 次。牛黄清胃丸：口服，每次 2 丸，每日 2 次。清开灵注射液：20 ~ 40ml 加入 5% 葡萄糖注射液 500ml 中，静脉滴注，每日 1 次。双黄连粉针：静脉滴注，每次每千克体重 60mg，用生理盐水或 5% 葡萄糖注射液 500ml 稀释，每日 1 次。

（3）其他：参考风热乳蛾肺胃热盛证。

【综合诊疗】

喉痹相当于现代医学的咽炎。本病急性期往往病情较急，可引起各种并发症，应当引起重视。中西医结合治疗，可取得较好疗效。

现代医学认为抗菌消炎是本病主要的治疗原则，故可口服抗生素。病情严重者，可选青霉素肌注或静脉用药，并根据病情随时更换药物，在治疗的同时可进行中医药的辨证救治。出现急喉风的并发症当参见本书"急喉风"的抢救治疗方法。

【预防与调护】

1. 本病急性期应彻底治愈，以免转变为虚证喉痹。
2. 起居有时，寒暖适中，谨防感冒。
3. 节制饮食，少吃辛辣醇酒厚味，戒烟，可预防本病或有利于康复。
4. 多饮清凉饮料，如用白茅根、甘蔗、荸荠，或麦冬、沙参等煎水服用。
5. 加强锻炼身体，增强体质，使"正气存内，邪不可干"。

第三节　喉　痈

喉痈是指发生于咽喉及其邻近部位的痈肿。由于发病部位不同，因而名称各异。生于喉

关的称喉关痈或骑关痈，生于会厌的称会厌痈，生于喉底的称里喉痈，生于颌下的称颌下痈。本病皆因热毒引发，病情发展迅速，每致咽喉肿塞、剧痛，吞咽困难，甚则阻塞呼吸，危及生命。故《灵枢·痈疽》说："痈发于嗌中，名曰猛疽，猛疽不治，化为脓，脓不泻，塞咽，半日死。"

西医学的扁桃体周围脓肿、急性会厌炎及会厌脓肿、咽后脓肿、咽旁脓肿等疾病可参考本病进行辨证施治。临床上，以喉关痈即扁桃体周围脓肿为多见。

【病因病机】

本病多因脏腑蕴热，复感风热邪毒，或异物、创伤染毒，内外热毒搏结咽喉，灼腐血肉而为脓，毒聚成痈肿。早期多为实热证，若病程迁延，日久不愈，多为虚证或虚实夹杂证。

1. 外邪侵袭，热毒搏结 咽喉为肺胃所属，风热邪毒乘虚侵袭，循口鼻入肺系，咽喉首当其冲，邪毒与气血搏结不散，导致气血壅聚而为病。

2. 热毒搏结，化腐成脓 外邪不解，入里化火，引动脏腑积热上攻，内外火热邪毒搏结于咽喉，灼腐血肉而化为脓。

3. 气阴耗损，余邪未清 火热邪毒久灼咽喉，又因咽痛饮食难进，加之清解攻伐，气阴两伤，余邪未清。

【诊断与鉴别诊断】

一、疾病诊断要点

各种喉痈都有一些共同的症状，如咽喉疼痛剧烈，吞咽及语言困难，张口受限，恶寒发热，体温可高达39℃以上。病人呈急性病容，表情痛苦，颈项僵直，头部倾向患侧，舌质红，苔黄腻，脉数。检查：局部红肿高突，触之搏动，穿刺有脓。由于发病部位不同，各种喉痈又有其特有的临床表现，据此可作出相应的诊断。

1. 喉关痈 本病多发生于一侧，咽喉疼痛逐渐加重，吞咽困难，口涎外溢，语言含糊，张口困难，汤水易从鼻中流出。检查：前上型，脓肿位于扁桃体前上方，同侧舌腭弓红肿，高度向前膨隆，软腭亦红肿，悬雍垂被推向健侧，扁桃体向内下方移位，且被红肿的舌腭弓遮盖。后上型，脓肿在扁桃体与咽腭弓之间，患侧咽腭弓红肿，扁桃体移向前内方，软腭悬雍垂无肿胀。前下型，脓肿在扁桃体与舌根之间，牙关紧闭明显，扁桃体中部和舌根触痛明显，舌腭弓下部充血肿胀。患侧淋巴结肿大。

2. 会厌痈 起病急骤，咽喉剧痛，吞咽困难，张口流涎，言语含糊，甚则呼吸困难。间接喉镜检查：会厌充血肿胀，或肿如球状，如痈肿已成，则有局部隆起，表面有黄白色脓点。喉部X线侧位片显示会厌肿大。

3. 里喉痈 多发生于小儿。起病急，疼痛剧烈，语音带鼻音，颈项强直，吞咽困难，甚者脓肿阻塞气道，出现痰鸣气急，呛咳，呼吸困难，更甚者可发生窒息危症。检查：咽后壁一侧隆起，充血，脓肿较大者可将患侧咽腭弓及软腭向前推移。患侧淋巴结肿大。

4. 颌下痈 咽部及颈部疼痛剧烈，吞咽困难，言语不清，张口困难。检查：患侧下颌

部肿胀压痛，咽侧壁隆起，充血，扁桃体及腭弓被推向中线，扁桃体无红肿。患侧淋巴结肿大。

二、证候诊断要点

1. 风热侵袭证　病初起，咽喉疼痛，多偏于一侧，吞咽时加重。检查见患处红肿，轻度隆起，散漫无头，触之坚硬。多有发热，恶风，头痛，周身不适，舌质红，苔薄白微黄，脉浮数。

2. 热毒壅盛证　一侧咽喉疼痛剧烈，或痛连耳窍，吞咽困难，汤水难下，口涎外溢，语言含糊，张口困难。检查见局部红肿高突，若为喉关痛，则见软腭及舌腭弓上方隆起，扁桃体被推向内下方，悬雍垂被推向对侧；若为颌下痛，则见咽侧壁及扁桃体被推向咽中线。多有高热口臭，头胀痛，大便秘结，小便黄，舌质红，苔黄腻，脉洪数或滑数。

3. 气阴耗损证　咽痛逐渐减轻，身热已平，红肿始退，咽干口渴，倦怠乏力，懒动少言。检查见患处红肿突起已平复，黏膜色红欠润，或溃口未愈合。舌红或淡红，苔薄黄而干，脉细数。

三、鉴别诊断要点

1. 牙龈痛　炎症部位主要在下颌第三磨牙周围，牙龈红肿并覆盖部分牙冠。触痛明显，有脓溢出，炎症波及舌腭弓，可发生吞咽困难和张口困难，极似扁桃体周围脓肿。

2. 白血病　一侧或两侧扁桃体肿大和周围红肿，穿刺无脓，出血不止，全身淋巴结肿大，白细胞常至 20×10^9/L 以上，但有许多未成熟细胞，红细胞及血红蛋白降低。应注意血液检查及全身检查。

3. 扁桃体恶性肿瘤　疼痛，不发热，生长迅速，局部坚硬，常伴有颈淋巴结转移，活检易确诊。

4. 脓毒型白喉　极似扁桃体周围脓肿，软腭高度红肿，但扁桃体与咽部有白喉的典型伪膜，可查出白喉杆菌，且有明显全身中毒现象。

四、相关检查

血常规检查白细胞总数可达（10~15）$\times 10^9$/L，中性粒细胞达 0.80~0.90 以上。

【急救处理】

一、常规处理

卧床休息，进流质饮食，常用温盐水漱口，保持大便通畅。

二、辨证救治

喉痛的病变过程可分为酿脓期、成脓期、溃脓期。辨是否成脓乃辨证关键，及时采取排脓治疗，对缩短病程至关重要。

1．风热侵袭证

病初起，咽喉疼痛，多偏于一侧，吞咽时加重。检查见患处红肿，轻度隆起，散漫无头，触之坚硬。多有发热，恶风，头痛，周身不适，舌质红，苔薄白微黄，脉浮数。

【证机概要】风热邪毒侵袭，搏结于咽喉，气血凝滞，致咽喉红肿疼痛。

【治法】疏风清热，解毒消肿。

【处理】

（1）方药：五味消毒饮为代表方，药用银花、野菊花、蒲公英、地丁、天葵子、荆芥、防风、白芷。

加减法：肿痛甚者加射干、山豆根、花粉；咳者加枇杷叶、杏仁、桑叶。

（2）中成药：清热解毒口服液：口服，每次 20ml，每日 2 次。双黄连口服液：口服，每次 20ml，每日 3 次。

（3）其他

喷药：当喉痈未成脓时，用冰硼散或西瓜霜喷喉，每日 3 次。有解毒消肿的作用。

含漱：防风 4.5g，甘草 4.5g，银花 15g，连翘 15g，薄荷 3g，荆芥 4.5g，加水两碗，煎成一碗，漱口，一日 2～3 次。

含服：清咽滴丸，每次 4～6 粒，一日 3 次。

外敷：颌下红肿者，用如意金黄散或紫金锭外敷。亦可用木芙蓉叶 60g，红糖 6g，捣烂外敷，有清热解毒散结的作用。

针刺：针刺少商、商阳穴出血以泄热毒，或在痈肿未成脓时，用三棱针于局部肌膜浅刺 5～6 次，使其出血，以泄热消肿止痛。

2．热毒壅盛证

一侧咽喉疼痛剧烈，或痛连耳窍，吞咽困难，汤水难下，口涎外溢，语言含糊，张口困难。检查见局部红肿高突。若为喉关痈，则见软腭及舌腭弓上方隆起，扁桃体被推向内下方，悬雍垂被推向对侧；若为颌下痈，则见咽侧壁及扁桃体被推向咽中线。多有高热，口臭，头胀痛，大便秘结，小便黄，舌质红，苔黄腻，脉洪数或滑数。

【证机概要】火热邪毒壅盛，灼腐肌膜酿脓，致咽喉红肿剧痛，患处高突。

【治法】清热解毒，利膈消肿。

【处理】

（1）方药

清咽利膈汤适用于脓未成者，药用黄芩、山栀子、银花、连翘、黄连、荆芥、牛蒡子、玄参、生大黄、芒硝、赤芍、甘草。

加减法：口干渴欲饮者加天花粉、淡竹叶；大便通畅或体质较弱者可去大黄、芒硝，加黄柏或火麻仁；痰涎壅盛者可加僵蚕、胆南星等。

仙方活命饮适用于脓已成者，药用银花、防风、白芷、陈皮、象贝母、穿山甲、皂角刺、天花粉、归尾、赤芍、乳香、没药。

加减法：大便干结者加生大黄。

若热毒侵入营血，干扰心神，出现高热烦躁，神昏谵语者，应以清营凉血解毒为主，可

用犀角地黄汤，并选加安宫牛黄丸、紫雪丹，以开窍安神。

（2）其他

切开排脓：当喉痈已成脓（局部软而有波动感），应及时穿刺抽脓，或用小尖刀切开排脓，脓出后则身热减退，局部疼痛减轻。

喷药、含漱、含服、外敷、针刺同风热侵袭型。

3. 气阴耗损证

咽痛逐渐减轻，身热已平，红肿始退，咽干口渴，倦怠乏力，懒动少言，检查见患处红肿突起已平复，黏膜色红欠润，或溃口未愈合，舌红或淡红，苔薄黄而干，脉细数。

【证机概要】气阴耗损，余邪未清。

【治法】益气养阴，清解余毒。

【处理】

（1）方药：沙参麦冬汤为代表方，药用沙参、麦门冬、玉竹、天花粉、扁豆、甘草、桑叶、太子参、银花、蒲公英。

加减法：溃口久不愈合者加黄芪。

（2）其他

喷药：以冰硼散吹患处，若创口愈合慢时，可用养阴生肌散吹患处，每日 3～4 次。

含漱、含服同风热侵袭型。

针刺：针刺合谷、足三里、中脘，用平补平泻法，每日 1 次。足三里、中脘也可用悬灸法，可理调脾胃，益气养血。

【综合诊疗】

喉痈相当于现代医学的咽部脓肿，本病临床症状较重，发展迅速，容易产生并发症，应当引起重视。中西医结合治疗可取得较好临床疗效。

在脓肿形成前，应用足量广谱抗生素静脉滴注，以控制感染，同时加用中药，一旦脓肿形成，穿刺抽脓或切开排脓仍是最有效的治疗方法，中药协同应用，对减轻症状和及早治愈有良好作用。扁桃体周围脓肿的患者，待炎症消退 2～3 周后可行扁桃体切除术。

若有痰鸣气急，呼吸困难者，当按急喉风处理，必要时配合气管切开，以保持气道通畅。

【预防与调护】

1. 病中多饮水，注意休息。

2. 吞咽困难者，宜进流质或半流质饮食，以养胃气。忌食辛辣厚味。

3. 密切观察病情变化，并掌握时机，及时行抽脓或切开排脓治疗。

4. 对于小儿患里喉痈的检查和排脓，要在充分准备下进行，防止出现脓液突然涌出堵塞气道。

5. 对急乳蛾应尽早治愈，以免邪毒向周围扩散而变生喉关痈；若慢乳蛾反复急性发作，引起喉关痈者，病愈后宜行扁桃体切除术。

第四节 急喉风

急喉风是指以吸气性呼吸困难为主要特征的急性咽喉疾病，临床上以咽喉红肿疼痛，呼吸困难，痰涎壅盛，语言难出，汤水难下为主要症状，严重者可发生窒息死亡。西医学的急性喉阻塞可参考本病进行就治。

急喉风可由咽喉痈及各种急性咽喉病发展而致，是喉科常见的急症之一，若未及时进行正确治疗，病人常发生死亡。由于小儿声门狭小，喉黏膜下组织松弛，喉部神经易受刺激而引起痉挛，故发生喉阻塞的机会较成人为多。

【病因病机】

1. 痰火壅闭 肺胃素有蕴热，复感风热之邪，内外邪热结聚，火动痰生，痰火邪毒结聚于咽喉而为病。

2. 风痰壅闭 脾虚痰湿内生，外感风邪，引动痰涎上壅，闭阻喉间，气道不畅而为病。

【诊断与鉴别诊断】

一、疾病诊断要点

1. 发病急，以吸气期呼吸困难，吸气期喉鸣，痰涎壅盛，声音嘶哑，或语言难出，汤水难下及软组织凹陷（胸骨上窝、锁骨上窝、肋间隙吸气时向内凹陷，称"三凹征"，严重者剑突下方或上腹部也可出现吸气性凹陷，称为"四凹征"）为主要表现。急性咽喉病发展而出现上述症状者，则诊断更为明确。

吸气期呼吸困难根据其程度及病情的轻重，临床可分为四度：

Ⅰ度：安静时无呼吸困难表现，活动或哭闹时出现轻度吸气期呼吸困难、喉鸣及软组织凹陷。

Ⅱ度：安静时也出现轻度吸气期呼吸困难，活动时加重。

Ⅲ度：吸气期呼吸困难明显，喉鸣及软组织凹陷明显，并因缺氧而出现烦躁不安，不易入睡，不愿进食，脉搏加快等症状。

Ⅳ度：呼吸极度困难，呼吸浅速，唇青面黑，额汗如珠，身汗如雨，甚则四肢厥冷，脉沉微欲绝，神昏，濒临窒息。

2. 喉咽部黏膜肿胀、水肿或充血，甚至整个喉部水肿。

二、证候诊断要点

1. 痰火壅闭证 突然出现咽喉疼痛，吞咽不利，喉部紧缩感，呼吸困难，出现三凹征或四凹征，喉鸣，咳时可闻哮吼声，声音嘶哑或语言难出，痰涎壅盛，声如拽锯，汤水难下。检查见咽喉红肿剧烈，会厌或声带红肿明显，痰涎多，或有腐物。可有憎寒壮热，或高

热神烦，汗出如雨，口干欲饮，大便秘结，小便短赤，舌质红或绛，苔黄或腻，脉数或沉微欲绝等。

2. 风痰壅闭证 多见于小儿患者。外感风邪之后，突发喉间堵塞，痰声辘辘，呼吸不畅，甚则牙关紧闭，目睛上视，四肢躁扰，可见三凹征或四凹征，声音嘶哑，发音费力，甚则无音。检查见喉部黏膜肿胀色淡，声带水肿，喉部有多量白色痰涎。或见恶寒发热，头痛，鼻塞流涕，胸部痞闷，纳差，腹胀便溏，舌淡苔白腻或白滑，脉濡缓或滑。

三、鉴别诊断要点

1. 咳嗽、哮喘 在发作严重时，可引起一时呼吸困难，但检查喉部黏膜多无充血水肿。

2. 喉白喉 可发生呼吸困难，但检查喉部有灰白色假膜，并无充血水胀。

【急救处理】

一、常规处理

对急性喉阻塞患者的急救措施，要分秒必争，迅速解除阻塞症状，以免继续缺氧而损伤心脏和中枢神经系统。

二、辨证救治

1. 痰火壅闭证

突然出现咽喉疼痛，吞咽不利，喉部紧缩感，呼吸困难，呈现三凹征或四凹征，喉鸣，咳时可闻哮吼声，声音嘶哑或语言难出，痰涎壅盛，声如拽锯，汤水难下。检查见咽喉红肿剧烈，会厌或声带红肿明显，痰涎多，或有腐物。可有憎寒壮热，或高热神烦，汗出如雨，口干欲饮，大便秘结，小便短赤，舌质红或绛，苔黄或腻，脉数或沉微欲绝等。

【证机概要】内外邪热结聚，火动痰生，上攻咽喉，火毒痰涎搏结于喉，致咽喉肿塞壅闭，气道不通。

【治法】泻火解毒，祛痰开窍。

【处理】

（1）方药：清瘟败毒饮为代表方，药用水牛角、生石膏、黄连、黄芩、栀子、知母、连翘、玄参、赤芍、丹皮、竹叶、桔梗、甘草。

加减法：痰涎壅盛者加天竺黄、贝母、瓜蒌、葶苈子、竹茹等清热化痰散结；大便秘结者可酌加大黄、芒硝等。

（2）中成药：紫雪丹：每次1.5~3g，一日2次。至宝丹：每次1丸，研碎，温开水送服，小儿半丸。六神丸：每次5粒，一日3次。

（3）其他

针灸：取合谷、少商、商阳、尺泽、少泽、曲池、天鼎、扶突、丰隆等穴，用泻法，不留针。或点刺少商、商阳出血泄热。

吹药：以冰硼散、珠黄散等清热解毒、消肿祛痰药物，频频吹喉。

蒸汽吸入：选用金银花、菊花、薄荷、藿香、佩兰、葱白、紫苏等药，适量煎煮，令患者吸入其蒸汽，以祛风清热，消肿通窍。

含漱：咽部有红肿者，用漱口方含漱，以清洁局部，并有解毒消肿之用。

2. 风痰壅闭证

多见于小儿患者。外感风邪之后，突发喉间堵塞，痰声辘辘，呼吸不畅，甚则牙关紧闭，目睛上视，四肢躁扰，可见三凹征或四凹征，声音嘶哑，发音费力，甚则无音。检查见喉部黏膜肿胀色淡，声带水肿，喉部有多量白色痰涎。或见恶寒发热，头痛，鼻塞流涕，胸部痞闷，纳差，腹胀便溏，舌淡苔白腻或白滑，脉濡缓或滑。

【证机概要】脾虚痰湿内生，外感风邪，引动痰涎上壅，闭阻喉间，气道不通而为病。

【治法】疏风散邪，涤痰开窍。

【处理】

（1）方药：三拗汤合涤痰汤为代表方，药用麻黄、杏仁、半夏、橘红、茯苓、枳实、竹茹、胆南星、石菖蒲、甘草。

（2）中成药：苏合香丸，每服1丸，温开水送下，小儿用量酌减。

（3）其他：同痰火壅闭证。

【综合诊疗】

急喉风相当于现代医学的急性喉阻塞，本病临床病情危重，变化快，常危及生命，故应当引起重视。对急喉风的治疗，宜早不宜晚，千万不要延误治疗时机。气管切开术和气管插管术是解除喉阻塞的有效措施，但并非所有喉阻塞患者都需要做气管切开或插管，其治疗方法应根据其病因、呼吸困难的程度和患者的情况及客观条件来决定。

若能立即去除病因者，如喉部异物，应迅速加以去除。咽后脓肿应切开排脓。

若病因不明或一时不能去除病因，如喉肿瘤、双侧声带麻痹、喉外伤或瘢痕狭窄等，并已有Ⅲ度呼吸困难症状者，则应立即施行气管切开术，即使是Ⅱ度呼吸困难，亦应考虑手术。

Ⅰ度或Ⅱ度呼吸困难，应积极进行病因治疗，同时密切观察病情变化。如炎症引起的喉阻塞，可先给氧，并予足量有效的抗生素和糖皮质激素类药物，大多数短时间内炎症可以减轻，呼吸困难即能缓解。若短时间内呼吸困难不缓解，或有加重者，须立即施行手术疗法。

若为Ⅳ度呼吸困难，不论其原因如何，必须先给氧，立即施行气管切开术，或先插管后再行气管切开。

【预防与调护】

古人有"走马看喉风"之说，形容本病病情危急，变化迅速，严重者瞬息间可以引起窒息死亡，故护理显得尤其重要。

1. 密切观察病情的变化，做好充分的准备，随时进行抢救。

2. 避免加重呼吸困难症状，应多休息，少活动。痰涎较多，采取半卧位。

3. 饮服药物应缓缓吞咽，使药物能停留于局部较长时间，而发挥更大作用。

4. 饮食物忌燥热及甜腻，以免助长火势及滋生痰湿，加重病情。
5. 要注意及早防治各种咽喉疾患，以免发展成本病。

第五节 鼻 衄

鼻衄，即鼻出血，是多种疾病的常见症状之一。古人根据病因及症状不同而命名，如《诸病源候论》有伤寒鼻衄、时气鼻衄、热病鼻衄、温病鼻衄、虚劳鼻衄等。《三因极一病证方论》有五脏衄、酒食衄、折伤衄等。伤寒太阳病的"红汗"、妇科病"经行衄血"（或称"倒经"）也都属于鼻衄的范畴。鼻衄严重者，又称"鼻洪"或"鼻大衄"。若衄血经久不愈，称为"鼻久衄"或"鼻衄不止"。西医学也称鼻出血或鼻衄。

鼻衄是耳鼻喉科常见症状，可以发生在任何年龄，既可由鼻腔本身疾病引起，也可由鼻周乃至全身性疾病引起，故在治疗时应全面考虑。

【病因病机】

鼻衄可分为虚证和实证两大类。实证者，多因火热气逆、迫血妄行而致；虚证者，多因阴虚火旺或气不摄血而致。

1. 肺经风热 外感风热或燥热之邪，首先犯肺，肺失肃降，邪热循经上犯鼻窍，损伤血络，血溢鼻中而为衄。

2. 胃热炽盛 胃经素有积热，或因暴饮烈酒，过食辛辣，致胃热炽盛，火热内燔，循经上炎，迫血妄行而为鼻衄。

3. 肝火上逆 情志不舒，肝气郁结，郁久化火，循经上炎，或暴怒伤肝，肝火上逆，血随火动，灼伤鼻窍脉络，血溢脉外而为衄。

4. 心火亢盛 由于操心劳神太过，情志之火内生，致心火亢盛，迫血妄行，发为鼻衄。

5. 肝肾阴虚 素体阴虚，或劳损过度，久病伤阴，而致肝肾阴虚，水不涵木，肝不藏血，水不制火，虚火上炎，损伤鼻窍血络，血溢脉外而衄。

6. 脾不统血 久病不愈，忧思劳倦，饮食不节，损伤脾胃，致脾气虚弱，统摄无权，气不摄血，血不循经，渗溢于鼻窍而为衄。

【诊断与鉴别诊断】

一、疾病诊断要点

1. 血从鼻孔流出，即可诊断鼻衄。

2. 鼻衄多为单侧，亦可为双侧；可间歇反复出血，亦可持续出血；出血量多少不一，轻者仅涕中带血，重者可引起失血性休克；反复出血则可导致贫血。

3. 出血部位大多数发生于鼻中隔前下方的易出血区。儿童鼻出血几乎全部发生在鼻腔前部；青年人虽以鼻腔前部出血多见，但也有少数严重的出血发生在鼻腔后部。40岁以上

中老年人的鼻出血，则多见于鼻腔后部。

二、证候诊断要点

本病皆因鼻部血络损伤所致，归纳起来，可分虚证和实证两大类。

1. 实证 患者在鼻衄之前，可有周身烘热，面红，头胀脑热之感，继而血涌鼻窍，口鼻出血，鼻衄多突然而发，来势较急猛，出血量较多，血色较鲜红，舌质红，苔薄白或黄，脉数。

2. 虚证 一般无先兆症状，或只感鼻痒不适，随之鼻血渗渗而出，鼻衄来势缓慢，时出时止，出血量较少，血色较淡，舌质嫩红而少津，或舌淡，苔少或薄，脉细数或缓弱。

三、鉴别诊断要点

1. 鼻咽或鼻腔肿物 涕中时见血丝，要注意可能是鼻咽癌或鼻腔肿物的早期症状之一。若肿物破裂，可致鼻大衄。鼻咽镜检查可见鼻咽肿物。若为鼻腔肿物，鼻腔检查可以发现肿物。

2. 咳血及吐血 鼻衄甚者，血可从口溢出，或因大量血液被咽下，片刻后呕吐而出，皆易与咳血及吐血相混淆，故应鉴别。咳血是血由肺来，经气道咳嗽而出，纯血鲜红，常间夹泡沫，或痰血相兼，或痰中带血丝。吐血是血由胃来，经食道呕吐而出，甚则倾盆盈碗，血色紫暗或呈咖啡色，夹有食物残渣。而鼻衄则为血从鼻孔流出，系鼻络受伤所致，故可鉴别。正如《症因脉治·内伤衄血》所说："夫血从胃中呕出名吐血，从肺中咳出名嗽血，从鼻孔流出名衄血。分立三条，则经络各别。"

四、相关检查

1. 鼻腔及鼻咽部检查 先用浸 0.1% 肾上腺素的棉片加数滴 2% 丁卡因溶液塞鼻收缩鼻腔黏膜，从首先出血的一侧鼻腔寻找出血点，特别要注意鼻中隔前下方的血管丛区，检查黏膜表面有无充血、静脉曲张、糜烂、溃疡、血痂等。鼻腔前部出血，一般较容易发现。而鼻腔后部出血，常迅速流入咽部，从口吐出，则需行鼻内窥镜检查，以寻找出血点。

2. 血常规 了解红细胞、血色素及血小板情况，同时除外血液病。

【急救处理】

一、常规处理

1. 鼻衄属于急诊，病人往往情绪紧张、恐惧，医务人员首先应予以安慰，使之镇静。问清出血情况，详细检查鼻腔，采取适当方法止血。

2. 患者应取坐位或半坐位，疑有休克时，可取平卧低头位。嘱病人将流入口中之血液尽量吐出，以免咽下刺激胃部引起呕吐。

3. 对鼻出血的病人，治疗上要遵照"急则治其标"之原则，首先尽快把血止住，然后施以病因治疗。常用的外用止血方法有：

（1）冷敷法：以冷水浸湿的毛巾或冰袋敷于患者的前额或颈部，以达到凉血止血的目的。

（2）压迫法：少量出血者，可捏紧两侧鼻翼数分钟局部压迫止血。此法常与冷敷法配合使用。

（3）导引法：令病人双足浸于温水中，或以大蒜捣烂，敷于足底涌泉穴上，有引热下行的作用，而协助止血。

（4）滴鼻法：香墨浓研，滴入鼻中。香墨有止血作用，可使出血停止。

（5）吹鼻法：用血余炭、马勃、百草霜、三七粉、云南白药等具有止血作用的药粉吹入鼻腔，黏附于出血处，而达到止血目的。亦可将上述药物放在棉片上，贴于出血处，或填塞鼻腔。

（6）烧灼法：出血部鼻黏膜表面麻醉，在出血点涂30%～50%的硝酸银或三氯醋酸，利用其蛋白凝固作用使破裂的小血管封闭。也可电烧该部，或者应用激光治疗。

（7）鼻腔填塞法：用上述方法未能止血者，可用明胶海绵或凡士林纱条填塞患侧鼻腔。先以1：1000肾上腺素棉片加数滴2%丁卡因收缩鼻腔黏膜，便于看清出血点和减少填塞时的疼痛。将凡士林纱条的一段双叠8～10cm，放入鼻腔后上方嵌紧，再将折叠部分上下分开，使短段平贴鼻腔上部，长段平贴鼻底，自长段纱条末段开始，以上下折叠的形式紧贴鼻腔，用一干棉球将纱条末端塞入前鼻孔内，外用纱布、胶布加以固定。填塞时间一般不超过2天。

（8）后鼻孔填塞法：用于经鼻腔填塞法未能止血者。用凡士林纱条做成近似病人后鼻孔大小的锥形纱球（或做成比后鼻孔略大的枕形纱球），尖端系粗丝线两根，底部系一根。再用小号导尿管从出血侧前鼻孔插入鼻腔直至口咽部并将头端拉出口外，与纱球尖端丝线相缚，回抽导尿管，借器械之力，将纱球经口腔越过软腭嵌入后鼻孔处，再作鼻腔填塞。将鼻外两线缚于一小纱块上，固定在前鼻孔处，底部单线或悬留软腭后面（约5cm即可），或固定在口角处。2～3天后拉着底部单线将纱球自后鼻孔取出。如仍有出血，则需重填。注意无菌操作，且勿使咽鼓管咽口受压，给抗生素以防中耳炎等并发症。

二、辨证救治

（一）实证鼻衄

1. 肺经风热证

鼻中出血，点滴而出，色鲜红，量不甚多，鼻腔干燥，有灼热感，兼有咳嗽痰少，口干身热，舌尖边红，苔薄白而干，脉浮数或数。

【证机概要】肺热壅盛，上熏鼻窍，热伤脉络，血液妄行，故为鼻衄。

【治法】疏风清热，凉血止血。

【处理】

（1）方药：桑菊饮为代表方，药用桑叶、菊花、连翘、薄荷、桔梗、杏仁、芦根、黄芩、丹皮、茅根、山栀炭、侧柏叶。

加减法：肺经热盛，无表证者，可去薄荷；痰热壅肺者，可加瓜蒌、贝母、冬瓜仁。

（2）中成药：荷叶丸：每次 1 丸，一日 2～3 次。羚羊清肺丸：每次 1 丸，一日 3 次。

2．胃热炽盛证

鼻中出血，量多，血色鲜红或深红，鼻内干燥，口干口臭，烦渴引饮，大便秘结，小便短赤，舌质红，苔黄厚干，脉洪大而数。

【证机概要】热蕴于胃，循经上炎，灼伤鼻络，血随热涌，而致鼻衄。

【治法】清泻胃火，凉血止血。

【处理】

（1）方药：犀角地黄汤为代表方，药用水牛角、生地、丹皮、赤芍、石膏、知母、白茅根、侧柏叶、旱莲草。

加减法：大便秘结者加大黄、瓜蒌仁以通腑泄热。

（2）中成药：犀角地黄丸：每次 2 丸，一日 2 次。十灰散：每次 9g，一日 2 次；也可用于外治，如吹鼻止衄。

3．肝火上逆证

鼻衄量多，血色深红，头痛头晕，口苦咽干，胸胁苦满，面红目赤，急躁易怒，舌质红，苔黄，脉弦数。

【证机概要】肝火上逆，灼伤鼻窍脉络，血溢脉外而为衄。

【治法】清肝泻火，凉血止血。

【处理】

（1）方药：龙胆泻肝汤为代表方，药用龙胆草、栀子、黄芩、柴胡、生地、木通、泽泻、车前子、茜草根、仙鹤草、藕节、旱莲草。

加减法：热甚者，选加羚羊角、生石膏、黄连、竹茹等清泻上炎之火；口干甚者，选加麦冬、玄参、知母、葛根等清热养阴生津。

（2）中成药：龙胆泻肝丸：每次 6～9g，每日 3 次。泻青丸：每次 1 丸，每日 2 次。当归龙荟丸：每次 6～9g，每日 2 次。

4．心火亢盛

鼻血外涌，血色鲜红，鼻黏膜色赤，伴有面赤，心烦失眠，身热口渴，口舌生疮，大便秘结，小便黄赤，舌尖红，苔黄脉数，甚则神昏谵语，舌质红绛，少苔，脉细数。

【证机概要】心火亢盛，迫血妄行。

【治法】清心泻火，凉血止血。

【处理】

（1）方药：泻心汤加味，药用大黄、黄芩、黄连、白茅根、侧柏叶、茜草根。

加减法：心烦不寐、口舌生疮者，加生地、木通、莲子心以清热养阴，引热下行。

（2）中成药：栀子金花丸口服。

（二）虚证鼻衄

1．肝肾阴虚证

鼻衄色红，时作时止，量不多，口干少津，头晕眼花，耳鸣，心悸，失眠，五心烦热，舌质嫩红或绛而少津，舌苔少，脉细数。

【证机概要】肝肾阴虚，虚火上炎，伤及血络。

【治法】滋养肝肾，凉血止血。

【处理】

（1）方药：知柏地黄丸为代表方，药用生地黄、淮山药、丹皮、黄柏、知母、山茱萸、旱莲草、仙鹤草、藕节、阿胶、侧柏叶。

（2）中成药：知柏地黄丸：每次1丸，每日2次。大补阴丸：每次1丸，每日2~3次。二至丸：每次9g，每日3次。阿胶：每次3~9g，炖服，每日2~3次。

2．脾不统血证

鼻衄，血渗渗而出，色淡红，量或多或少，面色不华，饮食减少，神疲懒言，舌淡苔薄，脉缓弱。

【证机概要】脾气虚弱，气不摄血，渗溢于鼻，而致鼻衄。

【治法】健脾益气，摄血止血。

【处理】

（1）方药：归脾汤为代表方，药用黄芪、白术、茯苓、党参、枣仁、炙甘草、阿胶、仙鹤草、侧柏叶、棕榈炭。

（2）中成药：归脾丸：每次1丸，每日3次。

（3）其他疗法

针灸：针刺迎香穴或上星穴，频频捻转，血止出针。以灯心草浸麻油点燃后烧灸少商穴，左衄灸右，右衄灸左。

耳针：取内鼻、神门、交感穴，中等刺激，留针15~20分钟，每日1次，4~6次为一疗程。

【综合诊疗】

鼻衄相当于现代医学的鼻出血，本病临床病情较急，变化快，容易产生并发症。故鼻出血的治疗原则是"先治标，后治本"，即首先要应用各种止血方法，使鼻衄停止下来，然后再做必要的检查，寻找病因，针对病因进行治疗。必要时请其他科会诊，根治引起鼻衄的疾病。

一般情况下，鼻出血止住后，可进行中医药的辨证救治。

若持续大量衄血不止，气短息微，面色苍白，大汗淋漓，或手足厥冷，脉微欲绝。此为气随血脱证，治宜益气固脱，参看"脱证"一节。

少数严重出血，如为外伤、肿瘤或手术等所伤，用以上方法不能制止出血者，则需采用血管结扎术。

【预防与调护】

1．鼻衄病人情绪多较烦躁、紧张，因此，安定病人的情绪，使病人能够与医生密切配合，迅速制止出血，是很重要的。

2．操作时动作要轻巧，防止粗暴，以免加重损伤。

3. 对出血病人，一般可采用半卧位，既有助于止血，又便利于医生检查操作。

4. 宜少活动，多休息，忌食辛辣炙煿之品，以免助火生热，加重病情。

5. 寻找病因，予以根治。

6. 平日应注意情志调养，保持心情舒畅，避免忧郁暴怒。

7. 多食蔬菜水果，保持大便通畅。

8. 戒除挖鼻的不良习惯，避免鼻部损伤。

第六节　暴　聋

　　耳聋按起病的缓急，可分为暴聋与渐聋。突然发生的明显的听力减退，称为暴聋，又名猝聋。本病记载最早见于《素问·厥论》："少阳之厥则暴聋。"由于病因病理之不同，中医文献对耳聋的命名有十余种之多，其中风聋、火聋、厥聋、猝聋、气聋及损伤性聋，均属暴聋范畴。西医学的突发性耳聋可参考本病论治。

　　暴聋常为单侧，只有少数为双侧。发病年龄以 40 岁上下居多，无性别差异。春秋季节易发病。据最近国内外文献报道，本病发病率似有逐渐增加的趋势。

【病因病机】

　　暴聋多为实证，多因外邪或脏腑实火上扰耳窍，或瘀血、痰饮蒙蔽清窍所致。

　　1. 风热侵袭　风热外袭或风寒化热，使肺失宣降，外邪循经上犯耳窍，清空之窍遭受蒙蔽，失去"清能感音，空可纳音"的功能，而致暴聋。

　　2. 肝火上扰　外邪由表入里，侵犯少阳，或情志抑郁，或暴怒伤肝，致肝失条达，气郁化火，肝胆之火循经上扰耳窍，亦能致暴聋。

　　3. 痰火郁结　过食醇酒厚味，脾胃受伤，水湿不运，聚而生痰，痰郁化火，痰火上壅，阻塞耳窍致聋。

　　4. 气滞血瘀　情志抑郁不遂，致肝气郁结，气机不畅，气滞而血瘀；或因跌仆爆震，陡闻巨响等伤及气血，致瘀血内停；抑或久病入络，均可造成耳窍经脉壅阻，清窍闭塞致聋。

【诊断与鉴别诊断】

一、疾病诊断要点

1. 突然发生的非波动性耳聋，多为单侧，少数为双侧。可伴有耳鸣、眩晕等。

2. 纯音测听示感音神经性耳聋，常为中度或重度。声阻抗检测正常。

二、证候诊断要点

暴聋多为实证，多因邪气壅实而致。

1. 风热侵袭证　开始多有感冒等先驱表现，起病较速，突然耳鸣耳聋，多为单侧，耳闷耳胀，或有堵塞感，自声增强，鼓膜轻度潮红及内陷，多伴有头痛、恶寒、发热、口干等，舌苔薄白或薄黄，脉多浮数。

2. 肝火上扰证　多起病于情绪波动、过度兴奋或郁怒之后，听力突然下降，伴头痛眩晕，面红目赤，口苦咽干，烦躁不宁，大便秘结，小便黄，舌红苔黄，脉弦数。

3. 痰火郁结证　耳聋耳鸣，起病突然，头昏头重，胸脘痞闷，咳嗽，咳痰黄稠，舌质红，苔黄腻，脉弦滑。

4. 气滞血瘀证　耳聋突然发生和发展，常在数小时或几天内出现听力严重减退，多为单侧，伴耳鸣和眩晕，舌质暗红或有瘀点，脉细涩。

三、鉴别诊断要点

1. 听神经瘤　耳聋多发展缓慢，但也有表现突发性耳聋者，内听道 X 线检查示内听道扩大。而一般暴聋无内听道扩大。

2. 梅尼埃病　起病时伴眩晕的暴聋很难和初次发作的梅尼埃病相鉴别。梅尼埃病初次发作时听力损失一般较轻，多有屡发病史，听力波动较大。暴聋则少有反复发作史，听力损失程度较重。

3. 药物中毒性聋　发病前有应用耳毒性药物史，耳聋为双侧对称性感音神经性耳聋，由高频向中低频发展，伴耳鸣和眩晕。症状一般在用药中始发，更多在用药后出现，停药并不能立即制止进行。

4. 精神性聋（癔聋）　也可突然发生耳聋，但多为双侧性全聋。特点是听而不闻，无耳鸣及眩晕，有明显的精神创伤因素。暴聋多为单侧。

四、相关检查

1. 外耳道及鼓膜检查　除外耵聍、外耳道异物、外耳道肿瘤及中耳疾病。

2. 纯音测听检查　可确定耳聋的性质和耳聋的程度，有利于疾病的诊断和鉴别诊断。

3. 声阻抗测听检查　可除外中耳疾病和非器质性聋等，并可估测听阈。

【急救处理】

一、常规处理

1. 暴聋是常见的急症，必须及早发现，及早治疗。
2. 避免情绪紧张。

二、辨证救治

1. 风热侵袭证

开始多有感冒等先驱表现，起病较速，突然耳鸣耳聋，多为单侧，耳闷耳胀，或有堵塞感，自声增强，鼓膜轻度潮红及内陷，多伴有头痛、恶寒、发热、口干等，舌苔薄白或薄

黄，脉多浮数。

【证机概要】风热之邪侵及耳窍，清空之窍遭受蒙蔽。

【治法】疏风清热，散邪通窍。

【处理】

(1) 方药：桑菊饮合三拗汤为代表方，药用桑叶、菊花、薄荷、芦根、白芷、麻黄、杏仁、甘草、路路通、防己、菖蒲。

加减法：咳嗽者加桔梗、杏仁以宣肺止咳；咽痛者加牛蒡子、桔梗以利咽止痛。

(2) 中成药：芎菊上清丸：每次6g，一日2次。

2. 肝火上扰证

多起病于情绪波动、过度兴奋或郁怒之后，听力突然下降，伴头痛眩晕，面红目赤，口苦咽干，烦躁不宁，大便秘结，小便黄，舌红苔黄，脉弦数。

【证机概要】肝火上扰清窍，致耳鸣耳聋。

【治法】清肝泻火，开郁通窍。

【处理】

(1) 方药：龙胆泻肝汤为代表方，药用龙胆草、栀子、黄芩、柴胡、木通、车前子、泽泻、石菖蒲、郁金、当归。

加减法：舌干红有裂，苔燥者，加玄参、麦冬以养阴滋液；大便秘结者，加大黄、芒硝以泻热通便。

(2) 中成药：龙胆泻肝丸：每次6~9g，每日3次。

3. 痰火郁结证

耳聋耳鸣，起病突然，头昏头重，胸脘痞闷，咳嗽，咳痰黄稠，舌质红，苔黄腻，脉弦滑。

【证机概要】痰火上壅，蒙蔽清窍。

【治法】清火化痰，开郁通窍。

【处理】

(1) 方药：清气化痰丸为代表方，药用陈皮、黄芩、胆南星、半夏、枳实、全瓜蒌、天竺黄、茯苓、竹茹、菖蒲。

加减法：咳嗽痰多者，加杏仁、前胡以化痰止咳；痰火灼阴见口干、舌红有裂者，加石斛、花粉以养阴生津。

(2) 中成药：清气化痰丸：每次6~9g，一日2次。橘红丸：每次1丸，一日2次。

4. 气滞血瘀证

耳聋突然发生和发展，常在数小时或几天内出现听力严重减退，多为单侧，伴耳鸣和眩晕，舌质暗红或有瘀点，脉细涩。

【证机概要】耳内经气不通，气血失和，瘀阻耳窍。

【治法】活血化瘀，行气通窍。

【处理】

(1) 方药：通窍活血汤合通气散为代表方，药用桃仁、红花、赤芍、川芎、归尾、柴

胡、制香附、菖蒲、郁金、路路通、丹参。

加减法：气虚者加黄芪、党参、白术；血虚者加熟地、黄精、何首乌；失眠者加炒枣仁、远志以养血安神。

（2）中成药：愈风宁心片：每次 5 片，每日 3 次。复方丹参滴丸：每次 10 粒，每日 3 次。丹参注射液：30～40ml，加入 5% 葡萄糖注射液或生理盐水 500ml，静脉滴注，每日 1 次。葛根素注射液：400～600mg，加入 5% 葡萄糖注射液或生理盐水 500ml，静脉滴注，每日 1 次。脉络宁注射液：20ml，加入 5% 葡萄糖注射液或生理盐水 500ml，静脉滴注，每日 1 次。

（3）其他疗法（适用于各种证型）

针刺：可针刺耳门、听宫、听会、翳风、外关、阳陵泉，用泻法，留针 20～30 分钟。

穴位注射：用当归注射液或丹参注射液 0.5ml 注入听宫、翳风、完骨等穴，每天或隔日 1 次。

耳针：取内耳、肾、肝、神门穴，中等刺激，留针 15～20 分钟。

鼓膜按摩：以手中指轻轻按捺耳门 15～30 次，每天 3 次。

滴耳：以鲜菖蒲汁滴耳以通窍。

【综合诊疗】

暴聋相当于现代医学的突发性耳聋。本病临床病情较急，强调早期发现，早期治疗。治疗愈早预后愈好，发病 1 周内开始治疗者，80% 以上的患者可获痊愈或听力部分恢复。病程超过 1 个月者，也不应放弃治疗，因为此时病变仍有可能恢复。若延误治疗，会明显影响听力的恢复。若放弃治疗，往往可导致终生耳聋。

中医药治疗本病有较好的疗效，一般采用静脉点滴丹参注射液或葛根素注射液或脉络宁注射液等活血化瘀的中药，同时进行辨证救治，口服汤药，也可配合针灸等治疗。

暴聋患者，若出现颅神经系统症状时，则要考虑脑梗死的可能。

【预防与调护】

1. 注意防止噪音损伤，避免在噪音或爆震条件下工作和生活。若遇噪音，用手掩耳或把嘴巴张开。

2. 加强身体锻炼，增强体质，调适温暖，谨防虚邪贼风侵袭。

3. 禁用耳毒性药物。

4. 暴聋患者一般精神比较紧张，求愈心切，因此要安慰患者，使其了解疾病的原因。既重视疾病，又稳定情绪，以便配合治疗。

5. 对于重度双侧耳聋患者，要嘱其注意交通安全，并提供必要的生活起居方便。

6. 饮食有节，不过饥过饱，减少肥甘酒醴，戒除烟酒等不良嗜好。

附篇　常用急救诊疗技术

第一节　气管插管术

气管插管术就是将合适的导管插入气管内迅速解除气道梗阻，保证氧供应的一项急救技术。它是建立人工通气道的可靠径路之一，其特点是：①任何体位下均能保持呼吸道通畅；②便于呼吸管理或进行辅助或控制呼吸；③减少无效腔和降低呼吸道阻力，从而增加有效气体交换量；④便于清除气管、支气管分泌物或脓血；⑤防止呕吐或反流致误吸窒息的危险；⑥便于气管内用药（吸入或滴入），以进行呼吸道内的局部治疗。

一、适应证和禁忌证

主要用于：①呼吸骤停；②呼吸衰竭、呼吸肌麻痹和呼吸抑制者；③各种原因导致的呼吸道梗阻症。

喉头水肿、急性咽喉炎、喉头黏膜下血肿、颈椎骨折、主动脉瘤压迫或侵犯气管壁者，应禁用或慎用。

二、操作要点

气管插管术按照插管途径分为经口腔和经鼻腔插管。根据插管时是否用喉镜显露声门，分为明视插管和盲探插管。临床急救中最常用的是经口腔明视插管术。

1. 患者仰卧，头后仰，颈上抬，使口、咽部和气管成一直线。

2. 不论操作者是右利或左利，都应用右手拇指推开患者下唇和下颏，食指抵住上门齿，必要时使用开口器。左手持喉镜沿右侧口角进入口腔，压住舌背，将舌体推向左侧，镜片得以移至口腔中部，显露悬雍垂。再循咽部自然弧度慢推镜片使其顶端抵达舌根，即可见到会厌。进镜时注意以左手腕为支撑点，千万不能以上门齿作支撑点。

3. 弯型镜片前端应放在舌根部与会厌之间，向上提起镜片即显露声门，而不需直接挑起会厌；直型镜片的前端应放在会厌喉面后壁，需挑起会厌才能显露声门。

4. 右手持气管导管沿喉镜片压舌板凹槽送入，至声门时轻旋导管进入气管内，此时应同时取出管芯，把气管导管轻轻送至距声门22~24cm（成人）（儿童12~14cm）。安置牙垫，拔出喉镜。

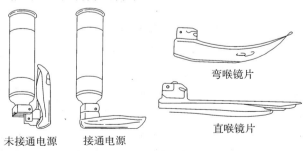

未接通电源　　接通电源

弯喉镜片

直喉镜片

图6　喉镜

5. 观察导管有否气体随呼吸进出，或用简易人工呼吸器压入气体观察胸廓有无起伏，

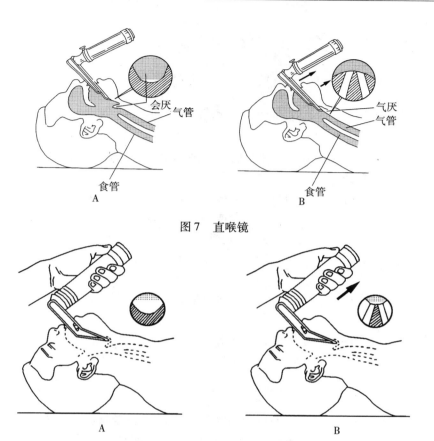

图 7　直喉镜

图 8　弯喉镜

或听诊两侧有无对称的呼吸音，以确定导管已在气管内。

6. 应用胶布把气管插管与牙垫固定在一起，并牢固固定于口部四周及双颊皮肤。

7. 向导管前端的气囊内充空气 4～6ml。

三、注意事项

1. 术前充分准备，包括病人、器械等。

2. 麻醉　为顺利地进行气管插管术，常需麻醉（吸入、静脉或表面麻醉），使嚼肌松弛，咽喉反射迟钝或消失，否则，插管困难，或因受机械刺激发生喉痉挛，甚或呼吸、心跳骤停。但用于急诊时，应视病人病情而定。①凡嚼肌松弛、咽喉反射迟钝或消失的患者如深昏迷、心肺复苏时，均可经口直接气管内插管。②嚼肌松弛适当，但喉镜下见咽喉反射较活跃者，可直接对咽喉、声带和气管黏膜喷雾表面麻醉后行气管插管。③意识障碍而躁动不安不合作，但又能较安全接受麻醉药的病人，可直接静脉推注安定 10～20mg。④气管插管有困难（如体胖、颈短、喉结过高、气管移位等），插管时可能发生反流误吸窒息（如胃胀满、呕吐频繁、消化道梗阻、上消化道大出血等），口咽喉部损伤并出血，气管不全梗阻（如痰多、咯血、咽后壁脓肿等），或严重呼吸，循环功能抑制的病人，应在经环甲膜穿刺

向气管注射表面麻醉药和经口施行咽喉喷雾表面麻醉后插管。

3. 纤维光导支气管（喉）镜引导插管法　尤其适用于插管困难病例施行清醒插管。本法勿需将病人的头颈摆成特殊位置，又避免插管的麻醉或用药可能发生的意外，故更能安全地用于呼吸困难处于强迫体位或呼吸循环处于严重抑制状态病人的气管插管。已经口腔内插管者，先将气管导管套在纤维光导支气管（喉）镜镜杆上，然后镜杆沿舌背正中线插入咽喉腔，窥见声门裂后，将镜杆前端插至气管中段，然后再引导气管导管进入气管，退出镜杆，固定牙垫和气管导管。

4. 操作技术要求熟练，动作轻巧，切忌粗暴，减少由操作不当引起的并发症。

5. 选择合适导管　导管过细，增加呼吸阻力；过粗，套囊充气力过大，易致气管黏膜缺血性坏死，形成溃疡疤痕及狭窄。一般经口腔插管，男性可选用 F 36～40 号，女性可用 F 32～38 号气管导管，1 岁以上小儿，按导管口径（F）＝年龄（岁）＋18 选用。同时掌握气管内插管的深度，因插入过浅容易使导管脱出，过深则可使导管进入一侧总支气管，造成对侧肺不能通气。

6. 保证气道湿化　气管插管封闭上呼吸道而使自身的湿化作用几乎消失，人工通气又会使气道水分散失，导致气道干燥，痰液干结，形成痰栓阻塞气道而造成患者窒息。故除应有足够的液体量维持体液平衡外，机械通气可通过湿化器或直接滴入气道（每15分钟1～2ml）的方法，每天供给生理盐水 200～400ml，可视气道的湿度增减水量。

7. 吸痰是气管插管后保持呼吸道通畅的主要措施。要求是：①有效；②尽可能避免加重感染；③尽可能避免气管黏膜损伤。每次吸痰前把手洗净并消毒，无菌后再用。口、鼻、咽腔吸痰管要与气管内者分开，不能混用。

为避免吸痰时引起或加重缺氧，应注意：①每次吸痰前后，应输给100%浓度氧气2分钟；②视病人自主呼吸强弱，一次吸痰时间不应超过 1.5 分钟；③除有特殊需要，吸痰管不要太粗，负压不要太大。

8. 气管导管套囊的管理　注入导管套囊内的气量以辅助或控制呼吸时不漏气和囊内压不超过 2.7～4.0kPa（20～30mmHg）为宜，一般约注气 5ml 左右。漏气或充气不够可致通气不足。套囊过度充气，时间过长，气管黏膜会出现缺血坏死，因此，要每 4～6 小时放气一次，5～10 分钟后再注入。放气前应吸净堆积于套囊上方气管及咽喉腔的分泌物或血液，以免吸入肺或造成窒息。不过，间歇放气不足以防止气管壁黏膜损伤，还会严重影响正常通气。目前已有采用塑料制成的低压套囊或内填海绵的常压套囊，并主张采用"最小漏气技术"，即套囊注入的气量以人工通气时气道膨胀而仍有少许漏气为度。

9. 气管插管要固定牢固并保持清洁　导管固定不牢时可出现移位，当下移至一侧主支气管可致单侧通气；若上移至声门外即可丧失人工气道的作用。因此，要随时观察固定情况和导管外露的长度。每天应定时进行口腔护理，随时清理口、鼻腔分泌物。气管插管术后，除非有损伤和堵塞，一般不再更换导管。硅胶制成的气管导管，因其刺激性小和光滑度好，可置管 1 周以上。

第二节　气管切开术

气管切开术是切开颈段气管前壁，给病人重新建立呼吸通道的一种急救手术。

一、适应证

1. 喉阻塞　如喉部炎症、肿瘤、外伤、异物等原因引起的喉阻塞，呼吸困难明显而病因不能消除者。

2. 严重颅脑外伤，胸部外伤，肺部感染，各种原因所致的昏迷。

3. 需长期进行人工通气者。

二、操作要点

1. 体位　一般取仰卧位，肩部垫高，头后仰，使气管上提并与皮肤接近，便于手术时暴露气管。若后仰使呼吸困难加重，则可使头部稍平，或待切开皮肤分离筋膜后再逐渐将头后仰。如呼吸困难严重不能平卧时，可采用半坐或坐位，但暴露气管比平卧时困难。头部由助手扶持，使头颈部保持中线位。

2. 消毒与麻醉　常规消毒（范围自下颌骨下缘至上胸部）、铺巾，以 1% ~2% 利多卡因溶液作颈部前方皮肤与皮下组织浸润麻醉。病情十分危急时，可不消毒、麻醉而立即做紧急气管切开术。

3. 切口　多采用正中纵切口。术者站于病人右侧，以左手拇指和中指固定环状软骨，食指抵住甲状软骨切迹，在甲状软骨下缘至胸骨上缘之上 1cm 之间，沿颈正中线切开皮肤与皮下组织（切口长度约 4~5cm），暴露两侧颈前带状肌交界的白线。为使术后瘢痕不显著，也可作横切口，即在环状软骨下约 3cm 处，沿皮肤横纹横行切开长 4~5cm 的皮肤、皮下组织。

4. 分离气管前组织　用血管钳沿中线分离组织，将胸骨舌骨肌及胸骨甲状肌向两侧分开。分离时，可能遇到怒张的颈前静脉，必要时可切断、结扎。如覆盖于气管前壁的甲状腺峡部过宽，在其下缘稍行分离后，用拉钩将峡部向上牵引，需要时可将峡部切断、缝扎，以便暴露气管。在分离过程中，切口双侧拉钩的力量应均匀，并常以手指触摸环状软骨及气管，以便手术始终沿气管前中线进行。注意不要损伤可能暴露的血管，并禁忌向气管两侧及下方深部分离，以免损伤颈侧大血管和胸膜顶而致大出血和气胸。

5. 确认气管　分离甲状腺后，可透过气管前筋膜隐约看到气管，并可用手指摸到环形的软骨结构。确认有困难时，可用注射器穿刺，视有无气体抽出，以免在紧急时把颈部大血管误认为气管。在确认气管已显露后，尽可能不分离气管前筋膜，否则，切开气管后，空气可进入该筋膜下，并下溢致纵隔气肿。

6. 切开气管　确认气管后，于第三、四软骨环处，用尖刀于气管前壁正中自下向上挑开两个气管环。尖刀切勿插入过深，以免刺伤气管后壁和食管前壁，引起气管食管瘘。切口

不可偏斜，否则插入气管套管后容易将气管软骨环压迫塌陷。切开部位过高易损伤环状软骨而导致术后瘢痕性狭窄。如气管套管需留置时间较长，为避免软骨环长期受压坏死或发生软骨膜炎，可将气管前壁切成一圆形瘘孔。

7. 插入气管导管　切开气管后，用弯血管钳或气管切口扩张器插入切口，向两侧撑开。此时即有大量黏痰随刺激性咳嗽咳出，用吸引器充分吸净后，再将带有管芯的套管外管顺弧形方向插入气管，并迅速拔出管芯，放入内管。若有分泌物自管口咳出，证实套管确已插入气管；如无分泌物喷出，可用少许纱布纤维置于管口，视其是否随呼吸飘动；否则，即为套管不在气管内，需拔出套管重新插入。

8. 创口处理　套管插入后，仔细检查创口并充分止血。如皮肤切口过长，可缝合 1~2 针，一般不缝下端，因下端缝合过紧，气管套管和气管前壁切口的下部间隙可有空气溢出至皮下组织而致皮下气肿。将套管两侧缚带系于颈后部固定，注意松紧要适度，不需打活结，以防套管脱出而突然窒息。最后在套管底板下垫一消毒剪口纱布。有时在行气管切开术前，可先插入支气管镜或气管插管，以维持气道通畅，以便有充裕的时间施行手术，并使寻找气管较为方便。

9. 紧急气管切开术　适用于病急危急，需立即解除呼吸困难者。方法是以左手拇指和中指固定喉部，在正中线自环状软骨下缘向下，一次纵行切开皮肤、皮下组织、颈阔肌，直至气管前壁，在第二、三气管软骨环处向下切开 2 个软骨环，立即用血管钳撑开气管切口，或用刀柄插入气管切口后再转向撑开，随后迅速插入气管套管。呼吸道阻塞解除后，按常规方法处理套管和切口。

三、注意事项

1. 应注意气管切开的正确部位　在气管两侧，胸锁乳突肌的深部，有颈内静脉和颈总动脉等重要血管。在环状软骨水平，上述血管距中线位置较远，向下逐渐移向中线，所以气管切开口不得高于第二气管环或低于第五气管环。

2. 选择合适的气管套管　术前选好合适的气管套管是十分重要的。气管套管多用合金制成，分外管、内管和管芯三个部分，应注意这三个部分的长短、粗细是否一致，管芯插入外管和内管时，是否相互吻合无间隙而又灵活。套管的长短与管径的大小，要与病人年龄相适合。一般成人女性用 5 号，男性用 6 号气管套管。在合理的范围内，应选用较粗的套管，它有以下优点：①减少呼吸阻力；②便于吸痰；③套管较易居于气管中央而不易偏向一侧；④气囊内注入少量气体即可在较低压力下使气管密封。

3. 保证气管套管通畅　应随时吸除过多的和擦去咳出的分泌物。内管一般应 4~6 小时清洗和煮沸消毒一次。如分泌物过多，应根据情况增加次数，但每次取出内管时间不宜过长，以防外管分泌物干结堵塞，最好有同号的两个内管交替使用。外管 10 天后每周更换一次。外管脱出，或临时、定期换管时，应注意：①换管全部用具及给氧、急救药品、器械，都应事先准备好。②换管时给高浓度氧吸入。③首先吸净咽腔内分泌物；④摆好病人体位，头颈位置要摆正，头后仰。⑤术后 1 周内，气管软组织尚未形成窦道。若套管脱出或必须更换时，重新插入可能有困难，要在良好照明下，细心地将原伤口扩开，认清方向，借助于气

管切开扩张器，找出气管内腔，而后送入。套管外有气囊者，若病情允许，每 4 小时放气 15 分钟，再重新充气。

4. 维持下呼吸道通畅　室内应保持适宜的温度（22℃）和湿度（相对湿度 90% 以上），以免分泌物干稠结痂堵塞套管，同时减少下呼吸道感染的机会。可用一、二层无菌纱布以生理盐水湿润后覆盖于气管套管口。每 2～4 小时向套管内滴入数滴含有抗生素、α 糜蛋白酶或 1% 碳酸氢钠溶液，以防止气管黏膜炎症及分泌物过于黏稠。

5. 防止外管脱出　套管过短或固定套管之缚带过松，均可致外管脱出。应经常检查套管是否在气管内。

6. 防止伤口感染　每日至少更换消毒剪口纱布和伤口消毒一次，并酌情应用抗生素。

7. 拔管　如气道阻塞或引起呼吸困难的病因已去除后，可以准备拔管。先可试行塞管，用软木塞先半堵后全堵塞套管各 24 小时，使病人经喉呼吸，病人在活动与睡眠时呼吸皆平稳，方可拔管，拔管时做好抢救准备。拔出套管后，用蝶形胶布将创缘拉拢，数日内即可愈合；如不愈合，再考虑缝合。拔管后 1～2 天仍应准备好气管切开器械与气管套管，以备拔管后出现呼吸困难时重插时用。拔管困难的原因，除因呼吸困难的原发病未愈外，还可能为气管软骨塌陷，气管切口部肉芽组织向气管内增生，环状软骨损伤或发生软骨膜炎而致瘢痕狭窄，也可因带管时间长，拔管时病人过于紧张与恐惧的精神因素而发生喉痉挛等。需针对不同情况予以相应处理。

8. 术后并发症的防治　气管切开术常用的并发症有以下几种。

（1）皮下气肿　最常见，多因手术时气管周围组织分离过多，气管切口过长或皮肤切口下端缝合过紧等所致。大多于数日后自行吸收，不需特殊处理，但范围太大者应注意有无气胸或纵隔气肿。

（2）气胸与纵隔气肿　呼吸极度困难时，胸腔负压很大而肺内气压很小，气管切开后，大量空气骤然进入肺泡，加上剧烈咳嗽，肺内气压突然剧增，可使肺泡破裂而成气胸。手术时损伤胸膜顶也是直接造成气胸的原因。过多分离气管前筋膜，气体可由此进入纵隔致纵隔气肿。少量可自行吸收；严重者可行胸腔穿刺或引流；纵隔气肿可由气管前向纵隔插入钝针尖或塑料管排气。

（3）出血　如出血不多，可于创口填塞明胶海绵及碘仿纱布压迫止血；如出血较多，宜打开伤口，找到出血部位进行结扎。如为无名动脉等受压破坏，出血常为致死性，需紧急开胸行人造血管移植。

（4）其他　可能有伤口与下呼吸道感染、气管食管瘘、气管狭窄、气管扩张和软化等。

第三节　机械通气的临床应用

机械通气是应用机械装置，抢救呼吸衰竭的重要手段，主要具有改善通气、改善肺的氧合、减少呼吸做功的作用，从而达到改善全身缺氧状态和维持人体的酸碱平衡。

一、机械通气的适应证

1. 适应证 经病因治疗，常规氧疗等措施，症状无改善；因缺氧、二氧化碳潴留严重威胁患者生命者；心跳呼吸骤停者。

2. 上机生理指标 ①呼吸频率 >35 次/分。②氧合指数（PaO_2/FiO_2）<300。③$PaCO_2$ >60mmHg（指急骤上升者）。④潮气量 <5ml/kg。⑤pH <7.2。以上指标仅供参考要灵活掌握。

二、机械通气的禁忌证

1. 大咯血、窒息者。
2. 肺大泡或肺气肿。
3. 未经引流的气胸或纵隔气肿，大量胸腔积液。
4. 支气管胸膜瘘，气管食道瘘。

三、呼吸机类型

1. 定压型 气流进入呼吸道，使肺泡扩张，当气道内压达到预定的压力时，供气停止，患者靠肺与胸廓的弹性回缩力呼出气体。待呼吸道压力降至某预定值或负压峰值，吸入气流又发生，如此周而复始产生通气。本型呼吸机潮气量、呼吸频率、呼吸时间及其比值不能直接调节，而受胸肺弹性和气道阻力变化的影响。潮气量不恒定。适用于病情轻或长期控制治疗后要求锻炼自主呼吸的康复患者。

2. 定容型 将预定气量压入呼吸道后转为呼气，其潮气量、呼吸频率、呼吸时间及其比例均可直接调节。本型以电为动力，结构复杂，大多无同步装置，吸入气为空气或不同浓度的氧。潮气量输出恒定，气道内压力受气道阻力肺弹性的影响。适用于 COPD 和 ARDS 患者。

3. 定时型 本型以压缩气为动力，按一定的呼吸时间比率向肺内送气，有节律地做吸气与呼气动作，固定流量和吸气时间，则潮气量可稳定。它具有定压和定容两型的长处。适用于自主呼吸较弱的中重度病人。

四、通气模式

根据患者的病情需要，通过操作者对呼吸机的调节，选择一种或数种既能满足各种患者的不同治疗需要，又能尽量避免副作用的通气模式。

1. 控制呼吸（C） 无论患者呼吸如何，呼吸机总是按照其设置的频率、潮气量（或压力）进行通气，主要用于自主呼吸消失或微弱的患者。自主呼吸强烈很难达到同步通气，应使用药物将自主呼吸打掉。

2. 辅助呼吸（A） 呼吸机的启动由患者的自主呼吸触发，呼吸频率决定于自主呼吸，潮气量取决于预先设置的容积（或压力），适用于自主呼吸节律平稳者。

3. 辅助 - 控制通气（A/C） 是以上两种通气模式的结合，当自主呼吸频率缓慢每分

通气量小于预定值时，呼吸机自动以控制呼吸来补充，防止通气量不足。

4. 间歇正压通气（IPPV） 吸气时，呼吸机向肺脏提供一定压力的气体，使气道内压力不断上升，气体由呼吸道流向肺泡，当气体的压力、容量或供气时间达到预定的值后，供气停止。呼气时，借胸肺弹性回缩力将气体排出体外，直至与大气压相等。IPPV 可提高潮气量，维持适当的肺泡通气量，对通气不足引起的 I 型呼吸衰竭疗效较好。

5. 持续气道内正压通气（CPAP） 呼吸机向呼吸道持续提供一定压力的气流供患者自主呼吸，使呼吸道内压始终高于大气压，吸气相气体随吸气进入呼吸道、肺泡，呼出气通过单向活瓣经排气管从水封瓶逸出，呼气管插入水封瓶的深度或调节呼气活瓣压力的数值，即为呼气末正压的数值。CPAP 具有扩张气道、降低吸气阻力、增加吸气流量、增加肺的功能残气量、防止小气道和肺泡在呼气时塌陷、改善通气/血流比率的作用。临床上可用于睡眠呼吸暂停综合征、支气管哮喘、ARDS 撤离机械通气时的过渡治疗。

6. 呼气末正压通气（PEEP） 呼吸机将气体送入肺脏，吸气相呼吸道和肺泡内处于正压，呼气初期呼吸道内压迅速下降，达到预定的呼气末正压水平后，气道内压不再下降，人为地使呼气末呼吸道、肺泡内压高于大气压。PEEP 使部分气体滞留于肺内，可提高功能残气量，可使萎陷的肺泡张开，改善肺泡弹性，提高肺顺应性，降低呼吸功和氧耗量；使肺泡张开，减少生理无效腔，增加肺泡通气量，改善通气/血流比例失调，降低肺内静 – 动脉分流，使动脉氧分压升高；可增加肺泡和间质的压力，促进间质和肺水肿的消退。但 PEEP 可以引起回心血量减少和继发性心输出量降低，还可增加气胸和纵隔气肿的发生率。PEEP 禁用于低血容量性休克和心源性休克患者及气胸、纵隔气肿。

应用 PEEP 时，需确定最适宜的 PEEP 值，即吸入氧浓度在 50% 以下，使 $PaO_2 > 8kPa$，而心输出量无明显降低。呼气末压力宜从低水平开始，逐步增加至最适值。临床上常用的 PEEP 压力为 $0.49 \sim 1.47kPa$（$5 \sim 15cmH_2O$）。

7. 间歇指令通气（IMV）与同步间歇指令通气（SIMV） IMV 是在自主呼吸的基础上，呼吸机按自主呼吸频率的 $1:2 \sim 1:10$ 的比例定时、间歇提供正压呼吸，其余时间产生持续气流供患者自主呼吸，机械与自发呼吸交替。其优点在于：①防止过度通气，降低耗氧量。患者既得到呼吸支持，又可以根据自身需要自我调节呼吸频率和潮气量，使血中酸碱度、$PaCO_2$、PaO_2 适合自身生理条件。②减少机械通气对循环的不良影响。③锻炼呼吸肌，逐渐增加患者自身代偿、自我调节能力，为撤离呼吸机做准备。

同步间歇指令通气与 IMV 不同之处在于呼吸机的送气由患者自主呼吸触发，每次呼吸呼吸机正压吸气与自主吸气同步，以免发生对抗。

IMV 和 SIMV 适用于：①呼吸机撤机。②神经肌肉疾病的恢复期患者。③肺顺应性下降、弥漫性肺泡炎、肺水肿的恢复期患者。

8. 压力支持通气（PSV） 在自主呼吸的基础上，在吸气相，由呼吸机向肺脏正压送气，支持吸气至预定的吸气压力后，呼吸机继续供气并保持这一压力，直到呼吸道内流速下降到峰值的 25% 时，呼吸机转为呼气相。应根据患者所需的潮气量和每分通气量调整峰压。PSV 的目的是锻炼呼吸肌，减少呼吸功消耗。主要用于呼吸机的撤机过程，也可用于哮喘或手术后通气功能不足的患者。

9. 高频通气（HFV） 呼吸机以每分钟 60 次以上的频率向肺脏正压送气，送气时气道完全开放，潮气量接近无效腔或低于无效腔气量。其治疗机理尚不完全清楚。一般认为是通过对流排除二氧化碳，借助气体弥散改善氧合。

（1）高频正压通气（HFPPV）的呼吸频率为 60～100 次/分钟，吸/呼时间比值小于 0.3，潮气量小于解剖无效腔，气道开放，气道内压低，胸内压低，对循环干扰小，属非密闭气路的呼吸支持方式。

（2）高频射流通气（HFJV）的呼吸频率为 110～300 次/分钟，潮气量小于 0.3，潮气量小于解剖无效腔。通气频率过快时，影响呼气过程，使氧分压升高的同时二氧化碳分压也升高。

（3）高频振荡通气（HFO）的呼吸频率更高，为 300～2400 次/分钟，潮气量小于或等于无效腔 1/3。用于轻的 ARDS 患者效果较好。

HFV 的主要目的在维持通气功能的同时，降低呼吸道内压。适用于：①上呼吸道梗阻或其他危重情况的抢救初期，为气管切开或插管等进一步处理争取时间。②支气管胸膜瘘，气胸，小儿肺炎缺氧。③心肌梗死、心衰、低血容量性休克。④清除分泌物时，由于高频通气为非密闭气路，吸痰时不必停止通气。⑤气管镜等功能检查时，能在保证通气的同时完成检查。⑥Ⅰ型呼吸衰竭。⑦多发性肋骨骨折。

高频通气缺点：①不能有效地湿化呼吸道。②吸氧浓度不恒定。③用于Ⅱ型呼吸衰竭时易导致二氧化碳潴留。④缺乏有效的测量与报警装置。

五、机械通气对机体的影响

正常吸气，胸膜腔和肺泡处于负压，而机械通气时，则转为正压，破坏了人体的生理平衡，从而对循环和呼吸等产生一定的影响。

1. 对循环系统的影响 正压吸气使胸外静脉和胸内静脉的压力梯度减少，导致静脉回心血量减少。另外，正压通气静脉肺容量的增加和肺泡过度扩张，使肺血管阻力增加，右心室腔压力增高，室间隔左移，左心室舒张末容量降低，心输出量减少。正压通气直接和间接的压迫作用使心脏充盈受阻，心输出量下降，正压通气的吸气时间越长，呼气时间越短，通气压力越高，对心室的充盈和射血的影响就越大。在少数心功能不全，血容量不足，周围循环衰竭和神经调节障碍的患者，未经处理就实施正压机械通气，可引起血压下降或休克。为减轻循环系统的负担，正压吸气时间要短，平均气道内压要低，呼气时间宜延长，以利静脉回流。

虽然机械通气对循环有不利影响，但继发于缺氧和二氧化碳潴留的心功能不全，经机械通气治疗，随着潮气量的增加，缺氧和呼吸性酸中毒的缓解，神经体液反射引起的血液重新分配，心肌收缩力增强等代偿性改变，循环功能可得到改善。

2. 对呼吸的影响

（1）增加潮气量 机械通气时潮气量的变化取决于肺的顺应性、呼吸道阻力和机械通气压力三者的关系。适当增加机械通气压力可克服顺应性下降或气道阻力上升所导致的潮气量不足，使潮气量增加。但当通气压力上升到一定限度或肺顺应性明显降低时，通气压力的增大，仅加大造成气压伤的危险而不伴潮气量的上升。

（2）减少生理无效腔　机械通气时，患者呼吸道内压增高，呼吸加深，气体分布较前均匀，加上肺内血流的重新分配，致生理无效腔减少，肺泡通气量增加。但如果机械通气压力过大或吸气流速过快，部分气体将进入阻力较小的肺泡，反而导致生理无效腔增大。

（3）增加气体交换的能力　影响气体交换的主要因素是气体的分压差、弥散面积、弥散距离和通气/血流比率。而通气功能的改善是气体交换的前提。

机械通气时氧浓度常在40%～50%之间，加大了肺泡和肺动脉之间的氧浓度差，有利于气体交换。同时增加肺泡通气量，由于正压吸气，增加肺泡压力，可使部分萎陷的肺泡和小块不张的肺组织复张，有效弥散面积增加，气体分布趋于均匀；可减少毛细血管的渗透，减轻肺泡和间质水肿，促进渗出液的吸收，弥散膜厚度减小，改善弥散功能，增加气体交换。

适当的机械通气使潮气量增加，无效腔气体减少，气体分布趋于均匀，弥散功能改善，以及肺血流的重新分布，缺氧、二氧化碳潴留引起的肺血管痉挛和肺内分流相对缓解，都能使通气/血流比例得到改善，气体交换增加。但过度机械通气将产生相反的作用，可使肺泡表面活性物质减少，生理无效腔加大，弥散面积减少，由于肺内压过度上升，使通气量增加，肺血流减少，通气/血流比例失衡，减少气体交换。

（4）减少呼吸功　机械通气可部分或全部代替呼吸机的工作，减少了呼吸功，降低氧耗20%以上；并可降低气道阻力，改善肺顺应性，使呼吸功进一步减少。但如果呼吸器使用不当，造成矛盾呼吸时，呼吸功反而增加，使病情加重。

在阻塞性通气障碍的患者，如果心功能代偿好，吸气压宜大些，呼气时间稍长些，更能获得有效的通气和换气。

3. 对消化功能的影响　有些患者在机械通气的初期可以出现腹胀、便秘等现象，其产生的原因不明，可能与吞咽反射性抑制胃肠道蠕动有关。一般在1～2天后可自行缓解。如机械通气不当，可引起心功能不全，造成胃肠道淤血、肝淤血。

4. 对脑血流的影响　二氧化碳分压增高，脑血管扩张，血流量增加，以保证大脑血供；反之，脑血管收缩，血流量减少。如果机械通气过度，出现呼吸性碱中毒，脑血管收缩，血流量下降，且碱性环境中组织利用氧的能力下降，造成缺血缺氧，对大脑代谢极为不利。

5. 对肾血流和肾功能的影响　适当的正压通气可以纠正缺氧和二氧化碳潴留，使肾血流量增加，肾功能得到改善，水肿消退。但如果机械通气不当，会使静脉压升高，血流重新分配，导致肾血流量下降，肾功能损害。

6. 对酸碱平衡的影响

（1）Ⅰ型呼吸衰竭患者，使用机械通气后，肺泡通气量增加，缺氧得到迅速纠正，但二氧化碳排出也同时增多，导致呼吸性碱中毒，引起脑血管收缩，血流量减少，使氧离曲线左移，组织利用氧的能力下降，加重脑缺氧。故对Ⅰ型呼衰患者，在不造成氧中毒的情况下应适当增加吸氧浓度，并尽量控制通气量。

（2）急性Ⅱ型呼吸衰竭患者，使用机械通气后，肺泡通气量增加，缺氧及二氧化碳潴留改善。慢性Ⅱ型呼吸衰竭患者，机械通气后，碳酸随呼吸迅速排出体外，而代偿性增加的碳酸氢钠则需数日才能由肾脏排除体外，所以机械通气的初期易出现代谢性碱中毒。如机械通气不当，还可造成二、三重酸碱平衡紊乱，使病情复杂化。故对Ⅱ型慢性呼吸衰竭患者，

应提高吸氧浓度，适当增加无效腔气量。

六、呼吸机与患者的连接方式

呼吸机与呼吸道的连接保持密封性是呼吸机能否增加通气的关键，应根据临床具体情况而定。

1. 面罩与鼻罩　用面罩或鼻罩将呼吸机的送气管与患者连接，构成一个相对密封的通道。临床适用于：①病情轻，辅助通气 1～2 小时即能撤机者。②气管插管或气管切开之前的应急性治疗措施。③拔管后对呼吸机产生依赖性者的过渡治疗措施。其优点：简便，无创伤，可短期、间断应用，不需特别护理。但常漏气，通气效果不理想，易造成胃肠胀气，氧浓度不稳定。

2. 气管插管　是最常用的一种途径，适用于一切紧急抢救（上呼吸道阻塞，不能进行气管插管者除外）。参看气管插管术一节。

3. 气管切开　是气管插管的补充。参看气管切开一节。

七、呼吸机有关参数的调节

1. 呼吸频率、潮气量、每分通气量的调节　在开始机械通气时，如无明显的二氧化碳潴留，呼吸频率一般为 12～15 次/分钟，潮气量为 8～12ml/kg，维持每分通气量 6～10L，以后根据血气分析来调整。对于慢性阻塞性肺病（COPD）的患者，气道阻力大者，呼吸频率宜慢，潮气量宜大。对于急性呼吸窘迫综合征（ARDS）患者，宜用小潮气量、高频率等。

2. 吸气压的调节　正常情况下，吸气压力与潮气量和呼吸道阻力呈正比。吸气正压一般为 $0.98～2.94kPa$（$10～30cmH_2O$），应小于 $3.92kPa$（$40cmH_2O$）。

慢性阻塞性肺病（COPD）的患者常需较高的通气压力，但超过 3.92kPa 时最好加用 PEEP。

3. 吸气/呼时间比的调节　机械通气是正压通气，吸气时间长，气流减慢，肺泡通气相对均匀，对呼吸系统相对有利而对循环不利；反之，则相反。因此，要结合病人具体情况，适当调整吸气/呼气时间，使吸入气在肺泡分布均匀，呼出充分，不过分增加心脏负担。

正常吸/呼比例为 1：1.5～1：2。在阻塞性肺病患者，比例可达 1：3，以便使气体充分排出。肺水肿或 ARDS 患者需相应增加吸气时间，比例为 1：1～1：1.5，如果心功能较好，吸/呼比例可倒置为 1.5：1，甚至更长些。由于吸气时间延长，肺泡张开，使肺泡不易萎陷，氧合增加。心功能不全者，宜选用小潮气量，较快呼吸频率，以缩短吸气时间，减少对循环的影响，吸/呼时间比为 1：1.5。

4. 吸氧浓度的调节　对缺氧伴有二氧化碳潴留的 Ⅱ 型呼衰，宜低浓度吸氧，吸氧浓度不宜超过 35%。以缺氧为主的 Ⅰ 型呼衰，吸氧浓度可稍高，长期应用时，最好不要超过 50%。COPD 患者吸氧浓度在 40% 左右。ARDS 患者需要较高的吸氧浓度，一般 60%～100%。开始机械通气时，为迅速纠正缺氧，吸氧浓度可稍高，1 小时后查动脉氧分压，然后根据检查结果调整吸氧浓度。

原则上要求机械通气时的 PaO_2 在 8～13.3kPa（80～100mmHg）之间，最高不超过 16kPa（120mmHg）。如果吸氧浓度超过60%，PaO_2 仍低于8kPa时，应考虑合用 PEEP 来提高氧分压。

5. PEEP 的调节　患者需要 PEEP 时可先用 $5cmH_2O$ 的压力，监测其 PaO_2 和 SaO_2，通过增加或减少 PEEP 使 PaO_2 和 SaO_2 达到理想水平，同时要注意心功能的变化。如果 $FiO_2 \leqslant$ 40%，氧合水平仍理想，维持10～12小时，病人病情转变后，可减少 PEEP，直到撤除。合理的 PEEP 的确定应测定患者 PV 曲线的低扭点来明确。

6. HFV　驱动压力（气源）一般用98.07～196.13kPa（1～$2kg/cm^2$）。通气频率 HFP-PV：60～110 次/分钟；HFJV：110～300 次/分钟；HFO：300～2400 次/分钟。HFV 的吸气时间占整个呼吸周期的15%～30%。

八、人机对抗的处理

机械通气与患者自主呼吸不同步，是机械通气初期常见的问题，称之为人机对抗。产生人机对抗的原因主要有患者紧张、烦躁、通气不足或初期不适应等。

对恐惧、精神紧张造成不适应的患者，应耐心做好患者的思想工作，消除不良心理因素的影响，以获得患者最大限度的合作。一般情况下，机械通气30分钟～2小时后，患者即可逐渐适应机械通气。对因耗氧量增加或二氧化碳生成增多造成的呼吸对抗，可适当增加通气量，或调节吸氧浓度等。对疼痛、烦躁不安者可使用止痛剂或镇静剂协助治疗。对肺并发症如气胸、肺不张、支气管痉挛者，应积极治疗原发病。对机械原因如同步灵敏度过低、呼气阀漏气、呼吸道分泌物阻塞等造成的呼吸对抗，应及时处理，使机械通气与患者自主呼吸协调一致。

对于一些急危重的患者，经以上处理无效，产生了严重缺氧者，可选用镇静剂或抑制自主呼吸的药物，如安定10～20mg静脉推注，或吗啡5～10mg静脉注射，还可以用肌肉松弛剂氯琥珀胆碱50～100mg，加于10%葡萄糖液100ml中作静脉滴注。一般首选安定，其作用缓和且安全。吗啡静脉注射后有些人呼吸可以立即停止并伴低血压，应小心使用。某些病人（如 ARDS）自主呼吸不易被镇静剂所抑制，可以选骨骼肌松弛剂治疗。以上药物使用剂量要适中，且不宜长期应用，以免过度抑制呼吸及咳嗽反射，造成排痰受阻，以及血压降低等副作用。

九、呼吸机的撤离

1. 脱机的生理指标　①最大吸气压力 $>20cmH_2O$；②肺活量 >10～15ml/kg；③每分通气量 <10L；④最大每分通气量大于静时的2倍；⑤$PaO_2/FiO_2 >300mmHg$。

如果患者达到以上指标，原发病得到控制，病情稳定，就可以撤机。

2. 撤机前的准备工作　短期（不超过1周）应用呼吸机者较易撤离；而长期应用，且肺功能较差者，撤机较困难，撤机前要做好准备工作。①做好患者的思想工作，取得患者的配合：长期使用呼吸机，患者对呼吸机有依赖性，甚至对撤机存在恐惧心理，担心停机后会出现呼吸困难或窒息。故在患者呼衰缓解后，应及时向患者说明撤机的必要性，要求患者作

缩唇腹式呼吸锻炼，减轻呼吸肌废用萎缩。停用呼吸机时，必须有医护人员在场监护，以增加患者的信心和安全感。②改善患者的一般状况：定时观察患者血气分析结果的变化，及时纠正酸碱平衡及电解质紊乱，使血红蛋白保持在 100g/L 以上，血压、心输出量基本正常，以保证撤机后的氧合能力。加强营养，保证正氮平衡，防止因营养不良造成并发症和呼吸肌萎缩。③积极治疗原发病：治疗引起呼吸衰竭的病因，纠正呼吸衰竭，以达到撤机目的。

3. 撤机的步骤

（1）间断停机法 开始间歇停用要加氧疗，停的时间宁可短些，避免患者过分劳累而失去信心。先在白天停用，每次停机约 30 分钟，最后达到白天完全停机。然后开始夜间间断停机，方法同白天一样。最终达到完全撤离呼吸机目的。

停机期间，可将气囊排气以解除对气管黏膜的压迫，使自主呼吸的气流既能通过导管又能通过导管与气管壁间隙，增加潮气量，减少阻力，降低呼吸功消耗。在停用呼吸机进行吸氧期间，应视察脉搏、血压、呼吸及血气变化，如出现二氧化碳潴留，应立即恢复机械通气。

（2）改换通气模式停机法 同步间歇指令通气（SIMV），采用自主呼吸与机械通气相结合的方法，为呼吸器撤离提供了一种较为理想的方法，目前已广泛应用于机械通气的撤离过程中。SIMV 的基本原理是将机械通气频率设定在不能完全满足患者通气需要量的水平，给患者以自主呼吸代偿的机会，协助患者呼吸肌肌力逐渐恢复。IMV 与 SIMV 一般设定在 8～10次/分钟，随着患者自主呼吸能力的增加，可逐渐减少机械通气的频率，以至最后完全脱离呼吸机。

压力支持通气（PSV）是在患者自主呼吸触发呼吸机的前提下，由呼吸机支持吸气至预定的吸气压力，以辅助患者吸气，锻炼呼吸肌，减少呼吸功消耗。一般在撤机时，用较低水平的支持压力（0.49～0.98kPa），以增强自主呼吸，以便撤机。PSV 的优点是患者使用后感觉良好，呼吸功及氧耗量减少，易被接受。应用得当可以使自主呼吸频率在短时间内变慢，撤机过渡时间缩短。

4. 拔管的时机与方法 当呼吸机完全撤离后，短期应用呼吸机的病人可立即拔管；长期应用呼吸机的患者应在撤机后暂时保留气管套管。特别是慢性阻塞性肺病呼衰患者，因年迈久病，体质差，消除呼吸道感染和营养改善均需一定时间，故留置鼻气管插管一般需 2 周，以免拔后病情恶化再度插管。

（1）撤机后立即拔管 主要适用于气管插管的患者。如 3～5 天的短期应用，撤机后观察几小时，如自主呼吸良好，或 $PaCO_2$ 维持正常，慢性呼衰 <9.0kPa 即可拔管。拔管前先充分清除上呼吸道分泌物，以防拔管后误吸入肺。然后放气囊内气体，用注射器尽量抽空，以防气囊与气管黏膜粘连。拔管动作要轻柔，注意观察有无黏膜出血。如拔管后出现咯血，应立即用肾上腺素或凝血酶 1000U 溶于生理盐水 2ml 中局部喷洒，然后观察患者咳痰能力。

（2）撤机后逐渐拔管 主要用于气管切开患者。撤机后，仍经气管套管口吸氧，定期复查血气分析，如出现二氧化碳分压升高，应迅速查明原因。如果是氧流量过大，妨碍二氧化碳排出所致，可采用降低氧流量或间断吸氧法，使二氧化碳分压自行下降。肺功能差，则要根据病情采用呼吸兴奋剂持续静脉点滴，必要时重新机械通气治疗。停机 3～4 天，患者病情稳定，且有咳嗽、排除能力者，可考虑拔管。拔管时应吸除分泌物，清创后，拔出套

管，用蝶形胶布将创缘拉拢。然后覆盖纱布。

十、机械通气的并发症及其防治

1. 机械通气相关性肺炎　是机械通气死亡的主要原因。由于患者抵抗力下降，咳嗽反射减弱或消失，建立人工气道过程中造成的局部损伤，上呼吸道屏障的消失，湿化、雾化不足或污染，呼吸机管道消毒不严等因素易继发肺部感染。

为了预防机械通气过程中的肺部感染，要做到以下几点：①加强呼吸道湿化和保持呼吸道通畅。呼吸道湿化应达到痰液稀，便于咳出，吸出。应在无菌操作下吸痰，操作中尽量避免操作损伤黏膜。②保持室内空气流通，有条件可使用空气过滤器，将呼出气直接排到室外。③每24小时消毒或更换呼吸管道、雾化器、湿化器及其他连接装置。④避免误吸。⑤给患者补足营养，维持水、电解质、酸碱平衡，提高患者抗病能力。⑥一旦发现肺部感染的早期迹象，立即使用抗菌药物，先用广谱抗生素，然后根据细菌培养加药敏试验的结果，选用有针对性的抗生素，抗生素的使用原则是早期、大剂量、联合用药、疗程足。

2. 肺不张　常由痰液堵塞所致，另外长期恒定气量通气、吸痰过度、气管插管过深滑入一侧支气管等也易造成肺不张。针对病因可做以下处理：①适当增加潮气量或加用叹息通气模式。②调整气管导管到合适位置。③适当呼吸道湿化加体位引流，鼓励患者咳嗽、吐痰。④将吸氧浓度调至50%以下，以防肺泡萎陷。

3. 营养不良　是造成长期机械通气死亡的重要原因。许多患者，尤其是久病卧床的患者，由于摄入不足、胃肠道功能减退或静脉营养补充不足，多存在不同程度的营养不良，严重时可危及生命。

4. 插管后的并发症

（1）堵管　临床上常采用气管插管或气管切开来建立起人工气道，但该通道有时却会被堵塞，造成患者严重呼吸困难、发绀、窒息、两肺呼吸音消失。此时可先用简易呼吸囊或高频通气辅助呼吸，同时查明堵管原因，立即纠正。临床上最常见的堵管原因是黏痰堵塞，因此，在机械通气过程中应加强呼吸道湿化，使痰液稀薄，便于咳出和吸出。

（2）脱管　主要原因是气管插管太浅、固定不牢、患者肥胖，以及颈部太短等。患者表现为呼吸急促或停止，呼吸音消失，应紧急重新插管。

（3）套囊破裂　套囊破裂使气管导管与气管壁之间不能呈密闭状态，不能保证充足的通气量，应重新更换气管导管套囊。

（4）喉或气管损伤　喉损伤是长期气管插管最严重的并发症之一，常于拔管后数小时内，出现吸气性呼吸困难，可用肾上腺皮质激素静滴或1%麻黄碱局部喷雾，严重者需气管切开。如拔管后见有声嘶及吞咽困难，可暂不处理。

气管损伤主要是导管的套囊压迫所致，故应密切观察，定时放气。使用低压气囊可减少或避免上述并发症。

（5）通气不足或通气过度　①通气不足：可能因潮气量或压力不足、气道漏气和呼吸道阻塞所致。临床表现为患者呼吸强而不合拍，发绀，多汗，烦躁，血压增高，脉搏加快，

呼吸音减弱，胸腹起伏不明显；动脉二氧化碳分压无好转甚至上升。通气不足的处理：在除外漏气后仍改变不了通气不足的情况，可采用定容型呼吸机加大潮气量，定时型呼吸机加大流量及吸气时间，定压型呼吸机加大通气量。②通气过度：因呼吸机所调潮气量或压力过大，或供气时间过长，为急于纠正缺氧而通气过度，使二氧化碳排出过多。临床表现为患者自主呼吸受抑制而减弱甚至消失，病人精神兴奋，肌肉震颤、痉挛，亦可见昏睡、血压下降等，血气分析示呼吸性碱中毒。通气过度的处理：定容型降低呼吸机潮气量，定时型呼吸机缩短吸气时间，定压型降低压力。

（6）肺气压伤　是机械通气中常见的，较为严重的并发症。常见的有张力性气胸、纵隔气肿、肺间质气肿、皮下气肿等。应及时对症处理，首先应降低机械通气压力和呼气末正压的数值。并发气胸者可在引流后继续机械通气。

（7）心输出量减少和低血压　临床表现为心率加快，血压下降，尿量减少，中心静脉压升高，心输出量下降等。防治方法：使用呼吸机时，应在保证有效通气的前提条件下尽量降低气道平均压，缩短吸气时间，吸/呼时间比值最好调在 1:2 以上（特殊治疗除外），将有利于改善循环功能。

（8）心律失常和心脏骤停　可因原发病，水及电解质、酸碱平衡紊乱，机械通气不当或呼吸机撤离不当所致。其中过度通气造成的呼吸性中毒和低钾血症最容易引起心律失常，甚至室颤，应及时处理。

（9）深部静脉血栓形成　患者因长期卧床，体位固定，中心静脉压升高，周围静脉血流缓慢等，易引起静脉血栓形成。临床上以下肢静脉血栓形成多见。

（10）胃扩张与胃出血。

十一、机械通气的护理

1. 床边护理，严密观察患者病情变化　要取得呼吸机的预期治疗效果，应对患者进行深入细致地观察，及时发现和解决问题，对各种参数作合理调整。

2. 重视呼吸监护　在机械通气治疗的过程中，要注意观察各项通气参数变化，根据病情随时进行调整。观察的内容：①呼吸频率、潮气量：这是机械通气的基本参数。②吸气压力：是指呼吸机正压通气时的气道内压力。吸气压力高，潮气量大，吸气压力小，潮气量小。吸气压力过大容易导致气压伤，并使心输出量减少。③气道阻力与顺应性：必须用专门仪器测量，或者用公式法推算。

3. 严密观察呼吸机运转情况，及时发现并排除故障。

4. 检查氧气或空气压缩机的压力是否符合要求　机械通气过程中耗氧量较大，尤以高压氧气瓶作为动力源的呼吸器耗氧量量更大，应注意随时更换。空气压缩机的排水口在潮湿的夏季易堵塞造成积水，要及时清除。

5. 人工气道的护理　首先要确保导管固定、通畅、气囊密闭。经口插管者应管理好牙垫，固定导管的胶布必须粘贴牢固。气管切开者，固定外套管的纱布条应牢固，严防插管导管或气管切开导管脱落或移动插入气管周围的组织中。检查气囊是否破损，与气管壁能否贴

紧，如病人呼气时听不到气囊周围的气声，说明气管导管与气管壁之间呈密闭状态。注意气道有无出血、堵塞。

通气过程中要保证气道通畅，预防感染，防止气管远期并发症的发生。气管插管与气管切开的远期并发症主要有：声带损伤，遗留声嘶，甚至吞咽困难等后遗症。①选择合适的套囊及囊内压，最好使用低压气囊。每4小时将气囊放气一次，每次15分钟，以免损伤气道。每次放气之前应将口腔中的分泌物吸引干净，以免误吸。②控制感染及出血：对预防气道狭窄非常重要。

6. 注意口腔护理 每天用3%硼酸水或生理盐水擦洗口腔，发现口腔有真菌生长时，可给予1∶1制霉菌素盐水擦洗口腔。

7. 预防褥疮。

8. 加强呼吸道湿化 正常人呼吸道许多免疫物质和肺泡表面活性物质的分泌，免疫细胞的活动，黏膜上皮纤毛运动都是在呼吸道湿化的条件下进行的。而气管插管或气管切开的患者呼吸道丧失了加温、加湿作用，由于吸入空气过于干燥，气管、支气管黏膜上皮纤毛运动功能降低，痰液黏稠，不易咳出，甚至形成痰栓，造成气道阻力增加，肺不张，防御机能减退，造成肺部感染。故呼吸道湿化非常重要。

（1）恒温加热加湿器湿化 呼吸机上常配有恒温加热加湿器。这种湿化方法是通过电热器加温，把湿化器中的液体加热，使流经的气体达到饱和水蒸气的程度，然后送入肺内。吸入气温度应调节在32℃～37℃，每日湿化量200～400ml。湿化不足会影响呼吸功能，湿化过度将加重心肾负担。应注意：冬季呼吸器管道易积水，如流入肺内可以造成淹溺，导致病人死亡或感染，故要注意定时排水。

（2）气管滴入湿化 用生理盐水2～5ml，由气管内缓慢滴入，每10～15分钟一次，每天滴入量250～500ml。

（3）雾化 呼吸机上设有雾化器，除了雾化给药外，还可用于湿化。

9. 保持呼吸道通畅 通过呼吸道湿化，痰液稀薄，以便于咳出和吸出。经常翻身拍背，促进痰液排出。

10. 预防感染 院内感染是长期机械通气患者死亡的主要原因。院内感染的主要途径是经医护人员的手、各种治疗器械及空气，故吸痰及做治疗前后要洗手，打针、换药、器械操作时要严格按照无菌操作，各种器械的消毒要严密，应尽量使用一次性物品。

呼吸机附件如接口、面罩、螺纹管、加湿器均应拆下清洗消毒。

保持室内空气流通。呼吸机呼出的气体最好能直接排到室外，有条件可在呼吸机的空气入口处安装灭菌空气过滤器。每日用1%新洁尔灭拖地。紫外线室内照射时应把病人的眼部遮住，以防受伤。

11. 加强和鼓励患者的被动和主动活动，积极开展康复锻炼。

12. 加强营养 对不能进食者可以采用鼻饲或静脉营养，按患者实际需要补充糖、蛋白质、脂肪和维生素。注意保持氮平衡。

第四节 穿 刺 术

腰椎穿刺术

一、适应证

1. 中枢神经系统疾病，取脑脊液做常规、生化、细菌学与细胞学等检查，测颅内压，以明确诊断、鉴别诊断和随访疗效。

2. 鞘内注入药物达到治疗疾病之目的。

3. 可疑椎管内病变，进行脑脊液动力学检查，以明确脊髓腔有无阻塞与阻塞程度。

二、操作方法

1. 除需做气脑或脊髓空气造影术时采用坐位外，一般均采用侧卧位。

2. 嘱病人侧卧于硬板床或检查桌上，脊柱靠近床沿或桌沿，使背部与床板或桌面垂直，头向前胸部屈曲，双手抱膝使其紧贴腹部，或由助手在术者对面用一手挽住病人头颈部，另一手挽住双下肢腘窝处并用力抱紧，使脊柱尽量后突以增宽脊椎间隙，便于穿刺进针。

3. 确定穿刺点。穿刺部位应在腰椎第二棘突以下，常选择腰椎第三、四间隙。一般以髂后上棘的连线与后正中线的交会处（约为第三、四腰椎间隙）为最常用。有时也可在上一或下一腰椎间隙进行。

4. 穿刺部位常规皮肤消毒，术者戴无菌手套，铺无菌巾，用1% ~2% 利多卡因溶液2~3ml自皮下到椎间韧带作局部麻醉。

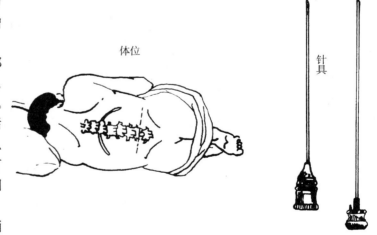

体位　　　　　针具

图9　腰椎穿刺术

5. 术者以左手拇指指尖紧按穿刺棘突间隙以固定皮肤，右手持用无菌纱布包绕的穿刺针，自局麻点取垂直脊柱背面针尖稍向头位倾斜的方向进行穿刺，当穿刺针穿过黄韧带和硬脊膜进入蛛网膜下腔时，有突然阻力消失感，然后缓慢抽出针芯，即可见脑脊液外滴。一般成人进针深度约为4~6cm，儿童则为2~4cm。

6. 在放液前先接上测压管测压时，病人完全放松，头稍伸直，双下肢收为半屈或稍伸

直, 呼吸平稳, 可见测压管中脑脊液平面随呼吸上下波动。正常侧卧位脑脊液的压力为 0.69~1.76kPa（70~180mmH$_2$O）或一分钟 40~50 滴。测完脑压后, 缓慢放出所需要的脑脊液（一般为 2~5ml）送检。若需作培养时, 应用无菌操作法留标本。

7. 术毕, 将针芯插入, 并一起拔出穿刺针, 用拇指紧压穿刺处 1~2 分钟, 局部覆盖消毒纱布, 并用胶布固定, 嘱病人去枕平卧 4~6 小时, 以免引起术后头痛。

三、注意事项

1. 严格掌握腰椎穿刺禁忌证, 凡疑有颅内压升高者必须做眼底检查, 如有明显视盘水肿或有脑疝先兆者, 禁忌穿刺; 如确属诊断与治疗必需时, 可先用脱水剂降低颅内压, 再用细针穿刺, 缓慢放出脑脊液至适量（一般放数滴至 1ml）。凡病人处于休克、衰竭或濒危状态以及局部皮肤有炎症、颅后窝有占位性病变或伴有脑干症状者均禁忌穿刺。

2. 穿刺针进入棘突间隙后, 如有阻力不可强行再进, 应将针尖退至皮下, 调整方向或位置后再进针。穿刺动作要轻巧, 用力适当。若用力过猛, 将难以体会针尖进入蛛网膜下腔后阻力突然消失之感。

3. 当针尖刺到马尾神经根时, 病人感到下肢有电击样疼痛, 遇此, 无需处理, 因马尾神经根游离于脑脊液中, 针尖碰后即滑脱, 不会引起马尾损伤。

4. 若要了解蛛网膜下腔有无阻塞, 可做动力试验（Queckenstedts test）。即在测定初压后, 由助手压迫病人一侧之颈静脉约 10 秒, 正常时脑脊液压力立即上升一倍左右, 解除压力后 10~20 秒又降至原来水平, 称为动力试验阳性（该侧）, 表示蛛网膜下腔通畅。若压迫颈静脉后, 不能使脑脊液压力上升, 则为动力试验阴性, 表示蛛网膜下腔完全阻塞。若压迫后压力缓慢上升, 放松后又缓慢下降, 则该侧动力试验也为阴性, 表示该侧有不完全性阻塞（如横窦内血栓形成或小脑窝内肿瘤等）。对脑部病尤其伴有颅内压明显增高或脑出血者应禁做此试验。若疑椎管内胸段与腰段蛛网膜下腔有梗阻, 可做压腹试验, 即助手以拳用力压迫上腹部, 如无梗阻可使压力升高为初压的 2 倍, 停压后下降迅速, 梗阻时压力不上升。

5. 若需鞘内给药时, 应先放出同量脑脊液, 然后再注入药物。做气脑造影术检查时, 应先缓慢放液 10ml, 如此反复进行达所需量时再行摄片。

6. 穿刺术中, 若病人出现呼吸、脉搏、面色异常等症状时, 应立即停止手术, 并做相应处理。

骨髓穿刺术

一、适应证

凡疑有白血病、传染病（如黑热病、疟疾、伤寒等）或感染性疾病（如败血症）、多发性骨髓瘤、骨髓转移癌、单核－巨噬细胞系统疾病等时, 骨髓穿刺可以帮助诊断。

二、操作方法

1. 确定穿刺部位　①髂前上棘穿刺点：病人仰卧，穿刺点位于髂前上棘后 1~2cm，此部位骨面较平，易于固定，操作方便，无危险性，为最常用的穿刺点，但骨质较硬，髓液较少。②髂后上棘穿刺点：病人侧卧（幼儿俯卧，腹下放一枕头），上面的腿向胸部弯曲，下面腿伸直，髂骨后上棘突出于臀部之上，相当于第五腰椎水平旁开3cm左右处。③胸骨穿刺点，病人取仰卧位，背下置一枕头，使胸部抬高，取胸骨中线相当于第二肋间水平，胸骨体上端为穿刺点。胸骨较薄（约1cm左右），胸骨后为心房和大血管，严防穿通胸骨发生意外。但由于胸骨骨髓液含量丰富，当其他部位穿刺失败时，仍需作胸骨穿刺。④腰椎棘突穿刺点：病人取坐位，双手伏在椅背上，上身前屈；体弱者可侧卧位，两膝向胸部弯曲，以两臂抱之，取第三、四腰椎棘突为穿刺点，有时棘突尖端小而硬，穿刺不易成功，可在距棘突约1.5cm处从侧方穿刺棘突。

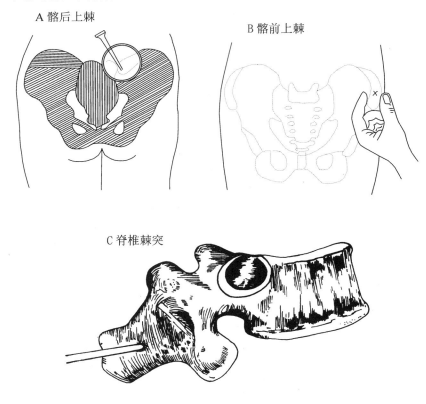

A 髂后上棘　　B 髂前上棘　　C 脊椎棘突

图10　骨髓穿刺部位

2. 常规皮肤消毒，铺无菌洞巾，术者戴手套。以1%~2%利多卡因溶液2~3ml局部浸润麻醉直至骨膜，按摩注射处。

3. 将骨髓穿刺针的固定器固定在距针尖 1.0~1.5cm 处（胸骨穿刺约 1cm，髂骨穿刺约 1.5cm），术者用左手拇指和食指固定穿刺部位，右手持针向骨面垂直刺入（若为胸骨穿刺则应与骨面成 30°~40°角），当针尖撞触骨质后则将穿刺针左右旋转，缓缓钻刺骨质，当感到阻力消失，且穿刺针已能固定在骨内时，表示已进入骨髓腔。若穿刺针不固定，则应再钻入少许达到能够固定为止。

4. 拔出针芯，接上干燥的 10ml 或 20ml 注射器，用适当的力量抽吸，若针头确在骨髓腔内，当抽吸时病人感到一种尖锐的疼痛，随即便有少量红色髓液进入注射器中。骨髓液吸取量以 0.1~0.2ml 为宜。若作骨髓液细菌培养需在留取骨髓液计数和涂片标本后，再抽取 1~2ml。如未能吸出骨髓液，则可能是针腔被皮肤或皮下组织块堵塞或干抽（dry tap），此时应重新插上针芯，稍加旋转或再钻入少许或退出少许，拔出针芯，如见针芯带有血迹时，再行抽吸即可取得骨髓液。

5. 抽毕，重新插上针芯，左手取无菌纱布置于针孔处，右手将穿刺针一起拔出，随即将纱布盖于针孔上并按压 1~2 分钟，再用胶布将纱布加压固定。

三、注意事项

1. 术前做出凝血时间检查，有出血倾向患者操作时应特别注意，对血友病患者绝对禁忌做此术。

2. 穿刺针与注射器必须干燥，以免发生溶血。穿刺时用力不宜过猛，尤其做胸骨穿刺时，针头进入骨质后不可摇摆，以免断针。抽吸液量如为做细胞形态学检查则不宜过多，过多会导致骨髓液稀释，影响增生度的判断、细胞计数及分类的结果；为做细菌培养可抽取 1~2ml。抽不出骨髓液时，如排除技术问题，则为"干抽"，该情况多见于骨髓纤维化、恶性组织细胞病、恶性肿瘤骨髓转移、多发性骨髓瘤及血细胞成分异常增生如白血病原始幼稚细胞高度增生时，此时需要更换部位穿刺或做骨髓活检。

3. 老年人骨质疏松，应注意不要用力过猛；小儿不合作，除严格选择穿刺部位外，必要时穿刺前给镇静剂。

腹腔穿刺术

一、适应证

1. 检查腹腔积液的性质，以明确诊断。
2. 大量腹水引起明显呼吸困难或腹部胀痛时，适当放腹水以减轻症状。
3. 腹腔内给药以达到治疗目的。

二、操作方法

1. 穿刺前嘱病人排出小便以免穿刺时损伤膀胱。
2. 依积液多少和病情，可取坐位、半坐位、左侧卧位。放液时必须使病人体位舒适，并于腹上部扎上宽布带或多头带。

3. 选择适宜的穿刺点 ①脐与左髂前上棘连线的中 1/3 与外 1/3 的相交点，此处不易损伤腹壁动脉。②侧卧位穿刺点在脐的水平线与腋中线交叉处，此部位较安全，常用于诊断性穿刺。③脐与耻骨联合连线的中点上方 1cm，稍偏左或偏右 1~1.5cm 处，此穿刺点处无重要器官且易愈合。

4. 穿刺处常规消毒，戴手套及盖洞巾，自皮肤至腹膜壁层作局部麻醉。术者用左手固定穿刺部皮肤，右手持穿刺针经麻醉处垂直刺入腹壁，待感到针锋抵抗感突然消失时，表示针头已穿过腹膜壁层，即可抽取腹水，并将抽出液放入消毒试管中以备送检。作诊断性穿刺时，可直接用 10~30ml 空针及适当的针头进行，取得标本后迅速拔针，覆盖无菌纱布，胶布固定。

5. 需放腹水时，用一粗针头，针尾连一长胶管及水瓶，针头上穿过两块无菌纱布，缓慢刺入腹腔，腹水经胶管流入水封

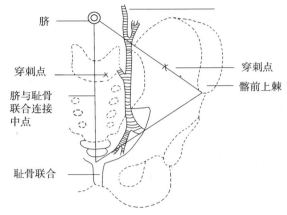

图 11 腹腔穿刺点

瓶中，将套入针头的纱布及针头用胶布固定于腹壁上。胶管上可以夹输液夹子，以调整放液速度。腹水不断流出后，将腹上部的宽布带或多头带逐步收紧，以防腹内压骤降而发生休克。放液完毕，覆盖纱布，胶布固定，用多头带包扎腹部。

三、注意事项

1. 肝性脑病前期禁忌放液，粘连性结核性腹膜炎、包虫病、动脉瘤等为本检查禁忌证。

2. 术中应随时询问病人有无头晕、恶心、心悸等症状，并密切观察病人呼吸、脉搏及面色改变。如以上症状明显时应立即停止穿刺，使病人卧床休息，必要时可注射高渗葡萄糖液。

3. 放腹水时遇流出不畅，针头应稍作移动或变换体位。放液前后均应测量腹围及复查腹部体征等，以便观察病情变化。

4. 高度腹水者，穿刺时应把腹壁皮肤向下或向外牵拉，然后穿刺。以使拔针后皮肤针眼错开，防止腹水外溢。如穿刺孔处有腹水溢出时，用蝶形胶布或火棉胶粘贴。

肝脏穿刺术

一、适应证

1. 诊断性肝脏穿刺。旨在将穿刺所得的肝组织制成切片作组织学检查或涂片做细胞学检查，以明确肝脏病变的性质或寻找特异性诊断依据。

2. 肝脓肿的诊断与治疗。

二、操作方法

1. **术前准备**　术前应测定出血时间、凝血时间、凝血酶原时间和血小板计数。若凝血酶原时间延长，则应肌肉注射维生素 K_1 10mg，每日 1 ~ 2 次；口服钙片 1.0g，每日 3 次，连用 3 天后复查，若已正常则可施术。如疑为阿米巴性肝脓肿，应先用抗阿米巴药物（甲硝唑等）治疗 2 ~ 4 天后再行穿刺，其目的在于减轻肝脏充血及肿胀，以免穿刺出血。如怀疑细菌性肝脓肿，先应用抗生素使病灶局限再行穿刺，以防病灶扩散。穿刺前应测血压、脉搏和进行胸部透视，观察有无肺气肿、胸膜增厚，注意血压波动和避免损伤肺组织。测定血型以备必要时输血。若病人紧张或恐惧，应做好解释工作，术前可给予小剂量镇静剂。

2. **体位**　取仰卧位，身体右侧靠近床沿，右手屈肘置于枕后。

3. **穿刺部位**　诊断性肝脏穿刺通常选用右侧腋中线第八、九肋间隙，肝实音区处穿刺。肝脏穿刺抽脓则寻找一个局限性水肿区或压痛最明显处作为穿刺点（一般认为该处是肝脓肿最靠近胸壁的地方），有条件者应先用超声波作脓腔定位探查，以判明最佳之穿刺点，并可指示穿刺方向与深度。

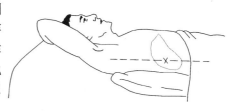

图 12　肝穿刺时病人体位及穿刺点

4. **操作步骤**

（1）**诊断性肝脏穿刺**　常采用快速肝穿刺法。方法为：①穿刺点常规皮肤消毒，术者戴无菌手套后铺无菌洞巾，用 1% ~ 2% 利多卡因 2 ~ 4ml 自皮肤作局部浸润麻醉直达胸膜。②备好快速穿刺套针（针长 7cm），套针内装有钢丝针芯活塞，其直径较针头管径略细，使空气与水皆可通过，但能阻止肝组织进入注射器。以橡皮管将穿刺针接于 10ml 注射器上，吸入无菌生理盐水 3 ~ 5ml。③先将皮肤穿刺锥在皮肤上刺孔，然后在刺孔处将穿刺针沿肋骨上缘与胸壁垂直方向刺入 0.5 ~ 1.0cm，然后将注射器内生理盐水注入 0.5 ~ 1ml，使穿刺内可能存留的皮肤及皮下组织冲出，以免针头堵塞。⑤将注射器抽成负压，嘱病人先吸气，然后在深呼气末屏住呼吸（此动作可让病人术前练习数次，以免配合失误），此时术者将穿刺针迅速刺入肝脏并立即拔出，深度一般不超过 6cm。拔针后立即以无菌干纱布按压针孔 5 ~ 10 分钟，再以胶布固定，并以多头腹带扎紧，压上小砂袋（1kg 左右）。

（2）**肝脏穿刺抽脓**　①常规消毒局部皮肤，铺无菌洞巾，局部麻醉要达肝包膜。②将尾部带有橡皮管的穿刺针（橡皮管用血管钳夹住）自皮肤刺入，嘱病人先吸气，并在呼气末屏住呼吸。③将 50ml 注射器连接橡皮管上，松开血管钳进行抽吸，抽满后将橡皮管夹住，拔下注射器排尽为止。④若脓液太稠，抽吸不畅，可用温无菌生理盐水冲洗后抽吸。反复抽吸黏稠的脓液可致针筒与筒栓黏着，抽吸或排脓时费力，应用生理盐水冲洗或换一注射器。如吸出脓液量与估计不等，可能系有小或较大的多发性脓肿，穿刺针斜面未完全在脓腔内，在抽吸或排脓时将针尖退出或穿过脓腔，穿刺针在脓腔之顶部，抽吸少许脓液后针尖与脓液液面脱离而吸不出脓腔中及底部之脓液等。此时应调整穿刺针之深度与方向，但变更针的方向时，应先将针于病人屏住呼吸时退至皮下，然后才能变更方向，并于病人再次屏息呼吸时进行穿刺。⑤拔针后用无菌纱布按压片刻，胶布固定，外压砂袋，并以多头带将下胸部扎

紧。术后嘱病人静卧 8 ~ 12 小时。

三、注意事项

1. 凡有下列情况者应视为肝穿刺的禁忌证：①出血倾向；②大量腹水；③肝包虫病；④肝血管瘤；⑤肝脏缩小，肝浊音界不清，又无超声波探查定位条件；⑥肝外梗阻性黄疸。对严重贫血与全身衰竭者应在初步改善病人一般情况后，再考虑行肝穿刺术。

2. 若需经腹部进行穿刺，肝脏需肿大至肋缘下 5cm 以上时方可采用。穿刺点为右肋缘下锁骨中线处。病人仍取仰卧位，但右腰部应垫一薄枕。

3. 一定要在病人屏住呼吸的情况下进行穿刺或拔针，以免呼吸时肝脏移动而被穿刺针划裂，致大出血。有时局麻穿刺过深刺入肝内亦可发生这一严重的并发症，故局麻进针深度应视病人胖瘦而定，切忌过深。

4. 针入肝后不得改变穿刺方向，仅可前后移动，改变深度，但最深不得超过 8cm。

5. 术后应绝对卧床 24 小时，尤其是诊断性肝脏穿刺时。术后 4 小时内每隔 15 ~ 30 分钟测量脉搏、血压 1 次。若无变化，以后改为 1 ~ 2 小时测量 1 次，共 8 小时。若发现病人脉搏细弱而快，血压下降，出冷汗，烦躁不安，面色苍白等内出血征象时，应予积极抢救。该并发症多在术后最初的数小时发生，故术后观察甚为重要。

6. 穿刺后如局部疼痛，应仔细检查引起原因。若为一般组织创伤性疼痛，可给止痛剂等口服；如出现右肩部剧痛并有气促，则多为膈肌损伤所致，可口服可待因或注射哌替啶，且应严密观察。

7. 术中误伤胆囊、结肠与肾脏等脏器，出现腹膜炎或血尿以及胸腔感染，甚至气胸等。此类并发症较为少见，且出现的时间多较晚，故术后亦应注意有无腹痛、胸痛、呼吸困难以及血尿等，并及时给予相应的处理。

胸膜腔穿刺术

一、适应证

1. 各种胸腔积液，需明确诊断者。

2. 渗出性胸膜炎积液过多，久不吸收，或持续发热不退，或大量积液产生压迫症状时，进行放液治疗或注入药物。

3. 脓胸抽脓治疗并注入药物。

二、操作方法

1. 嘱病人面向椅背坐于椅上，两前臂置于椅背上，前额伏于前臂上。如病重不能起床者，要取仰卧或半仰卧位，将前臂置于枕部，行侧胸腔穿刺。

2. 穿刺前应在胸部叩诊实音最明显的部位处进行，或通过胸透、超声波明确穿刺部位。一般常选肩胛下角线七至九肋间，也可选腋中线第六、七肋间或腋前线第五肋间为穿刺点。

包裹性积液可结合 X 线或超声波检查决定穿刺点。穿刺点可用蘸甲紫的棉签在皮肤上作标记。

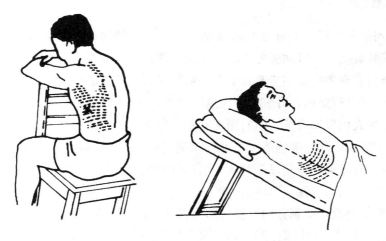

图 13 胸腔穿刺时病人体位及穿刺点

3. 穿刺部位常规消毒，戴无菌手套，铺洞巾。用1%～2%利多卡因溶液2～3ml，沿穿刺点肋间的肋骨上缘进针，边进针边注入麻醉药逐层浸润麻醉，直至胸膜，并刺入胸腔，试抽胸水，记录针头刺入深度，作为抽液时的参考。

4. 将附有胶皮管的穿刺针由穿刺点刺入皮肤（胶皮管应用止血钳夹住），针尖缓慢进入胸膜腔时有阻力突然消失感。接上注射器，松开血管钳，抽吸胸腔内积液。注射器抽满后，夹紧胶皮管，取下注射器，将液体注入弯盘中，以便计量或送检。如此反复，每次排出注射器内液体时均应夹紧胶皮管，以防空气进入胸膜腔。

5. 抽液完毕，需胸内注药者可注入适量药物，然后拔出穿刺针，局部消毒，无菌纱布覆盖，用胶布固定后嘱病人静卧。

三、注意事项

1. 操作前应向病人说明穿刺的目的，以解除其顾虑；对精神过于紧张者，可于术前0.5小时服安眠酮0.1g 或可待因0.03g 以镇静止痛。

2. 麻醉必须深达胸膜，嘱病人不要移动体位，避免咳嗽或做深呼吸。进针不宜过深或过浅，过高或过低。应避免在第九肋间隙以下穿刺，以避免穿透膈肌损伤腹腔脏器。

3. 有下列情况时，行胸膜腔穿刺术需慎重：①病变靠近纵隔、心脏和大血管处；②有严重肺气肿和广泛肺大泡者；③心、肝、脾明显肿大者。

4. 一次抽液不可过多、过快。诊断性穿刺抽液 50～100ml 即可。一般首次不超过600ml，以后每次不超过 1000ml。但感染性胸腔积液应一次尽量抽尽。做胸腔积液细胞学检查时，则至少需 50ml 液体并应立即送检，以免细胞自溶。

5. 操作中应不断观察病人的反应，如有头晕、面色苍白、出汗、心悸、胸部压迫或剧

痛、昏厥等胸膜过敏反应，或出现连续性咳嗽、咳泡沫痰等现象时，应立即停止抽液，让患者平卧，观察心、肺、血压情况。大部分病人卧床后即可缓解，少数需皮下注射 0.1% 肾上腺素 0.3 ~ 0.5ml 或进行其他对症处理。

6. 疑有支气管胸膜萎缩时，可注入亚甲蓝或甲紫 2ml，观察术后病人是否咯出染色痰液。

心包穿刺术

一、适应证

1. 心包腔积液并有明显心脏压塞症状需穿刺放液以缓解症状者。
2. 心包积液压迫症状并不严重，但需检查积液性质以明确诊断者。
3. 心包积脓须抽脓冲洗，注入治疗药物者。

二、操作方法

1. 穿刺部位的选择　先叩诊心浊音界，有困难者或有条件时应做超声波检查，引导穿刺。常用穿刺点：①心尖部穿刺点：一般在左侧第五肋间心绝对浊音界内侧内约 2cm 处，由肋骨上缘进针，针刺方向向内、向后，稍向上并指向脊柱方向，缓慢刺入心包腔内。②剑突下穿刺点：位于剑突下与左肋缘交角区，穿刺针从剑突下，前正中左侧刺入，针头与腹壁保持 30° ~ 40° 角，向上向后并稍向左沿胸骨后壁推进，避免损伤肝脏。左侧有胸膜增厚、左侧胸腔积液或心包积脓时选择此穿刺点较合适。③右胸前穿刺点：位于右胸第四肋间心绝对浊音界内侧 1cm 处，穿刺针向内、向后指向脊柱推进，此点仅适用于心包积液以右侧较多、心脏向右扩大者。

2. 病人取坐位或半坐卧位，位置要舒适，因在穿刺过程中，不能移动身体。术者应再一次检查心界，确定穿刺点后，常规局部消毒、铺巾。

3. 用 1% ~ 2% 利多卡因以小号针头作局部麻醉，刺入皮肤后，按上述进针方向，将针徐徐推进，边进针，边回抽；边注射，穿过心包膜时有落空感，如抽出液体应记录进针方向与深度，然后拔出局麻针。穿刺抽液针进针方向同上，进入心包腔后可感到心脏搏动而引起的震动，此时应稍退针，避免划伤心肌，助手立即用血管钳加住针头以固定深度，术者将注射器套于针座的橡皮管上，然后放松橡皮管上止血钳，缓缓抽吸液体，记取液量，并将抽出液体盛入试管内送检。需作培养时，应用灭菌培养管留取。

4. 术毕拔出针头后，盖以消毒纱布，用胶布固定。

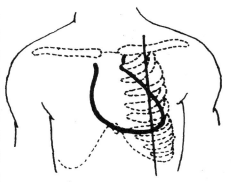

图 14　心包穿刺部位

三、注意事项

1. 穿刺点要合适，进针方向要准确，深度要适当。一般进针深度为 3～5cm（左胸前穿刺点）或 4～7cm（剑突下穿刺点），但应视积液多少和心浊音界大小而定。穿刺针头接管应保持轻负压，边进针边抽吸，直至抽出液体。如病情允许，每一次穿刺最好按超声波检查测定的深度，或在超声波引导下穿刺，较安全、准确。若未能抽出液体，又未触到心脏搏动，缓慢退回针头后，改变进针方向重新穿刺，但不能盲目反复试抽。

2. 术前应向病人做好解释以消除顾虑，并嘱病人在穿刺时切勿咳嗽或深呼吸。

3. 若脓液黏稠，不易抽出时，可用消毒温生理盐水冲洗，冲洗动作要轻柔，并注意病人反应。如需注入药物，可于抽液后缓缓注入。

4. 如操作过程中病人出现面色苍白、气促、出汗、心慌等情况，应终止手术，并作相应处理。如抽出血性液体，应暂停抽液，检查进针方向与深度，将抽得血性液体放入干试管中，血液不久就凝固，表示很可能来自心脏，立即终止手术。如放置 10 分钟以上不凝固，病人又无凝血机制障碍，表示血液来自心包腔，并视病情需要，继续或终止抽液。

5. 首次抽液量不宜超过 100ml，需再次抽液时一般也不宜超过 300～500ml。抽液速度不宜过快。但在化脓性心包炎时，应每次尽量抽尽脓液，穿刺时避免污染胸腔，穿刺抽脓后应注意胸腔感染的发生。

6. 术中和术后均需密切观察呼吸、血压、脉搏的变化。

膀胱穿刺术

一、适应证

尿道狭窄或前列肥大引起的尿潴留导尿失败，又无条件行膀胱引流者，可先作膀胱穿刺术。

二、操作方法

1. 穿刺部位　耻骨联合上方 2cm 处为最常用的穿刺点。

2. 操作步骤　①皮肤常规消毒，术者戴无菌手套，于紧依耻骨联合上方 2cm 处用 1%～2% 利多卡因溶液做局部浸润麻醉。②用 9 号或 12 号针头，接上 20～50ml 注射器，从上向下刺入膀胱内。③进入膀胱后抽吸注射器，抽得尿液后，将带有胶管的玻璃接头插入针头上放尿，或用注射器反复抽吸尿液。④若病情需要反复穿刺或配合治疗，为减少穿刺次数，避免过多地损伤膀胱等，可用穿刺针行膀胱穿刺术，将硅胶管通过穿刺针导管送入膀胱内，并加以固定。

三、注意事项

1. 操作要严格无菌，穿刺点应准确。

2. 大量尿液潴留者，不宜一次放完，可采用多次、逐渐放出的方法，使膀胱内压力渐次降低，有助于膨大的膀胱恢复其张力。

3. 穿刺后，尤其是多次穿刺者，有可能发生血尿、尿外溢或感染，故如无必要，尽量不做膀胱穿刺术。

中心静脉压测定术

中心静脉压（CVP）是指右心房及上、下腔静脉胸腔段的压力。它可反映病人当时的血容量、心功能与血管张力的综合情况，因此有别于周围静脉压力。周围静脉压力受静脉腔内瓣膜与其他机械因素的影响，因此不能正确反映血容量与心功能等情况。

一、适应证

1. 用作区别急性循环衰竭是低血容量抑或心功能不全所致的一个参考指标。

2. 大手术或危重病人利用 CVP 测定和动态观察适当维持病人的血容量，保证手术的顺利进行或其他治疗的进行。

3. 鉴别少尿或无尿的原因是血容量不足抑或是肾衰竭所致。

4. 大量输液、输血时，在 CVP 测定的监视下，可使血容量得到迅速补充，同时又不致使循环负荷过重而发生心功能不全。

二、操作方法

1. 嘱病人仰卧，选好插管部位，常规消毒皮肤，铺无菌洞巾。

2. 插管途径　常用有二：①上腔静脉插管：导管可经锁骨下静脉、肘前贵要静脉、颈外静脉、颈内静脉切开或穿刺插管。此途径的优点是测压不受腹内压的影响，测压结果较精确，缺点是插管固定困难。②下腔静脉插管：一般经大隐静脉插管将导管插至下腔静脉，导管端应插过膈肌到胸腔。经肘前贵要静脉插管至上腔静脉或经腹股沟大隐静脉插管至下腔静脉，两者均插入约 $35\sim45cm$。

3. 测压方法　测压装置可用普通输液胶管，在其下端接一个三通管（或 Y 形管），一端接静脉导管（或硅胶管），一端接带有刻度的测压玻璃管，后者固定在输液架上保持测压管的"零"点与病人右心房同一水平（即仰卧病人的腋中线）。测压时，先使静脉导管与 Y 形管处的夹子扭紧，使输液管与测压管相通，待液体充满测压管后，用夹子夹紧输液胶管，再使静脉导管与测压管相通，可见测压管内液面下降，至液面稳定时，所指刻度数据即为 CVP。测毕，用夹子夹紧连接测压管的胶管，使它与静脉导管不再相通，松开输液管上的夹子，使它与静脉导管相通，这样可继续输液并反复多次测压。

4. 判断　正常 CVP 为 $0.49\sim1.18kPa$（$5\sim12cmH_2O$），降低与增高均具有临床意义。①CVP $<0.49kPa$，而动脉血压低，表示有效循环血容量不足；②CVP $<0.49kPa$，而动脉血压正常，提示有效循环血容量轻度不足；③在补充血容量后病人仍处于休克状态，而 CVP 却大于 $0.98kPa$（$10cmH_2O$），则表示有容量血管过度收缩或心功能不全的可能，应严格控

制输液速度及采取其他相应措施；④CVP >
1.47 ~ 1.96kPa（15 ~ 20cmH$_2$O），表面有明
显心功能不全，且有水肿的危险，应暂停或
严格控制输液速度，并应采取针对心功能不
全的措施。但 CVP 的测定受许多因素的影
响，如腹内压增高可导致由大隐静脉插管测
定的 CVP 升高，因此，CVP 的测定必须结合
动脉压和全身情况等综合分析。

三、注意事项

1. 严格无菌操作，插静脉导管动作要轻
柔，不能使用暴力及插得太深，以免插入右
心室，使压力呈显著波动性升高，如插导管
进入右心室，可后退少许。

2. 静脉导管、输液管和测压管必须保持
通畅，测压才能准确；若不通畅，可变更导
管位置，用输液瓶中液体冲洗，或用肝素冲
洗管道。

3. 使用血管活性药物，正压辅助呼吸，
均可影响测得值，故测定前应暂停使用。

4. 测压导管留置时间一般不超过 5 天，
留置过久易发生静脉炎或血栓性静脉炎。每
日应以 0.025% 肝素溶液冲洗插管，以保持
静脉导管通畅。

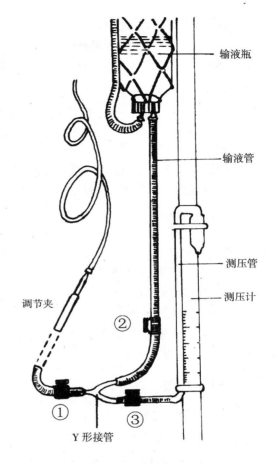

图 15　中心静脉压测定术

锁骨下静脉穿刺术

一、适应证

1. 需短期内迅速输入大量液体，或长期输液，尤其是输入高浓度或刺激性药物，如静
脉内高营养治疗。

2. 心肺复苏时给药，用以取代心内注射途径。

3. 当周围浅静脉萎陷、过小（或栓塞），或因大面积烧伤、广泛皮肤病、肥胖者等，
致静脉穿刺困难，而又急需快速补液时。

4. 有时用于插入静脉导管监测中心静脉压，或置入临时心内起搏器。

二、操作方法

1. **体位**　病人尽可能取头低 15° 的仰卧位，头转向穿刺点对侧，穿刺同侧上肢外展 10° ~ 20° 角。

2. **穿刺点**　一般选取右锁骨下静脉，以防止损伤胸导管。可经锁骨下及锁骨上两种进路穿刺。

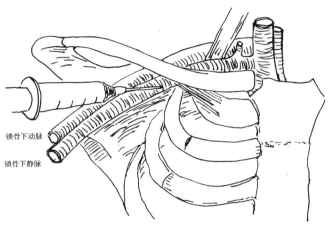

锁骨下动脉

锁骨下静脉

图 16　锁骨下静脉穿刺方法示意图

（1）锁骨下进路　取锁骨中、内 1/3 交界处，锁骨下方约 1cm 为穿刺点，针尖向内，轻向上指，向同侧胸锁关节后上缘进针，如未刺入静脉，可退针至皮下，针尖改指向甲状软骨下缘进针。也可取锁骨中点，锁骨下方 1cm 处，针尖指向胸骨上切迹进针。针身与胸壁成 15° ~ 30° 角。一般刺入 2 ~ 4cm 可入静脉。此点便于操作，临床曾最早应用，但如进针过深时易引起气胸，故目前除心肺复苏临时给药外，已较少采用此进路。

（2）锁骨上进路　取胸锁乳突肌锁骨头外侧缘，锁骨上方约 1cm 处为穿刺点，针身与矢状面及锁骨各成 45° 角，在冠状面呈水平或向前略偏成 15° 角，指向胸锁关节进针，一般进针 1.5 ~ 2cm 可入静脉。此路指向锁骨下静脉与颈内静脉交界处，穿刺目标范围大，成功率常较颈内静脉穿刺为高，且安全性好，可避免胸膜损伤或刺破锁骨下动脉。

3. 按无菌操作要求消毒、铺巾，用 1% 普鲁卡因 2 ~ 4ml 局部浸润麻醉。取抽吸有生理盐水约 3ml 的注射器，连接穿刺针，按上述穿刺部位及方向进针，入皮下后应推注少量盐水，将可能堵塞于针内的皮屑推出，然后边缓慢进针边抽吸，至有"落空感"并吸出暗红血液，示已入静脉。如针尖已达胸锁关节而仍无回血，可边退针边回吸，如退针过程中有回血，也示针已入静脉。取腔内充满生理盐水的静脉导管自针尾孔插入，注意动作要轻柔，如遇阻力应找原因，不得用力强插，以防损伤甚至穿通血管。导管插入后回血应通畅，达所需深度后拔除穿刺针，于穿刺口皮肤缝一针，以其缝线固定导管，无菌敷料包扎。置管深度随不同要求而异，可分别达锁骨下静脉、无名静脉及上腔静脉水平，但不可进入右心房或在静脉内卷曲，应作透视或拍片确定导管端位置。一般插入深度不超过 12 ~ 15cm。

在心肺复苏紧急注药，不作置管时，可按上述锁骨下进路，常规消毒后以细长针头连接盛药注射器直接穿刺，向甲状软骨下缘方向进针，见回血后固定针头，推入药物后拔针，局部按压片刻即可。

三、注意事项

1. 穿刺部位有感染时禁做穿刺。严重肺气肿、胸廓畸形、凝血机制障碍、锁骨与肩胛带区外伤、严重高血压（收缩压 > 24kPa）、上腔静脉栓塞等情况慎做此术。儿童与躁动病人术前应用镇静剂。

2. 穿刺定点要准确，进针方向、角度要正确，以防止气胸等合并症发生。穿刺困难时忌反复试穿，应及时改用其他进路或改行颈内静脉穿刺。

3. 作静脉置导管者应尽量取头低位，穿刺成功后，宜让病人深吸气后屏气，此时迅速取下注射器和插入导管；导管内必须充满液体，以防空气栓塞。头低位有困难者，操作须特别小心。以采用外套管穿刺针较为安全（其具体操作方法可参见颈内静脉穿刺术节）。导管插入穿刺针后不得回抽，以防被针尖切断造成危险。

4. 术后须仔细观察病人有无血肿或气胸等并发症表现。如发现呼吸急促、穿刺侧呼吸音减低等，须立即胸透或拍片除外气胸。

5. 锁骨下静脉穿刺插管的并发症，除上述气胸、空气栓塞、血肿外，尚可有心包填塞、感染、静脉血栓形成与栓塞、血胸、穿刺口渗液、误入锁骨下动脉、臂丛神经损伤等，国外报告发生率共约 5%，应予注意，并及时做相应处理。

6. 导管留置时间，一般不超过 6~8 周为宜。拔管后局部应加压 3~5 分钟。

7. 回血顺利表明穿刺针的位置正确。如果回血呈搏动性并且颜色鲜红，说明误入了锁骨下动脉，应该立即撤出穿刺针并按压 5 分钟。

颈内静脉穿刺术

一、适应证

1. 置入中心静脉导管或气囊漂浮导管行血流动力学监测。
2. 经导管安置心脏临时起搏器。
3. 需大量快速补液或输血的患者，利用中心静脉压监测调节液体入量及速度。
4. 需长期输液，尤其是输入高浓度或刺激性药物，如静脉内高营养治疗。
5. 因各种原因导致周围静脉穿刺困难，而又急需大量补液者。

因颈内静脉解剖位置固定，个体差异小，易于固定导管，较少发生并发症，故近年来除心肺复苏临时注药仍选用锁骨下静脉外，静脉置管多首选此静脉。

二、操作方法

1. 体位　病人取头低 15°~30° 的仰卧位，使静脉充盈以防止空气栓塞，头后仰并向穿刺点的对侧扭转 15~20° 角。右侧是常用穿刺部位。

2. 穿刺点一般均取右侧，因右颈内静脉与无名静脉、上腔静脉几乎成一直线，且血管较左侧为粗，较易穿刺成功。依照穿刺点与胸锁乳突肌的关系分三种入路。

（1）中路 由胸锁乳突肌的胸骨头、锁骨头及锁骨组成的三角形称胸锁乳突肌三角。在其顶端处（距锁骨上缘约 2～3 横指）进针，针身与皮面（冠状面）呈 30°角，与中线平行指向尾端（或对向同侧乳头）。如试穿不成功，针尖向外倾斜 5°～10°角再穿。肥胖病人或小儿等胸锁乳突肌标志不清楚者，可在锁骨内侧端上缘小切迹的上方 1～1.5cm 处进针，其角度、方向如前，一般刺入 2～3cm 即入颈内静脉。

（2）前路 在胸锁乳突肌前缘中点（距中线约 3cm），术者用左手食、中指向内推开颈总动脉后进针，针身与皮面呈 30°～50°角，针尖指向锁骨中、内 1/3 交界处或同侧乳头。亦可在甲状软骨上缘水平颈总动脉搏动处外侧 0.5～1cm 处进针，针身与皮面呈 30°～40°角，针尖指向胸锁乳突肌三角，与颈内静脉走向一致穿刺。但此点误伤颈总动脉机会较多。

（3）后路 在胸锁乳突肌外缘中、下 1/3 交界处进针，针身水平位，在胸锁乳突肌深部向胸骨柄上窝方向穿刺。针尖勿向内侧过深刺入，以防损伤颈总动脉。

3. 按无菌操作要求消毒、铺巾，用盛有局麻药的注射器接细长针头在选定的穿刺点作皮下浸润麻醉后，按上述相应进针方向及角度试穿，进针过程中持续轻回抽注射器，至见回血后，记住方向、角度及进针深度后拔针。

4. 进针点皮肤用三棱针或粗针头刺一小口，直达皮下。取外套管穿刺针或 16 号薄壁穿刺针自小口入皮下，按试穿针方向角度进针，接近上述深度时接注射器并保持适当负压缓缓进针，见回血后，速进针 2～3mm，固定内针而捻转推入外套管，或经穿刺针插入导管，至到达所要求的深度。一般穿刺点至上腔静脉接近右心房处距离约 15～20cm。准备置入气囊漂浮导管（Swan-Ganz 导管）者，则经穿刺针腔内插入导引钢丝至预计深度。

5. 拔除内针或穿刺针，将外套管针座或导管连接测压、输液装置，缝针固定针座或导管，无菌敷料包扎。置气囊导管者，则需要再沿导引钢丝插入套有导管鞘的扩张器放入静脉，拔除导引钢丝及扩张器，取管腔内充满 0.2‰肝素液的气囊导管经导管鞘插入，连接测压装置，慢慢推进导管，并在相应部位作气囊充气或放气，监测各部位压力，最后使导管端留置于楔压部位的合适位置。拔出导管鞘至皮肤入口处，固定导管并记录导管留于体内的长度，无菌敷料包扎。

三、注意事项

1. 凝血机制障碍及穿刺部位有感染时禁做穿刺。严重高血压（收缩压 > 24kPa）、呼吸衰竭、严重胸部创伤、上腔静脉栓塞等情况慎做此术。

2. 准确选取穿刺点及掌握进针方向、角度，一般穿刺针刺入皮肤至见回血，成人约 4cm 以内，极少达 5～7cm 者。如达一定深度未见回血，应边回吸边退针，至皮下调整方向再做穿刺。禁止稍退针反复深刺或反复以粗针试穿，以防颈内静脉撕裂及气胸等意外发生。如穿刺困难，应及时改经其他进路，或改经锁骨上穿刺锁骨下静脉，常可获成功。

3. 一般不做左颈内静脉穿刺，因其紧贴胸膜顶，易致气胸及损伤胸导管。如必须做时，应取后路进针并须谨慎操作。

4. 用外套管针穿刺时，皮肤刺口要够大，使外套管通过皮肤及皮下组织时无明显阻力，以防外套管口裂开或卷曲而导致穿刺失败。

5. 置入导管时注意防止空气栓塞（详见锁骨下静脉穿刺术节注意事项）。

6. 颈内静脉穿刺术发生合并症者不多，但仍须注意观察，可有血胸、气胸、空气栓塞、感染、皮下气肿，以及 Horner 征、乳糜管损伤、臂丛神经损伤、膈神经损伤、气管穿孔及动静脉瘘等，如发现相应症状应及时处理。

7. 导管留置时间一般不超过 6~8 周为宜。拔管后局部加压 3~5 分钟。

股静脉穿刺术

一、适应证

凡肢体皮下静脉穿刺采血有困难时，可做股静脉穿刺采血。

二、操作方法

1. 嘱病人仰卧，采血侧的大腿放平，稍外旋外展。

2. 选择穿刺点先摸出腹股沟韧带和股动脉搏动处。在腹股沟韧带内、中 1/3 的交界处下方二指（约 3cm）处，适在股动脉搏动内侧约 1cm 处，定为穿刺点。

3. 常规消毒皮肤后，左食中指触及股动脉后，向内移 1cm 左右，即以食、中指分开压迫股静脉，右手持注射器，由确定的穿刺点向上呈 45°~60°角斜刺或垂直穿刺，边进针边抽吸，如抽得血液则表示已刺入股静脉内，按所需采足血量。如抽吸无回血，可继续进针，直至针尖触及骨质（耻骨的上支），再边退边抽吸，如仍未抽得血液，再摸出股动脉部位，核对注射针进针方向是否准确，将针尖稍改变方向和深浅，重行抽吸，采血完成，拔去针头。

4. 拔出针头后，穿刺点部位用棉球压迫数分钟，以防止血肿形成。

三、注意事项

本方法不宜作注射药物用。

动脉直接穿刺插管术

一、适应证

1. 采取动脉血标本，进行化验检查或细菌培养。

2. 动脉直接穿刺插管不仅能连续测量收缩压、舒张压和平均压，还能采取动脉血标本做血气分析和酸碱测定，注射染料测量心排血量及计算动脉压以便了解心脏功能。

3. 重度休克经静脉输血治疗无效时，可行动脉穿刺加压输液和输血。

4. 注射抗癌药物治疗盆腔肿瘤或注射溶栓及治疗动脉栓塞。

二、操作方法

动脉直接穿刺插管的途径包括桡动脉、股动脉、足背动脉、肱动脉、颞浅动脉、尺动脉和腋动脉等。桡动脉为首选，其次为股动脉。如上述途径有困难，则依次选用足背动脉、肱动脉和尺动脉。

（一）桡动脉穿刺插管

1. 解剖特点　桡动脉在腕部桡侧腕屈肌腱和桡骨下端之间的纵沟内，桡骨茎突水平上，均可摸到搏动。桡动脉形成掌深弓与掌背弓，并与尺动脉汇成掌浅弓，掌浅弓血流86%来自尺动脉。

2. 操作技术

（1）血液循环判断：用改良 Allen 试验估计来自尺动脉掌浅弓的侧支血流。将病人手臂抬高，术者以双手拇指分别摸到桡动脉和尺动脉的搏动后，令患者做三次握拳和放松动作（昏迷患者可被动挤压），接着压迫阻断桡动脉和尺动脉血流，手部发白，待手部放平后，解除对尺动脉的压迫，手部皮色转红，平均转红时间为3秒，应 <5~7秒，称 Allen 试验阴性，说明尺动脉和掌浅弓血流通畅。Allen 试验可分为三级：0~7秒为Ⅰ级，表示血循环良好；8~15秒为Ⅱ级，属可疑；>15秒为Ⅲ级，系血供不佳。也可用同样方法测定桡动脉血循环情况，Allen 试验阳性，不宜选用桡动脉穿刺插管。应用超声多普勒等方法探测血流通畅程度，则更正确可靠。

（2）穿刺方法：通常选用左手，将患者手和前臂固定在木板上，腕下垫纱布卷，背屈抬高60°。左手中指摸到桡动脉，在桡骨茎突近端定位，食指在其远端轻轻牵拉，穿刺点在两手之间桡骨茎突远端约0.5cm左右。常规消毒、铺巾，用1%普鲁卡因局麻，取18G 针刺入皮下作导引，20G 套管针与皮肤呈15°，对准中指摸到的桡动脉方向，将导管和针芯接近桡动脉后刺入动脉，直到针尾出现血液为止，拔出针芯，如动脉较粗，方向和角度准确，则动脉血自针尾向外喷出，说明套管已进入动脉内，将套管向前推进，血流通畅，即穿刺成功。拔出针芯后，如无血喷出，则将套管徐徐拔出，直至针尾有血液喷出，再将套管与动脉平行方向插入，血流通畅，则可以接上连接管，连通简易测压器或压力换能器，用胶布固定动脉套管和连接管，以免滑出。取出腕下纱布卷，并用肝素液冲洗一次，保持导管通畅，覆盖敷料，固定手臂，即可测压。

（二）股动脉穿刺插管

1. 解剖特点　股动脉由髂外动脉分出，在腹股沟韧带下方进入大腿上部，股动脉外侧是股神经，内侧为股静脉，股动脉和股静脉位于血管鞘内。

2. 穿刺方法　在腹股沟韧带下2cm 或腹股沟皮肤褶皱处摸到股动脉搏动，用左手食、中指放在腹股沟韧带下股动脉搏动表面，食指和中指分开，穿刺点选在食指与中指间，定位方法既能指示股动脉位置，又可确定其行走方向。常规消毒、铺巾，用1%普鲁卡因局麻，右手持针，与皮肤呈45°角进针，在接近动脉时才刺入动脉。如有血从针尾涌出，即可插入导引钢丝。如无血流处，可慢慢退针，直至有血涌出，表示穿刺成功。插入导引钢丝时应无阻力，有阻力者不可插入，否则将对穿动脉进入软组织内。最后经导引钢丝插入塑料导管。

用套管针时，针尾有血涌出，即可放入导管。套管针置管有时较经导引钢丝置管困难，或可能对穿动脉进入软组织内，此时，应将导管慢慢退出，至导管尾端有血涌出时，调整角度，沿动脉方向插入，有时也能获得成功。用丝线在皮下缝一针，固定导管和连接管，并用胶布贴牢，以免滑脱。最后用肝素盐水冲洗一次，盖好敷料，即可测压。

（三）其他动脉穿刺插管

如桡动脉和股动脉穿刺插管失败或由于某些原因而不能使用者，可选择足背动脉或肱动脉，而尺动脉、颞浅动脉和腋动脉较少应用。足背动脉是胫前动脉的延续，较表浅，经皮穿刺插管的成功率高达80%以上，测压时的并发症少。但测压时管理不方便，而且5%小儿和12%成人没有足背动脉或不能触及。血栓闭塞性脉管炎、胫后动脉供血不足或局部有炎症感染者禁用足背动脉穿刺插管。肱动脉是腋动脉的延续，在上臂位于肱二头肌内侧缘下行，在肘部穿过肱二头肌腱，在肱二头肌腱和正中神经之间，此处容易摸到，即为穿刺部位。穿刺容易成功，但肱动脉是前臂及手部主要动脉，如有损伤、血肿或血栓形成，使肱动脉供血不足，可造成前臂和手部缺血坏死，血肿也可压迫正中神经，为此应慎重选用肱动脉。尺动脉穿刺较困难，搏动明显也可成功。在同侧桡动脉穿刺失败或有血肿者，不宜选用同侧尺动脉穿刺，以免造成手部血供不足。颞浅动脉是颈外动脉的分支，在置管后即使有血栓形成也没有缺血的危险，且感染机会也少，所以穿刺置管较安全。文献报告颞浅动脉测压还可作为脑血流灌注的指标。腋动脉穿刺插管和测压的操作不太方便，但由于有肱深动脉等侧支循环存在，所以在穿刺后形成血肿不易造成肢体坏死，但与臂丛神经一起位于腋鞘内，血肿可以压迫神经。

三、注意事项

1. 桡动脉穿刺插管并发症有血栓形成、栓塞、表面皮肤坏死及假性动脉瘤等。股动脉穿刺插管的并发症有血栓形成、栓塞、血肿和出血、动静脉瘘及假性动脉瘤等。

2. 预防动脉栓塞的方法包括：①了解侧支循环的情况，常规做 Allen 试验；②注意无菌操作；③尽量减轻动脉损伤；④排尽空气；⑤发现血块应抽出，不可注入；⑥末梢循环不佳时应更换测压部位；⑦固定好导管位置，避免移动；⑧经常用肝素盐水冲洗；⑨发现桡动脉血栓形成，并有远端缺血时，必须立即拔除测压导管，需要时可紧急手术探查，取出血块，挽救肢体。

3. 股动脉插管应避免在腹股沟上方穿刺，因为引起出血或血肿，用压迫的方法控制有困难，可导致后腹膜出血。

附　录

I 中医急诊常用方剂

独参汤(《十药神书》)

组成及用法：人参一两（30g）。为粗末，加大枣五枚，水煎，不拘时服。

功能：益气固脱。

主治：元气大亏，阳气暴脱，面色苍白，神情淡漠，肢冷汗出，脉微弱。

急诊临床应用

1. 各部位的大出血（吐血、呕血、便血等）出现元气暴脱之象者。

2. 脱证（阳气暴脱）的抢救。使用时可用较大剂量（30~50g）煎服或炖服，频服。

实验研究：人参具有"适应原"样作用，能增强人体对各种有害刺激的防御能力。其作用可能与人参对机体在应激过程中的反应，特别是对神经－垂体－肾上腺皮质系统的影响有关。

参附汤(《正体类要》)

组成及用法：人参四钱（12g），附子，炮，去皮，三钱（9g）。为粗末，分作二服。阳气脱陷者倍用。

功能：益气回阳固脱。

主治：元气大亏，阳气暴脱，手足厥冷，汗出黏冷，呼吸微弱，或上气喘急，或大便自利，脉微欲绝。

急诊临床应用

1. 心衰以阳气虚脱为主要表现者。

2. 脱证（阳脱）。

3. 大出血而气随血脱见有上述症状者。

本方在组成上较独参汤多一味附子，回阳救逆能力增强，其意与四逆加人参汤相似，即治疗阳气暴脱中又有气血大伤之象者。

实验研究：本方能提高耐缺氧能力，增加冠脉血流量，对细胞免疫有促进作用。

四逆汤(《伤寒论》)

组成及用法：甘草二两，炙（6g），干姜一两半（9g），附子一枚，生用，去皮，破八片（15g）。水煎，分两次服。

功能：回阳救逆。

主治：少阴病，阳气虚衰，阴寒内盛而致的四肢厥逆，恶寒蜷卧，神疲欲寐，下利清谷，腹中冷痛，口淡不渴，舌淡苔白，脉沉微；及误汗或大汗而致的亡阳证。

急诊临床应用：本方为回阳救逆的代表方剂。

1. 真心痛，此病常表现为心阳暴脱之证，故可用之。

2. 脱证（阳脱）。

3. 暴吐暴泻，或某些伴有大汗出而欲厥之急症，在急救时先以回复阳气为要务，可应用之。

实验研究：本方对失血性休克、内毒素性休克、心源性休克等，皆有显著对抗作用；同时还有显著的强心作用，并能增加冠脉血流量；此外，还能兴奋垂体－肾上腺皮质的功能，又具有中枢性镇痛、镇静作用。

生脉散（《医学启源》）

组成及用法：人参五分（9g），麦门冬五分（9g），五味子七粒（6g）。水煎服。

功能：益气敛汗，养阴生津。

主治：热伤元气，肢体倦怠，气短口渴，汗出不止；或金为火制，水失所主，而致咳嗽喘促，肢体痿弱，脚软眼黑，舌干红少苔，脉细数。

急诊临床应用：生脉散的应用在于气阴两虚上，而在肺衰、心衰、脱证等病中此证型极为常见，故在急诊中应用很广泛。只要使用得当，即有很好的回厥作用。

在药物的使用上，人参可用西洋参代替。若甚急，可用生脉注射液。

实验研究：对实验性休克有保护、强心、升压作用，并能改善微循环，提高心肌耐缺氧的能力。

真武汤（《伤寒论》）

组成及用法：茯苓、芍药、生姜各三两（9g），白术二两（6g），炮附子一枚（9g）。水煎，分四次服。

功能：温阳利水。

主治：少阴病，有水气，腹痛，小便不利，四肢沉重疼痛，自下利；及太阳病发汗，汗出不解，仍发热，心下悸，头眩，身𥄲动，振振欲擗地者。

急诊临床应用：在应用中不必拘泥于是否有水肿，而在于是否为阳虚水泛。

1. 心衰，本病多为心阳不足，阳虚而可致水泛，故以本方加减治之。

2. 肾衰亦多见偏于阳虚者，肾为水脏，阳不制水则水泛全身，故用本方治之。

加减：若咳，加五味子半升，细辛、干姜各一两；小便利，去茯苓；下利，去芍药，加干姜二两；呕，去附子，加生姜至半斤。

麻黄汤（《伤寒论》）

组成及用法：麻黄去节，三两（9g），桂枝二两（6g），杏仁，去皮尖，七十个（6g），甘草，炙，一两（3g）。上四味，以水九升，煮取麻黄减二升，去上沫，内诸药，煮取二升半，去滓，温服八合，覆取微似汗，不需啜粥。

功用：发汗解表，宣肺平喘。

主治：外感风寒表实证。恶寒发热，头疼身痛，无汗而喘，舌苔薄白，脉浮紧。

急诊临床应用：本方治疗外感风寒表实证，以恶寒发热，无汗而喘，脉浮紧为辨证要点。

1. 外感发热属于风寒束表者。

2. 哮喘、咳嗽属风寒表实证者，可用本方加减治疗。

注意事项：因本方为辛温发汗之峻剂，故《伤寒论》对"疮家"、"淋家"、"衄家"、"亡血家"，以及外感表虚自汗、血虚而脉兼"尺中迟"、误下而见"身重心悸"等，虽有表寒证，亦皆禁用。

实验研究：麻黄汤有降低发热家兔肛温的作用。能促进小白鼠唾液分泌，增加小鼠泪腺分泌。对氨水致咳小鼠有镇咳作用。麻黄汤能使小鼠肺支气管灌流时间缩短。

大青龙汤(《伤寒论》)

组成及用法：麻黄去节，六两（12g），桂枝二两（6g），甘草，炙，二两（6g），杏仁，去皮尖，四十粒（6g），石膏如鸡子大，碎（18g），生姜三两（9g），大枣十二枚（3g）。以水九升，先煮麻黄减二升，去上沫，内诸药，煮取三升，去滓，温服一升，取微似汗。汗出多者，温粉扑之。一服汗者停后服。汗多亡阳遂虚，恶风烦躁，不得眠也。

功用：发汗解表，清热除烦。

主治：外感风寒，不汗出而烦躁，身疼痛，脉浮紧。

急诊临床应用：外感发热初期高热者，属于外寒里热可以使用之。由于本方发汗力强，因此在使用时要谨慎，以防亡阳。

麻杏石甘汤(《伤寒论》)

组成及用法：麻黄四两（9g），杏仁五十粒（9g），甘草二两，炙（6g），石膏半斤（18g），水煎服。

功用：辛凉宣肺，清热平喘。

主治：表邪未解，肺热喘咳证。身热不解，咳逆气急，鼻扇，口渴，有汗或无汗，舌苔薄白或黄，脉浮而数者。

急诊临床应用：本方治疗肺热喘咳疗效甚佳，尤其对小儿麻疹并发肺炎而属于肺热者，更有可靠的疗效。在剂量上，根据外寒、内热的轻重，麻黄和石膏剂量可以适当调整，石膏用量一般为麻黄的 2～3 倍，若内热甚者，石膏可以达到 30～50g。在治疗肺热喘咳时可以适当加用鱼腥草、射干等药物。

加减：肺热重者，可加羚羊角粉；痰热壅盛，痰鸣气促者，可加黛蛤散或鲜枇杷叶；喘而大便不下者，加瓜蒌皮、炙桑皮；大便燥结者，可加大黄，下窍通则上窍利而喘则愈。

实验研究：仲景原方对实验性大鼠咳嗽模型的止咳作用最优。即使四味药物单独煎煮所得药液的混合物，其作用也较四药同煎（仲景原方煎煮法）所得汤液的作用为弱。

小青龙汤(《伤寒论》)

组成及用法：麻黄，去节，三两（9g），芍药三两（9g），细辛三两（6g），干姜三两（6g），甘草三两，炙（6g），桂枝，去皮，三两（9g），半夏半升，洗（9g），五味子半升（6g）。上八味，以水一斗，先煮麻黄，减二升，去沫，内诸药，煮取三升，去滓，温服一升。

功用：解表散寒，温肺化饮。

主治：外寒内饮证。恶寒发热，无汗，胸痞喘咳，痰多而稀，或痰饮喘咳，不得平卧，或身体痛重，头面四肢浮肿。舌苔白滑，脉浮。

急诊临床应用：本方是治疗外感风寒，水饮内停的常用方剂，以恶寒发热，无汗，喘

咳，痰多而稀，舌苔白滑，脉浮为辨证要点。

1. 哮病急性发作。应注意的是，仲景在治疗喘证时，最常用的是细辛、干姜、半夏的组合，因此在使用上不可以忽略以上三药的使用。

2. 咳嗽属于风寒外束、水饮内停者。

注意事项：本方辛散温化之力较强，必须确属水寒相搏于肺者，方可使用，且应视病人体质强弱酌定剂量。阴虚干咳无痰或痰热，症见咳痰黄稠，舌苔黄，口渴，脉数者不宜使用。

加减：若外寒较轻者，可去桂枝，麻黄改用蜜炙；兼热象，出现烦躁者，可加石膏以清热除烦；口渴者，去半夏之燥，加天花粉以清热生津；喘者，加杏仁以利肺平喘。

实验研究：本方对豚鼠离体支气管平滑肌有松弛作用，并有抗组织胺、抗乙酰胆碱和抗氯化钡作用。其中麻黄、半夏在本方平喘作用不是主药，而细辛、五味子、桂枝组合煎液，对离体气管的作用较强。

白虎汤(《伤寒论》)

组成及用法：知母六两（18g），石膏一斤（50g），炙甘草二两（6g），粳米六合（9g）。水煎至米熟，去渣，分三次服。

功能：清热生津。

主治：阳明经热盛，或温热病气分热盛，症见高热头痛，口干舌燥，烦渴引饮，面赤恶热，大汗出，舌苔黄燥，脉洪大有力或滑数。

急诊临床应用：外感高热中属于气分实热证者可用之。流行性乙型脑炎、流行性出血热等常用本方加减治疗。

实验研究：本方有显著退热作用，并能提高感染乙型脑炎病毒小鼠的存活率。

清营汤(《温病条辨》)

组成及用法：水牛角（30g），生地黄五钱（15g），元参三钱（9g），竹叶心一钱（3g），麦冬三钱（9g），丹参二钱（6g），黄连一钱五分（5g），银花三钱（9g），连翘二钱，连心用（6g），上药，水八杯，煮取三杯，日三服。

功用：清营解毒，透热养阴。

主治：热入营分证。身热夜甚，神烦少寐，时有谵语，目常喜开或喜闭，口渴或不渴，斑疹隐隐，舌绛而干，脉数。

急诊临床应用：本方主治温病热邪传入营分证，以身热夜甚，神烦少寐，斑疹隐隐，舌绛而干，脉数为辨证要点。对各种热性病，具有高热烦躁，舌绛而干等营分证，均有良效。

注意事项：使用本方应注意舌诊，原著说："舌白滑者，不可与也"。苔白滑为湿郁之象，禁用本方。

加减：若寸脉大，舌干较甚者，可去黄连，以免苦燥伤阴；神昏谵语较重者，可与安宫牛黄丸、紫雪合用。

犀角地黄汤(《备急千金要方》)

组成及用法：水牛角（30g），生地黄（24g），芍药（12g），牡丹皮（9g）。为粗末，以水九升，煮取三升，分三服。

功能：清热解毒，凉血散瘀。

主治：伤寒及温病，热入营血、心包而致的高热，神志不清，吐血，衄血，便血，发斑发疹，舌质红绛，脉细数。

急诊临床应用

1. 各种急性出血属血热者。本方在组成上不仅有凉血之水牛角、生地，还有活血之芍药、丹皮，在治疗出血的同时不会有使死血滞留之弊。与叶氏所云"入血就恐耗血动血，直须凉血散血"暗合。

2. 急性肝衰、肾衰、疔疮肿毒等出现高热、出血而属于血热者，亦可加减使用，而不拘泥于止血药的使用。若喜妄如狂者，加大黄、黄芩。

安宫牛黄丸（《温病条辨》）

组成及用法：牛黄、郁金、犀角（用代用品）、黄连、朱砂、栀子、雄黄、黄芩各一两（各30g），珍珠五钱（15g），冰片、麝香各二钱五分（各7.5g）。为细末，炼蜜为丸，金箔为衣，每丸重一钱，每服一丸。脉虚者，人参煎汤送下；脉实者，金银花、薄荷煎汤送下，日二至三次，小儿服半丸，不知再服半丸。

功能：清热解毒，豁痰开窍。

主治：温热病，热邪内陷心包，症见高热烦躁，神昏谵语，舌红或绛，脉数；并治小儿由于痰热内闭而致之惊厥。

急诊临床应用：本方制剂急诊甚为常用，如清开灵等。

1. 神昏属于痰热内闭者，可用安宫牛黄丸每日3次，每次半丸，甚则1丸，促其清醒。

2. 外感高热而出现神志不清，甚至惊厥者，它药不效，本方可试用之。

实验研究：本方有镇静、抗惊厥、解热、抗炎、降血压、降低机体耗氧量的作用，对细菌内毒素性脑损害有一定的保护作用。

紫雪（《外台秘要》）

组成及用法：石膏、寒水石、滑石、磁石各三斤（1.5kg），犀角屑（用水牛角浓缩粉代）、羚羊角屑、沉香、青木香各五两（各150g），玄参、升麻各一斤（各500g），甘草，炙，八两（240g），丁香一两（30g），芒硝，制，十斤（5kg），硝石，精制，四升（96g），麝香五分（1.5g），朱砂三两（90g），黄金一百两（3.1kg）。病人强壮者，一服二分（1.5~3g），当利热毒；老弱人或热毒微者，一服一分（1~2g），以意节之。

功能：清热开窍，熄风止痉。

主治：本方为邪热炽盛，内陷心包，热盛动风之证而设。证见高热烦躁，神昏谵语，痉厥，斑疹吐衄，口渴引饮，唇焦齿燥，尿赤便秘，舌红绛，苔干黄，脉数有力或弦，以及小儿热盛痉厥。

急诊临床应用

1. 外感高热，出现烦躁、神昏，甚至痉厥者，又见舌红绛苔干黄，脉数有力则可应用。常用于治疗各种感染性疾病，如流行性脑脊髓膜炎、乙型脑炎、重症肺炎、猩红热、化脓性感染等疾患的极期。

2. 本方对于小儿高热惊厥、小儿麻疹热毒壅盛所致的高热、神昏、抽搐有很好的疗效。

实验研究：紫雪散有明显的解热作用，且作用时间快而持久；能明显对抗戊四氮及硝酸士的宁引起的惊厥，延长小鼠惊厥发生的时间，降低惊厥率和死亡率。在镇静作用方面，本方与巴比妥类药物无协同作用。

局方至宝丹（《太平惠民和剂局方》）

组成及用法：犀角、朱砂、雄黄、玳瑁、琥珀各一两（各30g），麝香、冰片各一分（各7.5g），金箔（半入药，半为衣）、银箔各五十片，牛黄半两（15g），安息香（以无灰酒搅澄飞过，滤去沙土，慢火熬成膏）一两半（45g）。犀角、玳瑁为细末，入余药研匀，将安息香膏隔水煮烊后，再入诸药中搅和成剂，旋丸，梧桐子大，每服三至五丸（二岁小儿每服二丸），人参煎汤化下，或用童便一合，生姜汁三五滴，入于童便内温过化下。

功能：化浊开窍，清热解毒。

主治：卒中急风不语，中恶气绝，中诸物毒，暗风，中热疫毒，阴阳二毒，山岚瘴气毒，蛊毒水毒，产后血晕，口鼻血出，恶血攻心，烦躁气喘吐逆，难产闷乱，死胎不下，心肺积热，伏热呕吐，邪气攻心，大肠风秘，神魂恍惚，头目昏眩，眠睡不安，唇口干燥，伤寒狂语，及小儿诸痫，急惊心热，卒中客忤，不得眠睡，烦躁，风涎，抽搐等症。

急诊临床应用：本方与安宫牛黄丸、紫雪合称"温病三宝"，安宫牛黄丸清热作用最强，长于清热解毒豁痰；紫雪次之，长于熄风止痉；至宝丹又次之，长于芳香开窍，化浊辟秽。

1. 脑血管意外、肝性脑病、癫痫等属痰迷心窍者。
2. 也用于流行性脑脊髓膜炎、中毒性痢疾、尿毒症、中毒性肺炎等病属痰热内闭的昏厥者。

小柴胡汤（《伤寒论》）

组成及用法：柴胡半斤（24g），黄芩三两（9g），人参三两（9g），甘草三两，炙（6g），半夏半升，洗（9g），生姜三两，切（9g），大枣十二枚（4枚）。上七味，以水一斗二升，煮取六升，去滓，再煎，取三升，温服一升，日三服。

功用：和解少阳。

主治：伤寒少阳证。往来寒热，胸胁苦满，嘿嘿不欲饮食，心烦喜呕，口苦，咽干，目眩，舌苔薄白，脉弦者。

急诊临床应用：本方主治少阳病证，以往来寒热，胸胁苦满，苔白，脉弦为辨证要点。急诊发热证属少阳证者即可加减应用，不能以其药物平和而等闲视之。

注意事项：因柴胡升散，芩、夏性燥，故对阴虚血少者忌用。

加减：若胸中烦而不呕，为热聚于胸，去半夏、人参，加瓜蒌清热，理气宽胸；渴者，是热伤津液，去半夏，加天花粉以生津止渴；腹中痛，是肝气乘脾，宜去黄芩，加芍药以柔肝缓急止痛；胁下痞硬，是气滞痰郁，去大枣，加牡蛎以软坚散结；心下悸，小便不利，是水气凌心，宜去黄芩，加茯苓以淡渗利水；不渴，外有微热，表邪仍在，宜去人参，加桂枝以解表；咳者，是素有肺寒留饮，宜去人参、大枣、生姜，加五味子、干姜以温肺止咳。

实验研究：小柴胡汤能提高胆汁中胆酸及胆红素的含量，增大胆固醇－胆盐系数；并可促进胆汁分泌，增加其排泄量，共同起利胆作用。

大柴胡汤（《伤寒论》）

本方系小柴胡汤去人参、甘草，加大黄、枳实、芍药而成，亦是小柴胡汤与小承气汤两方加减而成。

组成及用法：柴胡半斤（12g），黄芩三两（9g），芍药三两（9g），半夏半升（9g），生姜五两（15g），枳实四枚，炙（9g），大枣十二枚（4枚），大黄二两（6g）。

功能：和解少阳，内泻热结。

主治：少阳阳明合病。往来寒热，胸胁苦满，呕不止，郁郁微烦，心下痞硬，或心下满痛，大便不解或下利，舌苔黄，脉弦数有力者。

急诊临床应用：本方主治少阳与阳明合病，以往来寒热，胸胁苦满，心下满痛，呕吐，苔黄，脉弦数有力为辨证要点。急性胰腺炎、急性胆囊炎、胆石症、胃及十二指肠溃疡等属少阳阳明合病者，均可用之。

加减：兼黄疸者，可加茵陈、栀子以清热利湿退黄；胁脘痛剧者，可加川楝子、延胡索以行气活血止痛；胆结石者，可加金钱草、海金砂、郁金等以化石解郁。

大承气汤（《伤寒论》）

组成及用法：大黄四两，酒洗（12g），厚朴八两，去皮，炙（24g），枳实五枚（12g），芒硝三合（6g）。上四味，以水一斗，先煮二物，取五升，去滓，内大黄，煮取二升，去滓，内芒硝，更上微火一两沸，分温再服。得下，余勿服。

功用：峻下热结。

主治：

1. 阳明腑实证。大便不通，频转矢气，脘腹痞满，腹痛拒按，按之则硬，日晡潮热，神昏谵语，手足濈然汗出，舌苔黄燥起刺或焦黑燥裂，脉沉实。或热结旁流，下利清水，色纯青，其气臭秽，脐腹疼痛，按之坚硬有块，口舌干燥，脉滑数。

2. 里热实证之热厥、痉证或发狂。

急诊临床应用：急性单纯性肠梗阻、粘连性肠梗阻、蛔虫性肠梗阻、急性胆囊炎、急性胰腺炎，以及某些热性疾病过程中出现高热，谵语，神昏，惊厥，发狂而见大便不通，苔黄脉实者，均可用本方加减治之。

注意事项：本方为急下存阴之剂。以数日不大便，脘腹胀满，苔黄厚而干，或焦黑燥裂，脉沉数有力为辨证要点。凡气虚阴亏，燥结不甚者，以及年老、体弱、孕妇等，均应慎用。

实验研究：该方能显著增加肠道的蠕动、容积和推进功能，有促进肠套叠的还纳和肠扭转的复位作用。本方的上述作用是直接作用肠道实现的，如切断迷走神经，上述作用依然存在。此外，本方能促进腹腔内陈旧性异种血吸收作用，能预防术后的腹腔内粘连，对消化酶的活性有明显抑制作用，能调节肝胆功能，对肾功能亦有保护作用。

大黄牡丹汤（《金匮要略》）

组成及用法：大黄四两（12g），牡丹一两（9g），桃仁五十个（12g），瓜子半升（30g），芒硝三合（9g）。以水六升，煮取一升，去滓，内芒硝，再煎沸，顿服之。

功用：泻热破瘀，散结消肿。

主治：肠痈初起。

急诊临床应用：证见右下腹疼痛拒按，或右足屈而不伸，伸则痛甚，甚则局部肿痞，或时时发热，自汗恶寒，舌苔薄腻而黄，脉滑数。本方用于肠痈初起，功效极佳。以少腹疼痛拒按，右足屈而不伸，舌苔黄，脉滑数为证治要点。本方对于急性单纯性阑尾炎属于实热血瘀者，疗效最佳。亦可用于妇科带下病属血分瘀热者。

注意事项：凡肠痈溃后以及老人、孕妇、产后，均应忌用。对于重型急性化脓性或坏疽性阑尾炎、阑尾炎合并腹膜炎、婴儿急性阑尾炎，亦应禁用。

加减：若热毒较重者，加蒲公英、金银花、败酱草以加强清热解毒之力；血瘀较重者，加赤芍、乳香、没药等以活血祛瘀。

附　录

Ⅱ 中医急诊常用中成药

生脉注射液

【处方组成】红参、麦冬、北五味子。

【功能主治】益气养阴，复脉固脱。主治气阴两亏、脉虚欲脱的心悸，气短，四肢厥冷，汗出，脉欲绝；有扩张血管，增加冠状动脉血流量的作用。用于心肌梗死、心源性休克、感染性休克等心血管疾病。

【用法用量】静脉注射，每次 10～20ml，加入 10% 葡萄糖注射液 20ml 稀释后缓推 5 分钟以上。静脉滴注，40～100ml 加入 5% 葡萄糖注射液 250ml 静滴，每日 1～2 次。本品也可用 10% 葡萄糖注射液或生理盐水配用。

【使用注意】①偶有患者用药后有潮热感，可以耐受，一般不需特殊处理。②本品剂量高浓度对心脏表现出先抑制后兴奋的作用，故用药宜慢，并适当稀释。③本品含有皂苷及挥发油，最好不与其他药混合使用。

清开灵注射液

【处方组成】牛黄、水牛角、黄芩、金银花、栀子等。

【功能主治】清热解毒，化痰通络，醒神开窍。用于热病神昏，中风偏瘫，神志不清。亦可用于急慢性肝炎、上呼吸道感染、肺炎、高热以及脑血栓形成、脑出血等见上述证候者。

【用法用量】肌肉注射，每日 2～4ml。重症患者静脉滴注，每日 20～40ml，以 10% 葡萄糖注射液 200ml 或生理盐水注射液 100ml 稀释后使用。

【使用注意】①有表证恶寒发热者慎用。②本品如产生沉淀或混浊时不得使用。

参附注射液

【处方组成】红参、附片。

【功能主治】回阳救逆，益气固脱。主治阳气暴脱的厥脱证（感染性、失血性、失液性休克等）及阳虚（气虚）所致的惊悸、怔忡、喘咳、胃痛、泄泻、痹证等。

【用法用量】肌肉注射，每次 2～4ml，每日 1～2 次。静脉滴注，每次 10～20ml，用 5% 或 10% 葡萄糖注射液 250～500ml 稀释后使用。静脉推注，每次 5～20ml，用 5% 或 10% 葡萄糖注射液 20ml 稀释后使用。

【使用注意】本品是纯中药制剂，保存不当可影响质量，所以使用前最好对光检查，发现药液出现混浊、沉淀、变色、漏气等现象时不能使用。

血塞通注射液

【处方组成】三七总皂苷。

【功能主治】活血祛瘀，通脉活络。具有抑制血小板聚集和增加脑血流量的作用。用于脑血管疾病后遗症（急性缺血性脑血管疾病、脑出血后遗症瘫痪），视网膜中央静脉阻塞，眼前房出血等。

【用法用量】肌肉注射，每次 2ml，每日 1～2 次。静脉滴注，每日 1 次，每次 200mg，加入 10% 葡萄糖注射液 250～500ml 中静脉滴注。15 天为一疗程，停药 1～3 天后可进行第二疗程，两疗程共 30 天。

参麦注射液

【处方组成】红参、麦冬。

【功能主治】益气固脱，养阴生津。用于心源性休克、心脏衰弱引起的低血压，改善微循环。

【用法用量】肌肉注射，每次 2～4ml，每日 1 次。静脉滴注，每次 5～20ml，用 5% 或 10% 葡萄糖注射液 250～500ml 稀释后使用。

【使用注意】本品是纯中药制剂，保存不当可影响质量，所以使用前最好对光检查，发现药液出现混浊、沉淀、变色、漏气等现象时不能使用。

双黄连粉针剂

【处方组成】金银花、黄芩、连翘等。

【功能主治】清热解毒，清宣透邪。用于风温邪在肺卫或风热闭肺证，症见发热、微恶风寒或不恶寒、咳嗽气促、咳痰色黄、咽红肿痛等急性上呼吸道感染、急性支气管炎、急性扁桃体炎、肺炎见上述证候者。

【用法用量】静脉滴注，临用前，先以适量注射用水充分溶解，再用生理盐水或 5% 葡萄糖注射液 500ml 稀释。每次每千克体重 60mg，每日 1 次。

【使用注意】严格观察本品溶解后有无细粒沉淀，并注意澄明度。

鱼腥草注射液

【处方组成】鱼腥草（鲜）。

【功能主治】清热，解毒，利湿。用于肺脓疡，痰热咳嗽，白带，尿路感染，痈疖。

【用法用量】肌肉注射，每次 2～4ml，每日 2 次。静脉滴注，每次 200～100ml，用 5% 或 10% 葡萄糖注射液 250～500ml 稀释后使用。

【使用注意】本品是纯中药制剂，保存不当可影响质量，所以使用前最好对光检查，发现药液出现混浊、沉淀、变色、漏气等现象时不能使用。

穿琥宁注射液

【处方组成】脱水穿心莲内酯琥珀酸半酯单钾盐。

【功能主治】抗病毒，具有解热消炎作用。用于病毒性肺炎及上呼吸道感染等。

【用法用量】肌肉注射，每次 40~80mg，每日 3 次。静脉滴注，每日 400~640mg，每日 2 次，用相当 5 倍量的 5% 葡萄糖注射液稀释。

【使用注意】孕妇慎用，忌与酸碱性药物合用。

黄芪注射液

【处方组成】黄芪（每 1ml 相当于黄芪 2g）。

【功能主治】补益脾肺，益气升阳。用于病毒性心肌炎、冠心病心功能不全、病毒性肝炎、消化性溃疡、慢性肾炎及肾衰竭、慢性支气管炎、支气管哮喘等。

【用法用量】肌肉注射，每次 2~4ml，每日 1~2 次。静脉注射，每次 10~20ml，1 日 1 次。

【使用注意】静脉滴注不宜过快。

醒脑静注射液

【处方组成】麝香、冰片、栀子、郁金等。

【功能主治】苏醒，止痉。用于流行性脑炎、肝性脑病、神经系统感染引起的昏迷抽搐及中毒性脑病等。

【用法用量】肌肉注射、静脉注射或静脉滴注。临床用量：每次 4~20ml（小儿一般 2~4ml），每天 1~2 次。

【使用注意】本品为芳香性药物，开启后应立即使用，防止挥发。

脉络宁注射液

【处方组成】牛膝、金银花等。

【功能主治】滋补肝肾，养阴清热，活血化瘀。用于治疗血栓性脉管炎、动脉硬化性闭塞症、脑血栓形成及后遗症、多发性大动脉炎、四肢急性动脉栓塞症、静脉血栓形成及血栓性静脉炎等。

【用法用量】成人每次 10ml 或 20ml，加入 5% 或 10% 葡萄糖注射液或 0.9% 氯化钠注射液 250ml 内静脉滴注，每日 1 次，10~14 天为一疗程。每个疗程之间可间隔 5~7 天，重症患者必要时可连续使用 2 个疗程。

【使用注意】出血性疾病的患者忌用。

复方丹参滴丸

【处方组成】丹参、三七、冰片等。

【功能主治】活血化瘀，理气止痛。用于胸中憋闷，心绞痛。

【用法用量】口服或舌下含服，每次 10 粒，每日 3 次。

【使用注意】孕妇慎用。

葛根芩连微丸

【处方组成】葛根、黄芩、黄连、甘草等。

【功能主治】解肌，清热，止泻止痢。用于泄泻、痢疾见身热烦渴、下痢臭秽等。

【用法用量】口服，每次 3g，小儿每次 1g，每日 3 次。

【使用注意】非属中医辨证湿热证的病人慎用。

安脑丸

【处方组成】水牛角、人工牛黄、珍珠、黄连、黄芩、冰片等。

【功能主治】清热解毒，醒脑安神，豁痰开窍，镇惊熄风。治疗高热神昏、头痛眩晕、中风窍闭、抽搐痉厥、烦躁谵语，对于高血压及一切急性炎症伴有高热不退、神志昏迷者均有显效。

【用法用量】口服，1~2 丸，每日 2 次。小儿酌减。

补心气口服液

【处方组成】黄芪等。

【功能主治】补益心气，理气止痛。用于气短、心悸、乏力、头晕等心气虚损型胸痹心痛。

【用法用量】口服，每次 1 支（10ml），每日 3 次。

【使用注意】开封即服。

滋心阴口服液

【处方组成】麦冬等。

【功能主治】滋养心阴，活血止痛。用于心悸、失眠、五心烦热、舌红少苔、脉细数等心阴不足型胸痹心痛。

【用法用量】口服，每次 1 支（10ml），每日 3 次。

【使用注意】开封即服。

心通口服液

【处方组成】黄芪、麦冬、丹参、葛根、海藻等。

【功能主治】益气养阴，软坚化痰。用于气阴两虚，痰瘀交阻型胸痹，症见心痛，心悸，胸闷气短，心烦乏力，脉沉细、弦滑、结代。

【用法用量】口服，每次 10~20ml，每日 2~3 次。

【使用注意】如服用后有泛酸者，可于饭后服用。孕妇禁用。

脑血康口服液

【处方组成】水蛭等。

【功能主治】活血化瘀，破血散结。主要用于治疗中风，半身不遂，口眼歪斜，舌强言謇。更适用于高血压性脑出血、脑内血肿和脑血栓等。

【用法用量】口服，每次 1 支，每日 3 次，温开水送服。连续服用 4~6 周为一疗程。

【使用注意】本品贮藏期间如发生少量易散性沉淀，振摇均匀后服用，不影响疗效。

通心络胶囊

【处方组成】人参、水蛭、全蝎、土鳖虫、蜈蚣、赤芍、冰片等。

【功能主治】益气活血，通络止痛。用于冠心病、心绞痛证属心气虚乏、血瘀阻络者，症见胸部憋闷，刺痛绞痛，固定不移，气短乏力，心悸自汗，舌质紫暗或有瘀斑，脉细涩或结代。

【用法用量】口服，每次 4 粒，每日 3 次，4 周为一疗程。

【使用注意】个别患者服药后胃部不适者改为饭后服。出血性疾患、孕妇及妇女经期禁用。

正柴胡饮冲剂

【处方组成】柴胡、防风、赤芍、陈皮、甘草、生姜。

【功能主治】表散风寒，解热止痛。主治外感风寒初起，恶寒发热、无汗、头痛、鼻塞、喷嚏、咽痒咳嗽、四肢酸痛等症。适用于流行性感冒初起、轻度上呼吸道感染等疾患。

【用法用量】开水冲服，每次 10g，每日 3 次，小儿酌减。

教材与教学配套用书

新世纪全国高等中医药院校规划教材

注：凡标〇号者为"普通高等教育'十五'国家级规划教材"；凡标★号者为"普通高等教育'十一五'国家级规划教材"

（一）中医学类专业

1　中国医学史（常存库主编）〇★
2　医古文（段逸山主编）〇★
3　中医各家学说（严世芸主编）〇★
4　中医基础理论（孙广仁主编）〇★
5　中医诊断学（朱文锋主编）〇★
6　内经选读（王庆其主编）〇★
7　伤寒学（熊曼琪主编）〇★
8　金匮要略（范永升主编）★
9　温病学（林培政主编）★
10　中药学（高学敏主编）★
11　方剂学（邓中甲主编）★
12　中医内科学（周仲瑛主编）〇★
13　中医外科学（李曰庆主编）★
14　中医妇科学（张玉珍主编）〇★
15　中医儿科学（汪受传主编）〇★
16　中医骨伤科学（王和鸣主编）〇★
17　中医耳鼻咽喉科学（王士贞主编）〇★

18　中医眼科学（曾庆华主编）〇★
19　中医急诊学（姜良铎主编）〇★
20　针灸学（石学敏主编）〇★
21　推拿学（严隽陶主编）〇★
22　正常人体解剖学（严振国　杨茂有主编）★
23　组织学与胚胎学（蔡玉文主编）〇★
24　生理学（施雪筠主编）〇★
　　生理学实验指导（施雪筠主编）
25　病理学（黄玉芳主编）〇★
　　病理学实验指导（黄玉芳主编）
26　药理学（吕圭源主编）
27　生物化学（王继峰主编）〇★
28　免疫学基础与病原生物学（杨黎青主编）〇★
29　诊断学基础（戴万亨主编）★
30　西医外科学（李乃卿主编）★
31　内科学（徐蓉娟主编）〇

（二）针灸推拿学专业（与中医学专业相同的课程未列）

1　经络腧穴学（沈雪勇主编）〇★
2　刺法灸法学（陆寿康主编）★
3　针灸治疗学（王启才主编）

4　实验针灸学（李忠仁主编）〇★
5　推拿手法学（王国才主编）〇★
6　针灸医籍选读（吴富东主编）★

（三）中药学类专业

1　药用植物学（姚振生主编）〇★
　　药用植物学实验指导（姚振生主编）
2　中医学基础（张登本主编）
3　中药药理学（侯家玉　方泰惠主编）〇★
4　中药化学（匡海学主编）〇★
5　中药炮制学（龚千锋主编）〇★
6　中药鉴定学（康廷国主编）★
　　中药鉴定学实验指导（吴德康主编）

7　中药药剂学（张兆旺主编）〇★
8　中药制剂分析（梁生旺主编）〇
9　中药制药工程原理与设备（刘落宪主编）★
10　高等数学（周　喆主编）
11　中医药统计学（周仁郁主编）
12　物理学（余国建主编）
13　无机化学（铁步荣　贾桂芝主编）★
　　无机化学实验（铁步荣　贾桂芝主编）

14 有机化学（洪筱坤主编）★
　　有机化学实验（彭松　林辉主编）
15 物理化学（刘幸平主编）

16 分析化学（黄世德　梁生旺主编）
　　分析化学实验（黄世德　梁生旺主编）
17 医用物理学（余国建主编）

（四）中西医结合专业

1 中外医学史（张大庆　和中浚主编）
2 中西医结合医学导论（陈士奎主编）★
3 中西医结合内科学（蔡光先　赵玉庸主编）★
4 中西医结合外科学（李乃卿主编）★
5 中西医结合儿科学（王雪峰主编）★
6 中西医结合耳鼻咽喉科学（田道法主编）★
7 中西医结合口腔科学（李元聪主编）
8 中西医结合眼科学（段俊国主编）★

9 中西医结合传染病学（刘金星主编）
10 中西医结合肿瘤病学（刘亚娴主编）
11 中西医结合皮肤性病学（陈德宇主编）
12 中西医结合精神病学（张宏耕主编）★
13 中西医结合妇科学（尤昭玲主编）★
14 中西医结合骨伤科学（石印玉主编）★
15 中西医结合危重病学（熊旭东主编）★
16 中西医结合肛肠病学（陆金根主编）★

（五）护理专业

1 护理学导论（韩丽沙　吴瑛主编）★
2 护理学基础（吕淑琴　尚少梅主编）
3 中医护理学基础（刘虹主编）★
4 健康评估（吕探云　王琦主编）
5 护理科研（肖顺贞　申杰主编）
6 护理心理学（胡永年　刘晓虹主编）
7 护理管理学（关永杰　宫玉花主编）
8 护理教育（孙宏玉　简福爱主编）
9 护理美学（林俊华　刘宇主编）★
10 内科护理学（徐桂华主编）上册★
11 内科护理学（姚景鹏主编）下册★

12 外科护理学（张燕生　路潜主编）
13 妇产科护理学（郑修霞　李京枝主编）
14 儿科护理学（汪受传　洪黛玲主编）★
15 骨伤科护理学（陆静波主编）
16 五官科护理学（丁淑华　席淑新主编）
17 急救护理学（牛德群主编）
18 养生康复学（马烈光　李英华主编）★
19 社区护理学（冯正仪　王珏主编）
20 营养与食疗学（吴翠珍主编）★
21 护理专业英语（黄嘉陵主编）
22 护理伦理学（马家忠　张晨主编）★

（六）七年制

1 中医儿科学（汪受传主编）★
2 临床中药学（张廷模主编）○★
3 中医诊断学（王忆勤主编）○★
4 内经学（王洪图主编）○★
5 中医妇科学（马宝璋主编）○★
6 温病学（杨进主编）★
7 金匮要略（张家礼主编）○★
8 中医基础理论（曹洪欣主编）○★
9 伤寒论（姜建国主编）★

10 中医养生康复学（王旭东主编）
11 中医哲学基础（张其成主编）★
12 中医古汉语基础（邵冠勇主编）★
13 针灸学（梁繁荣主编）○★
14 中医骨伤科学（施杞主编）○★
15 中医医家学说及学术思想史（严世芸主编）○★
16 中医外科学（陈红风主编）○★
17 中医内科学（田德禄主编）○★
18 方剂学（李冀主编）○★

新世纪全国高等中医药院校创新教材（含五、七年制）

1 中医文献学（严季澜主编）★
2 中医临床基础学（熊曼琪主编）
3 中医内科急症学（周仲瑛　金妙文主编）★

4 中医临床护理学（杨少雄主编）★
5 中医临床概论（金国梁主编）
6 中医食疗学（倪世美主编）

7　中医药膳学（谭兴贵主编）
8　中医统计诊断（张启明主编）★
9　中医医院管理学（赵丽娟主编）
10　针刀医学（朱汉章主编）
11　杵针学（钟枢才主编）
12　解剖生理学（严振国　施雪筠主编）★
13　神经解剖学（白丽敏主编）
14　医学免疫学与微生物学（顾立刚主编）
15　人体形态学（李伊为主编）★
　　人体形态学实验指导（李伊为主编）
16　细胞生物学（赵宗江主编）★
17　神经系统疾病定位诊断学（高玲主编）
18　西医诊断学基础（凌锡森主编）
19　医学分子生物学（唐炳华　王继峰主编）★
20　中西医结合康复医学（高根德主编）
21　人体机能学（张克纯主编）
　　人体机能学实验指导（李斌主编）
22　病原生物学（伍参荣主编）
　　病原生物学实验指导（伍参荣主编）
23　生命科学基础（王曼莹主编）
　　生命科学基础实验指导（洪振丰主编）
24　应用药理学（田育望主编）
25　药事管理学（江海燕主编）
26　卫生管理学（景　琳主编）
27　卫生法学概论（郭进玉主编）
28　中药成分分析（郭　玫主编）
29　中药材鉴定学（李成义主编）
30　中药材加工学（龙全江主编）★
31　中药调剂与养护学（杨梓懿主编）
32　中药药效质量学（张秋菊主编）
33　中药拉丁语（刘春生主编）

34　针灸处方学（李志道主编）
35　中医气功学（刘天君主编）
36　微生物学（袁嘉丽　罗　晶主编）★
37　络病学（吴以岭主编）
38　中医美容学（王海棠主编）
39　线性代数（周仁郁主编）
40　伤寒论思维与辨析（张国骏主编）
41　药用植物生态学（王德群主编）
42　方剂学（顿宝生　周永学主编）
43　中医药统计学与软件应用（刘明芝　周仁郁主编）
44　局部解剖学（严振国主编）
45　中医药数学模型（周仁郁主编）
46　药用植物栽培学（徐　良主编）★
47　中西医学比较概论（张明雪主编）★
48　中药资源学（王文全主编）★
49　中医学概论（樊巧玲主编）★
50　中药化学成分波谱学（张宏桂主编）★
51　中药炮制学（蔡宝昌主编）★
52　人体解剖学（严振国主编）（英文教材）
53　中医内科学（高天舒主编）（英文教材）
54　方剂学（都广礼主编）（英文教材）
55　中医基础理论（张庆荣主编）（英文教材）
56　中医诊断学（张庆宏主编）（英文教材）
57　中药学（赵爱秋主编）（英文教材）
58　组织细胞分子学实验原理与方法
　　（赵宗江主编）★
59　药理学实验教程（洪　缨主编）
60　医学美学教程（李红阳主编）
61　中医美容学（刘　宁主编）
62　中药化妆品学（刘华钢主编）
63　中药养护学（张西玲主编）

新世纪全国高等中医药院校规划教材配套教学用书

（一）习题集

1　医古文习题集（许敬生主编）
2　中医基础理论习题集（孙广仁主编）
3　中医诊断学习题集（朱文锋主编）
4　中药学习题集（高学敏主编）
5　中医外科学习题集（李曰庆主编）

6　中医妇科学习题集（张玉珍主编）
7　中医儿科学习题集（汪受传主编）
8　中医骨伤科学习题集（王和鸣主编）
9　针灸学习题集（石学敏主编）
10　方剂学习题集（邓中甲主编）

11	中医内科学习题集（周仲瑛主编）	32	药用植物学习题集（姚振生主编）
12	中国医学史习题集（常存库主编）	33	中药炮制学习题集（龚千锋主编）
13	内经选读习题集（王庆其主编）	34	中药药剂学习题集（张兆旺主编）
14	伤寒学习题集（熊曼琪主编）	35	中药制剂分析习题集（梁生旺主编）
15	金匮要略选读习题集（范永升主编）	36	中药化学习题集（匡海学主编）
16	温病学习题集（林培政主编）	37	中医学基础习题集（张登本主编）
17	中医耳鼻咽喉科学习题集（王士贞主编）	38	中药制药工程原理与设备习题集（刘落宪主编）
18	中医眼科学习题集（曾庆华主编）	39	经络腧穴学习题集（沈雪勇主编）
19	中医急诊学习题集（姜良铎主编）	40	刺法灸法学习题集（陆寿康主编）
20	正常人体解剖学习题集（严振国主编）	41	针灸治疗学习题集（王启才主编）
21	组织学与胚胎学习题集（蔡玉文主编）	42	实验针灸学习题集（李忠仁主编）
22	生理学习题集（施雪筠主编）	43	针灸医籍选读习题集（吴富东主编）
23	病理学习题集（黄玉芳主编）	44	推拿学习题集（严隽陶主编）
24	药理学习题集（吕圭源主编）	45	推拿手法学习题集（王国才主编）
25	生物化学习题集（王继峰主编）	46	中医药统计学习题集（周仁郁主编）
26	免疫学基础与病原生物学习题集（杨黎青主编）	47	医用物理学习题集（邵建华　侯俊玲主编）
27	诊断学基础习题集（戴万亨主编）	48	有机化学习题集（洪筱坤主编）
28	内科学习题集（徐蓉娟主编）	49	物理学习题集（章新友　顾柏平主编）
29	西医外科学习题集（李乃卿主编）	50	无机化学习题集（铁步荣　贾桂芝主编）
30	中医各家学说习题集（严世芸主编）	51	高等数学习题集（周　喆主编）
31	中药药理学习题集（黄国钧主编）	52	物理化学习题集（刘幸平主编）

（二）易学助考口袋丛书

1	中医基础理论（姜　惟主编）	14	病理学（黄玉芳主编）
2	中医诊断学（吴承玉主编）	15	中药化学（王　栋主编）
3	中药学（马　红主编）	16	中药炮制学（丁安伟主编）
4	方剂学（倪　诚主编）	17	生物化学（唐炳华主编）
5	内经选读（唐雪梅主编）	18	中药药剂学（倪　健主编）
6	伤寒学（周春祥主编）	19	药用植物学（刘合刚主编）
7	金匮要略（蒋　明主编）	20	内科学（徐蓉娟主编）
8	温病学（刘　涛主编）	21	诊断学基础（戴万亨主编）
9	中医内科学（薛博瑜主编）	22	针灸学（方剑乔主编）
10	中医外科学（何清湖主编）	23	免疫学基础与病原生物学（袁嘉丽　罗　晶主编）
11	中医妇科学（谈　勇主编）	24	西医外科学（曹　羽　刘家放主编）
12	中医儿科学（郁晓维主编）	25	正常人体解剖学（严振国主编）
13	中药制剂分析（张　梅主编）		

中医执业医师资格考试用书

1	中医执业医师医师资格考试大纲	3	中医执业医师医师资格考试习题集
2	中医执业医师医师资格考试复习指南		